胃肠间质瘤

典型病例诊治与解析

Analysis on Typical Cases of
Gastrointestinal Stromal Tumor

主　审　吴在德　秦新裕　王国斌

主　编　陶凯雄　曹　晖

副主编　叶颖江　李　勇（河北）　张　鹏

人民卫生出版社

图书在版编目（CIP）数据

胃肠间质瘤典型病例诊治与解析 / 陶凯雄，曹晖主编．—北京：人民卫生出版社，2020

ISBN 978-7-117-30146-6

Ⅰ.①胃… Ⅱ.①陶…②曹… Ⅲ.①胃肠病 — 间皮瘤 — 诊疗 Ⅳ.①R735

中国版本图书馆 CIP 数据核字（2020）第 112633 号

人卫智网	www.ipmph.com	医学教育、学术、考试、健康，购书智慧智能综合服务平台
人卫官网	www.pmph.com	人卫官方资讯发布平台

胃肠间质瘤典型病例诊治与解析

主　　编：陶凯雄　曹　晖
出版发行：人民卫生出版社（中继线 010-59780011）
地　　址：北京市朝阳区潘家园南里 19 号
邮　　编：100021
E - mail：pmph @ pmph.com
购书热线：010-59787592　010-59787584　010-65264830
印　　刷：人卫印务（北京）有限公司
经　　销：新华书店
开　　本：787 × 1092　1/16　印张：21
字　　数：511 千字
版　　次：2020 年 7 月第 1 版　2020 年 7 月第 1 版第 1 次印刷
标准书号：ISBN 978-7-117-30146-6
定　　价：188.00 元

打击盗版举报电话：010-59787491　E-mail：WQ @ pmph.com
质量问题联系电话：010-59787234　E-mail：zhiliang @ pmph.com

3

主编简介

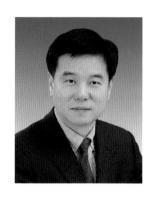

陶凯雄,外科学二级教授,主任医师,博士研究生导师。现任华中科技大学同济医学院附属协和医院普外科主任、胃肠外科主任,兼任中华医学会外科学分会胃肠外科学组委员,中国研究型医院学会机器人与腹腔镜外科专业委员会副主任委员,中国研究型医院学会结直肠肛门外科专业委员会副主任委员,中国医师协会外科医师分会微创外科医师委员会常务委员,中国临床肿瘤学会胃肠间质瘤专家委员会常务委员,中国抗癌协会大肠癌专业委员会委员、胃肠间质瘤专业委员会常务委员,湖北省医学会普通外科分会副主任委员,湖北省医学会腹腔镜外科分会主任委员及武汉医学会1+8城市圈普通外科分会主任委员。

从事普通外科和胃肠道肿瘤的外科治疗及研究20余年,在胃肠道恶性肿瘤、胃肠间质瘤、肥胖症与2型糖尿病的诊断和腹腔镜微创治疗方面积累了丰富的经验,居于国内领先地位。近年来,作为项目负责人主持科技部"十三五"重大项目子课题1项,国家自然科学基金面上项目4项,作为主要负责人参与国家卫生和计划生育委员会公益性行业科研专项基金(201402015)研究。荣获湖北省科学技术进步奖一等奖和科技成果推广奖一等奖等多项奖项。以第一作者或通讯作者发表学术论文140余篇,其中SCI论文60余篇,主编《胃肠间质瘤精准诊疗与全程化管理》《胃肠外科手术要点难点及对策》等多部专著。

主编简介

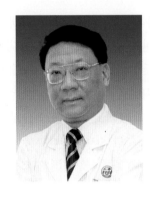

曹 晖，医学博士、外科学二级教授、主任医师、博士研究生导师。现任上海交通大学医学院附属仁济医院临床医学院外科教研室主任、仁济医院医学伦理委员会主任委员、普外科主任、胃肠外科主任、住院医师规范化培训基地主任。兼任中华医学会外科学分会胃肠外科学组委员，中华医学会肿瘤学分会胃肠肿瘤学组委员，中国医师协会外科医师分会胃肠道间质瘤诊疗专业委员会主任委员，中国医师协会外科医师分会上消化道外科医师委员会常委，中国临床肿瘤学会胃肠间质瘤专家委员会副主任委员，中国抗癌协会胃肠间质瘤专业委员会副主任委员及上海市医学会普外科专科分会副主任委员。

长期从事胃癌、胃肠间质瘤外科综合治疗的临床和基础研究，有丰富的临床诊治经验，作为主要编写者参与编写了多部胃肠间质瘤相关专家共识。先后承担国家自然科学基金等各级课题10余项。发表论文150余篇，其中SCI收录近40篇，参与多部教材及外科专著的编写。

■ 副主编简介

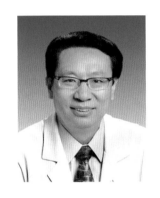

　　叶颖江，医学博士，主任医师，博士生导师，教授。现任北京大学人民医院胃肠外科主任。兼任中国临床肿瘤学会胃肠间质瘤专家委员会主任委员，中国性学会结直肠肛门功能外科分会会长，中国医师协会肛肠外科医师分会副会长，中国抗癌协会胃肠间质瘤专业委员会副主任委员，中国研究型医院学会消化道肿瘤专业委员会副主任委员，中国医师协会外科医师分会多学科综合治疗（MDT）专业委员会共同主任委员，中国医师协会结直肠肿瘤专业委员会器官功能保护专业委员会主任委员，中华医学会外科学分会结直肠外科学组委员。

　　在胃癌、结直肠癌、胃肠间质瘤的外科手术及靶向治疗等方面具有丰富的临床经验，在国内较早提倡和开展大肠癌肝转移的多学科综合治疗模式，积极倡导结直肠癌规范化手术方式。参与撰写《中国结直肠癌诊疗规范》等多部共识和指南。曾获得省部级科学技术进步二等奖2项。先后发表学术论文300余篇（SCI收录40余篇），参编专著20余部。担任《中华普通外科杂志》《中华胃肠外科杂志》等10余种核心杂志的常务编委、编委。

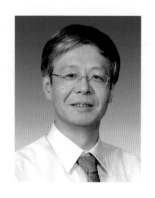

　　李　勇，医学博士，主任医师，博士生导师，二级教授。河北医科大学第四医院原副院长。普通外科、肿瘤学科国家临床重点专科学科带头人。兼任中国抗癌协会胃肠间质瘤专业委员会主任委员，中国抗癌协会肿瘤营养与支持治疗专业委员会常务委员，中国临床肿瘤学会胃肠间质瘤专家委员会常务委员，中国医师协会肿瘤防治规范化培训工作委员会常务委员，中国医师协会外科医师分会肿瘤外科医师委员会常务委员，中国医师协会外科医师分会多学科综合治疗（MDT）专业委员会常务委员，中国抗癌协会胃癌专业委员会委员，河北省临床医学工程学会理事长。

　　从事普通外科及肿瘤外科医疗、教学、科研工作37年，重点从事胃肠道恶性肿瘤、外科急腹症及营养支持方面的临床与基础研究。发表论文400余篇，其中SCI收录80余篇，主编参编专著18部，国家专利3项，获多项省部级科技进步奖。

副主编简介

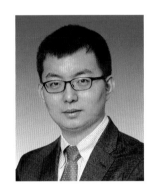

张　鹏，医学博士，博士后，硕士生导师。华中科技大学同济医学院附属协和医院胃肠外科副主任医师、副教授。兼任中国抗癌协会胃肠间质瘤专业委员会委员，中国临床肿瘤学会胃肠间质瘤专家委员会委员，中国医师协会肛肠医师分会转化医学专业学组委员，中国医师协会外科医师分会胃肠道间质瘤诊疗专业委员会青年委员，海峡两岸医药卫生交流协会消化道外科专业委员会委员，湖北省医学会腹腔镜外科分会工作秘书。

致力于胃肠道恶性肿瘤的研究治疗及肠外肠内营养支持的相关工作，在胃肠间质瘤、胃癌、结直肠癌及腹膜后软组织肿瘤等的规范化治疗方面有深入研究。作为主要负责人创建了中南五省首个胃肠间质瘤专病门诊，主导了华中科技大学同济医学院附属协和医院胃肠间质瘤的数据采集及患者随访十余年，先后管理近千例胃肠间质瘤患者，具有丰富的胃肠间质瘤规范化诊疗经验。以第一责任人主持国家自然科学基金和湖北省自然科学基金3项，近五年来以第一作者或通讯作者发表论文40余篇，其中SCI收录近20篇。主编《胃肠间质瘤精准诊疗与全程化管理》。

序 一

胃肠间质瘤（gastrointestinal stromal tumors，GIST）是一种起源于间叶组织的恶性肿瘤。随着人们对本病认识的加深、诊断技术的改善，近年来在临床上发现的 GIST 病例明显增多。治疗本病最有效的方法是手术切除。随着微创外科技术的发展以及手术设备的改善，手术方式从传统单一的开腹手术逐步发展到腹腔镜、双镜联合以及达芬奇机器人辅助手术切除。由于临床病例的不断积累，这些新的手术技术日趋成熟，为 GIST 患者提供了可供选择的多种安全而有效的手术治疗方案。另外，以伊马替尼为代表的酪氨酸激酶抑制剂等靶向药物相继研发成功，开启了 GIST 靶向治疗的新纪元。有鉴于此，为了更好地推广 GIST 全程化管理理念，华中科技大学同济医学院附属协和医院胃肠外科陶凯雄教授组织了全国数十位 GIST 领域造诣精深的专家，编写了这本《胃肠间质瘤典型病例诊治与解析》。

目前肿瘤治疗已经进入靶向治疗时代，肿瘤患者的生存率和生活质量越来越受到大家的重视。因此，外科医师除了应具备扎实的外科手术技能，还应具备丰富的理论知识、多元化的诊疗理念以及一颗济世救人的责任心，因而认真学习和钻研各种不同的典型案例是十分必要的。同时，在精准医疗理念的背景下，为了更好地开展个体化诊疗方案，多学科综合治疗协作则十分重要。本书结合了十几家 GIST 诊疗中心的典型病例，是广大临床工作者学习 GIST 诊疗的必读之作。

华中科技大学同济医学院附属协和医院胃肠外科是国家级重点学科、国家卫生计生委临床重点建设专科、湖北省胃肠外科领军人物单位。在三代学科带头人陈道达教授、王国斌教授及陶凯雄教授带领下，医院胃肠外科在国内胃肠道肿瘤诊疗领域具有较高的学术影响力，特别是在 GIST 诊治方面做了大量扎实的工作，他们根据自己的经验，联合国内专家历经两年多时间的艰苦工作，共同编写了《胃肠间质瘤典型病例诊治与解析》这本书。

本书内容丰富，文字精练，插图精美，系统展示了多家医疗中心数十个 GIST 典型病例的诊治过程，并邀请经验丰富的专家做出点评，全面地对 GIST 诊治过程中遇到的问题进行解答。在本书即将付梓之际，我乐于为之作序，并热忱地向从事胃肠道肿瘤诊疗的临床工作者推荐。

中国科学院院士

陈孝平

2020 年 1 月

序　二

胃肠间质瘤（GIST）是胃肠道最常见的间叶源性肿瘤，过去因病理学技术限制，常被诊断为平滑肌源性肿瘤或神经源性肿瘤。1983 年，Mazur 和 Clark 发现大多数胃肠间质瘤缺乏平滑肌细胞的特征，首次提出 GIST 概念并将其定义为包括生物学行为和起源不明的全部胃肠道梭形细胞肿瘤。自此，GIST 的概念逐渐被认识和接受。

近 20 年来 GIST 诊疗技术发展迅猛，国内各中心诊疗的 GIST 患者数量逐年增多。熟知并掌握 GIST 诊疗规范，对临床医生尤其是普通外科医生来说至关重要。此外，随着靶向药物的广泛应用，GIST 个体化诊疗中也遇到了越来越多的新问题。但是国内 GIST 领域专著较少，无法给医务工作者提供参考及指导。因此，编写一本有关 GIST 典型病例规范诊疗和解析的专著势在必行。

有鉴于此，华中科技大学同济医学院附属协和医院胃肠外科陶凯雄教授率领的医院 GIST 多学科诊疗团队，组织国内 GIST 领域数十位造诣精深的专家，结合 GIST 诊疗热点及国内外研究最新进展，历经两年多时间，完成了这部《胃肠间质瘤典型病例诊治与解析》专著。此书填补了国内在 GIST 典型病例规范化诊疗方面的空白，可以说是我国 GIST 典型病例规范诊疗的开山之作。

这本论著是参编专家集体智慧的结晶，代表了我国 GIST 规范诊疗的较高水平。其特点是临床实践与专家点评相结合，全面概括了 GIST 诊疗的各个方面。全书共分 8 篇，包括 38 个 GIST 诊疗热点，58 个典型病例，内容丰富，图文并茂，以问题为导向，专家点评高度概括，在 GIST 诊疗方面具有相当的权威性和指导意义。本书的出版必将为广大普通外科医师在 GIST 诊疗方面提供规范指导。

我很荣幸为本书作序，祝贺《胃肠间质瘤典型病例诊治与解析》的出版问世，向以陶凯雄教授和曹晖教授为主编的全体编写人员的敬业与奉献精神表示由衷地钦佩，向从事胃肠外科及普通外科的同道们推荐这本专著。

中山大学附属第一医院

2020 年 1 月

序 三

胃肠间质瘤(GIST)是一种发病率相对较低的消化道间叶源性肿瘤,但近年来受到医学界的广泛关注。究其原因,最主要的就是 GIST 的发病机制在分子层面上被揭示,分子靶向药物在疾病治疗中发挥了卓越疗效。除了发病机制,GIST 在临床表现、病理诊断、外科手术和药物治疗策略等方面都和其他消化道肿瘤存在很大的不同,尤其需要从事消化道肿瘤诊疗的临床医师重点关注并提高认识。值得一提的是,由于靶向药物的有效性相对较高,大多数 GIST 患者生存期得到了极大延长,临床上不乏晚期 GIST 患者在靶向药物的控制下获得了 5 年以上带瘤生存的案例。针对此类患者的治疗策略显然不同于其他晚期消化道肿瘤的患者,外科手术适时干预、靶向药物合理切换、药物不良反应积极应对都是从事 GIST 诊疗的临床医师需要关注的焦点问题。

由于 GIST 临床诊疗专业化程度较高,目前国内已成立了多个 GIST 相关学会,这有助于规范临床医师的专业知识、专业技能及专业培训。但国内 GIST 领域相关专著仍较少,现有的几部专著也偏重于理论知识,缺乏临床实例。在此背景下,尤其需要一部基于临床情景、聚焦于 GIST 患者规范化诊疗的专著问世。

可喜的是,华中科技大学同济医学院附属协和医院胃肠外科陶凯雄教授组织了数十位来自全国各地、GIST 诊疗经验丰富的三甲医院专家,结合国内外最新 GIST 研究进展,聚焦于 GIST 临床诊疗中的相关焦点问题,历时两年,共同编撰完成了这部《胃肠间质瘤典型病例诊治与解析》。本书是我国首部以典型病例的形式全面阐述 GIST 规范化诊疗原则的专业论著,有助于为专业从事 GIST 诊疗的临床医师提供指导及参考。

本书的出版充分体现了集体智慧和合作奉献精神。书中既有来自各参编单位提供的内容翔实、图文并茂的真实案例,也有编者对病例诊疗过程中产生问题的思考分析,更有在 GIST 领域造诣精深的专家对诊疗过程作出的精彩点评,这样的呈现形式在提高本书可读性的同时又保证了专业性。

在本书即将付梓之际,我荣幸地为之作序。同时向以陶凯雄教授和曹晖教授为主编的全体编写人员的敬业与奉献精神致以最由衷的敬意,并向从事胃肠道肿瘤诊疗的临床工作者推荐本书!

华中科技大学同济医学院附属协和医院

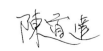

2020 年 1 月

前 言

胃肠间质瘤（GIST）整体发病率较低，但却是胃肠道最常见的间叶源性肿瘤，且近年来发病率呈逐年上升趋势。而随着对 GIST 发病机制认识的深入，靶向药物及医疗技术的进步，GIST 患者生存期显著延长且诊治过程日趋复杂，在临床诊疗过程中有很多问题值得探讨。

编者在 GIST 学术会议上与同道交流中注意到国内同行在 GIST 诊疗中均遇到了诸多典型案例，从各方面反映了当前 GIST 诊治热点问题，各中心专家对此疾病都有独特的经验与见解。尽管国内有一些 GIST 的专业参考书，但目前尚无书籍以案例为中心，基于临床情境全面展现 GIST 诊治过程中的问题与陷阱。因此编者萌发了汇集全国各中心 GIST 典型病例，协同各专家共同编写一本 GIST 典型案例解析论著的想法。

GIST 作为一种少见病，其诊治典型案例具有较高价值。编委会历时两年余，汇集了全国 16 家大型三甲医疗中心在临床中遇到的经典、疑难 GIST 案例，对病例诊治过程进行回顾与分析，并邀请业内知名专家进行点评，总结教训，分享经验。通过多中心、多学科的协作，本书内容更加科学、合理和规范。希望本书的出版能够促进国内 GIST 诊疗规范化，提高国内 GIST 诊治水平，最终造福广大 GIST 患者。

GIST 的相关研究进展迅速，同时由于时间紧迫，编者水平有限，本书欠缺、不妥之处在所难免，恳请广大读者批评指正。

陶凯雄　曹　晖

2020 年 1 月

▊ 目 录

手术治疗篇

1 腹腔镜手术

【关键词】

胃肠间质瘤;手术;腹腔镜

【导读】

对于局限性、可切除的 GIST,手术切除是首选的治疗方案,手术需遵循完整切除肿瘤、避免肿瘤破裂并保证切缘组织学阴性等原则。以往胃来源 GIST 手术方式以开腹手术为主,近年来随着手术技术及器械的进步以及微创理念的推广,腹腔镜手术在 GIST,尤其是胃 GIST 治疗中的应用越来越广泛。

【病例摘要】

患者,男性,64 岁,因反复右上腹隐痛不适、胆囊结石伴胆囊炎于当地医院就诊,行胸部 CT 示:两肺少许条索影,两侧胸腔少许积液;纵隔内及右肺门淋巴结钙化灶;肝内多发囊肿,胆囊结石;左上腹占位灶,建议进一步检查。故行胃镜及腹部增强 CT,胃镜示:胃底见一直径 4.5cm 黏膜下隆起,诊断:胃底黏膜下巨大隆起,GIST 可能。增强 CT 示:胃底部占位灶,大小约 5.5cm×5.0cm,考虑 GIST 可能;肝内多发囊肿,胆囊多发结石,双肾多发囊肿。病程中患者无恶心呕吐、便秘腹泻、呕血黑便等不适。现为进一步治疗,收治入院。

➤ 既往史及家族史

既往体健,否认药物过敏史;父母健在,家族中无类似病史。

➤ 体格检查

生命体征平稳,皮肤黏膜无黄染、无苍白。腹部平坦,未见胃肠型及蠕动波。腹软,无压痛及反跳痛,未及腹部包块;肠鸣音正常。

➤ 辅助检查

胃镜:胃底见一直径 4.5cm 黏膜下隆起,诊断:胃底黏膜下巨大隆起,GIST?浅表萎缩性胃炎伴糜烂,十二指肠乳头糜烂。病理示黏膜中度慢性活动性炎伴淋巴滤泡形成。

腹部增强 CT：胃底部占位灶，考虑 GIST？肝内多发囊肿，胆囊多发结石，双肾多发囊肿（图 1-1）。

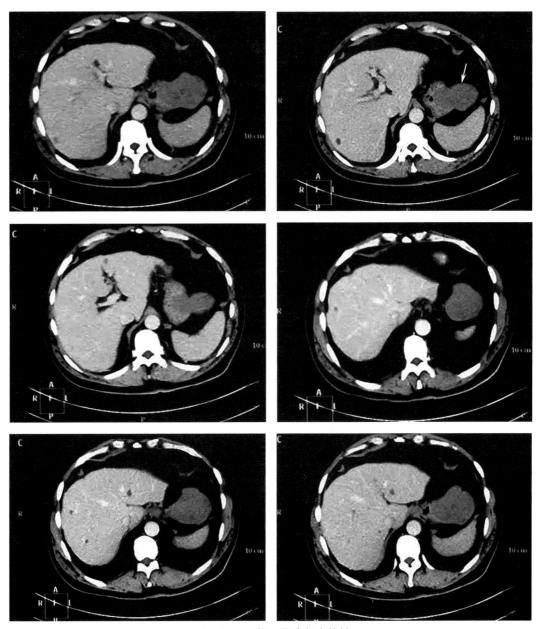

图 1-1　CT 提示胃底部占位灶

➤ 初步诊断

1. 胃底 GIST 可能
2. 胆囊结石伴胆囊炎
3. 肝脏多发囊肿

【治疗过程】

(一) 病例分析

患者为老年男性,因诊治胆囊结石意外发现胃底占位就诊。影像学及胃镜提示胃底GIST可能。患者一般情况良好,肿瘤评估可切除,未见转移,应行外科手术治疗。由于肿瘤位于胃底,适合采用腹腔镜操作,可考虑同期行腹腔镜下胆囊切除术,根据病理及基因检测结果指导术后治疗。

(二) 治疗方案

患者于 2018 年 10 月 17 日行腹腔镜下胃肿瘤切除术 + 胆囊切除术,术中见胆囊大小约 7cm×5cm×3cm,胆囊壁糙,胆囊内含混合型结石 3 枚,直径均 1cm 左右,胆总管不扩张。胃体上部大弯侧直径 5cm 肿瘤,向胃腔内外突出,起自黏膜下,胃周淋巴结无肿大,术中充分游离胃体上部及胃底后,以切割吻合器完成肿瘤切除(图 1-2),切除后标本及时置入标本袋中,经脐部戳孔延长后取出。

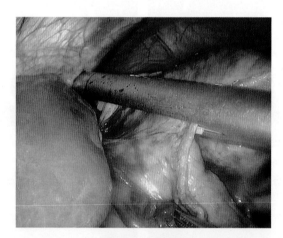

图 1-2 腹腔镜下以腔内直线切割吻合器
完成肿瘤切除

(三) 术后病理及基因检测

病理诊断:(胃)GIST(5.5cm×5cm×5cm),核分裂象 <5 个 /50HPF(图 1-3)。

免疫组织化学染色:CD117(+)、DOG-1(+)、CD34(+)、SMA(−)、S-100(−)、Ki-67(Li:3%)、SDHB(+)。

基因检测:c-KIT 基因第 11 外显子杂合性突变,559GTT > GAT(杂合性),导致编码的氨基酸由缬氨酸转变为天冬氨酸。c-KIT 基因第 9、13、17 及 PDGFRA 基因第 12、18 外显子均为野生型。

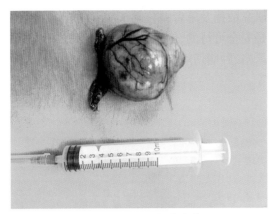

图 1-3　手术切除标本大体观

【预后】

患者术后 3 天进食流质饮食,术后 5 天出院,病理证实为中度复发风险 GIST,门诊随访伊马替尼 400mg/d 辅助治疗中,一般情况良好,无明显副作用。

【经验与体会】

（一）腹腔镜手术治疗 GIST 的可行性与争议

以往胃 GIST 的手术方式以开腹手术为主,由于 GIST 几乎不通过淋巴途径转移,一般保证阴性切缘的局部或楔形切除就已足够,因此近年来从国内外指南共识的更新趋势来看,腹腔镜手术在胃 GIST 中的应用适应证有逐渐放宽的趋势。然而肿瘤破裂是 GIST 独立的不良预后因素,一旦肿瘤向腹腔发生破溃,其术后种植复发的风险极高。因此,GIST 肿瘤质脆、容易破溃的特点限制了腹腔镜手术的应用,《胃肠间质瘤规范化外科治疗中国专家共识(2018 版)》指出:在选择腹腔镜手术治疗 GIST 时,应该严格掌握其适应证且操作应谨慎规范,对于肿瘤较大、操作难度较大或需要行联合脏器切除者,不推荐使用腹腔镜。

（二）腹腔镜手术治疗 GIST 的基本原则

腹腔镜手术治疗 GIST 同样需遵循开腹手术的基本原则。手术中要遵循"非接触、少挤压"的原则,注意避免肿瘤破溃播散,导致腹腔种植或血行转移;必须使用"取物袋",应避免为追求微创和切口小而分块切取肿瘤取出,影响术后的病理评估。

（三）不同部位胃 GIST 的腹腔镜手术治疗策略

目前国内外指南共识均指出,腹腔镜技术推荐用于肿瘤直径较小、位于胃适宜解剖部位(如胃前壁、胃大弯)的 GIST。但对于肿瘤相对较小、位于困难解剖部位(如胃后壁、胃小弯侧、贲门附近、幽门附近等)的 GIST 是否也适合开展腹腔镜手术治疗,目前尚无前瞻性临床研究论证。从有限的回顾性研究数据及笔者单位临床实践来看,对部分困难解剖部位的胃 GIST 开展腹腔镜手术治疗也是安全可行的,但是在手术治疗策略上与适宜解剖部位有一定不同,如对肿瘤大小的限制更严格、肿瘤切除后更适合采用手工缝合而非切割吻合器关闭胃腔、更推荐使用双镜联合技术等。

(撰稿人:汪明)

【专家点评】

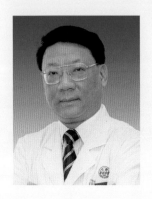

曹　晖

教授,主任医师,博士研究生导师

上海交通大学医学院附属仁济医院大外科主任、普外科主任、胃肠外科主任

中华医学会外科学分会胃肠外科学组委员

中华医学会肿瘤学分会胃肠肿瘤学组委员

中国医师协会外科医师分会胃肠道间质瘤诊疗专业委员会主任委员

中国临床肿瘤学会胃肠间质瘤专家委员会副主任委员

中国抗癌协会胃肠间质瘤专业委员会副主任委员

由于 GIST 极少通过淋巴途径转移,淋巴结清扫并非手术的必需,因此按照 GIST 的外科治疗原则,行局部切除往往已经足够。以往 GIST 的手术方式以传统开腹手术为主,近年来随着手术技术及器械(如超声刀、切割吻合器)的快速发展以及微创理念的推广,世界各国的指南中逐步放宽腹腔镜手术运用于 GIST 治疗的适应证。在目前的临床实践中,腹腔镜技术较多地用于胃 GIST(尤其是相对不大的,位于相对适宜部位者)的手术切除及空肠、回肠 GIST 的定位、判断和游离。

不同大小、不同解剖部位、不同大体生长方式的 GIST 的腹腔镜治疗策略迥异。如大弯侧、胃底的 GIST 往往可以利用切割吻合器进行离断切除,而小弯侧、邻近贲门或幽门的 GIST 则较难使用切割吻合器进行切除,往往需要进行局部胃壁切除后手工缝合,对术者的手术技能要求更高;完全突向腔内生长的小 GIST 可能需要依靠术中胃镜进行定位甚至以内镜为主的双镜联合技术。

相对于开腹手术,腹腔镜手术有着切口小、视野佳、出血少、疼痛轻等微创优点,但是 GIST 质地较脆且容易破溃出血,一旦发生破裂将大大增加术后复发转移风险,因此对于直径较大或解剖位置复杂的 GIST 是否也可采用腹腔镜手术仍存争议。因此,受过严格腹腔镜技术培训的外科医生在注重微创手术的同时也需全面评估手术过程中肿瘤切除的难度以及肿瘤破裂的风险,权衡利弊,选择最佳手术方式以使患者获得最大受益。

【参考文献】

［1］中国临床肿瘤学会胃肠间质瘤专家委员会 . 中国胃肠间质瘤诊断治疗共识 (2017 年版) [J] . 肿瘤综合治疗电子杂志 , 2018, 4 (1): 31-43.

［2］中国医师协会外科医师分会胃肠间质瘤诊疗专业委员会 , 中华医学会外科学分会胃肠外科学组 . 胃肠间质瘤规范化外科治疗中国专家共识 (2018 版) [J] . 中国实用外科杂志 , 2018, 38 (9): 965-973.

［3］VON MEHREN M, RANDALL R L, BENJAMIN R S, et al. Soft Tissue Sarcoma, Version 2. 2018, NCCN Clinical Practice Guidelines in Oncology. J Natl Compr Canc Netw, 2018, 16 (5): 536-563.

［4］陶凯雄 , 张鹏 . 胃肠间质瘤精准诊疗与全程化管理 [M] . 武汉 : 湖北科学技术出版社 , 2018.

［5］BISCHOF D A, KIM Y, DODSON R, et al. Open versus minimally invasive resection of gastric GIST: a multi-institutional analysis of short-and long-term outcomes [J] . Ann Surg Oncol, 2014, 21 (9): 2941-2948.

［6］HONDA M, HIKI N, NUNOBE S, et al. Long-term and surgical outcomes of laparoscopic surgery for gastric gastrointestinal stromal tumors [J] . Surg Endosc, 2014, 28 (8): 2317-2322.

［7］SHOJI Y, TAKEUCHI H, GOTO O, et al. Optimal minimally invasive surgical procedure for gastric submucosal tumors [J] . Gastric Cancer, 2018, 21 (3): 508-515.

［8］HUANG C M, CHEN Q F, LIN J X, et al. Can laparoscopic surgery be applied in gastric gastrointestinal stromal tumors located in unfavorable sites？ A study based on the NCCN guidelines [J] . Medicine (Baltimore) , 2017, 96 (14): 6529-6535.

2 双镜联合手术

【关键词】

胃肠间质瘤;双镜联合;腹腔镜;内镜

【导读】

腹腔镜与内镜联合技术(双镜联合技术)(laparoscopic and endoscopic cooperative surgery,LECS)是近年来新兴的微创外科技术。既往在单独应用腹腔镜进行手术时,由于缺乏精细的触觉,故而探查不易发现较小的病灶(瘤体直径小于2cm或2cm左右)。此外,由于腹腔镜器械的限制,探寻时更不易发现胃十二指肠后壁及腔内生长的肿瘤,从而易造成病灶切除的遗漏,并导致中转开腹手术。在这种情况下,术中胃镜对病灶进行定位,对于保障腹腔镜手术的顺利进行显得尤为必要。另外,对于胃镜检查下发现的GIST病灶,由于其多起源于固有肌层,单纯在胃镜下处理风险较大,手术时间又较长。腹腔镜的存在可以协助内镜操作,及时发现并处理内镜下切除的并发症,增加手术安全性和效率。可以说,双镜联合技术充分发挥了腹腔镜和内镜各自的优势,取长补短,弥补了单独应用腹腔镜或内镜的不足,进一步拓展了微创外科技术的应用范围。

【病例摘要】

患者,女性,41岁,2018年7月进食油腻食物后出现腹胀,伴恶心,无呕吐、头晕、头痛、乏力、黑矇。咳少量白色痰,无咯血、胸痛、胸闷等症状。患者平素高盐饮食。遂于当地医院就诊,2018年8月10日胃镜示萎缩性胃炎,胃体局部隆起(黏膜下病变,建议超声内镜检查),胃窦息肉样变。胃黏膜活检病理示胃窦慢性非萎缩性胃炎(急性活动期),HP(+)。外院予抗HP治疗,2周后患者自觉症状缓解。为求进一步治疗,患者前往上海交通大学医学院附属仁济医院就诊。2018年8月20日超声胃镜示胃GIST可能。2018年8月25日胃增强CT示胃体小弯侧占位,倾向于黏膜下来源,考虑GIST可能大;肝脏多发微小囊肿,胆囊腺肌症。扫及两侧胸腔少量积液。患者自起病以来,大便正常,睡眠饮食可,体重1个月内下降2.5kg。

➤ 既往史及家族史

既往体健,否认药物过敏史;父母健在,家族中无类似病史。

➤ 体格检查

生命体征平稳,皮肤黏膜无黄染、无苍白。腹部平坦,未见胃肠型及蠕动波。腹软,无压痛、反跳痛,无腹部包块,无肌紧张;肠鸣音正常。

➤ 辅助检查

超声胃镜:胃体上段后壁可见一隆起病灶,隆起处为一低回声团块,内回声尚均匀,起源于第四层,向腔内外突出(图 2-1)。

胃增强 CT:胃体小弯侧占位,CT 表现倾向于黏膜下来源,考虑 GIST 可能大,建议结合内镜及病理结果。肝脏多发微小囊肿。胆囊腺肌症。扫及两侧胸腔少量积液(图 2-2)。

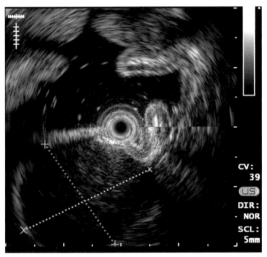

图 2-1　超声内镜提示胃体隆起灶起源于第四层,
向腔内外突出

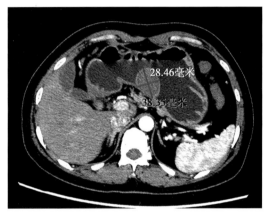

图 2-2　CT 提示胃体小弯侧占位

➤ 初步诊断

胃体占位病变,胃 GIST 可能。

【治疗过程】

(一)病例分析

患者为中年女性,以"进食后腹胀"就诊。影像学及超声胃镜提示胃底小弯 GIST 可能。患者一般情况良好,肿瘤评估可切除,未见转移,应行外科手术治疗,并根据病理及基因检测结果指导术后治疗。

(二)治疗方案

患者于 2018 年 08 月 30 日在笔者单位接受"腹腔镜 + 胃镜双镜联合胃肿瘤切除术",胃肠外科与消化科医师共同上台。术中内镜见胃体小弯侧后壁直径 4cm 黏膜下肿瘤,腔内生长,未侵犯胃黏膜及浆膜(图 2-3),胃周淋巴结无肿大,小网膜囊内可及直径 1cm 钙化脂肪结节一枚,肝脏、盆腔、腹膜未及转移灶。经口置入内镜,探查肿瘤,于肿瘤边缘黏膜下注水(图 2-4);内镜指引下,腹腔镜下以超声刀距肿瘤边缘 1cm 切开胃壁浆膜,沿肿瘤包膜外,全层切开胃壁,完整切除肿瘤(图 2-5);以 3-0 可吸收线间断全层缝合胃壁缺损;术中胃镜检查胃创面;创面部分黏膜缺损处内镜下以钛夹封闭(图 2-6);肿瘤标本置于标本袋内,经脐部戳孔处取出(图 2-7)。

(三) 术后病理及基因检测

病理诊断:GIST(4.0cm × 3.0cm × 2.5cm),核分裂象 <5 个 /50HPF。脂肪坏死纤维化结节。

免疫组织化学染色:肿瘤细胞 CD117(+)、DOG-1(+)、CD34(+)、SDHB(+)、S-100(−)、SOX10(−)、STAT6(−)、Ki-67(Li:1%)、ALK(−)、β-catenin(−)。

基因检测:对 c-KIT 基因 9、11、13、17 外显子及 PDGFRA 基因 12、18 外显子测序分析结果 c-KIT 基因第 11 外显子杂合性突变,557 密码子杂合性突变,TGG>AGG,其编码的氨基酸由色氨酸改变为精氨酸。c-KIT 基因 9、13、17 及 PDGFRA 基因 12、18 外显子均为野生型。

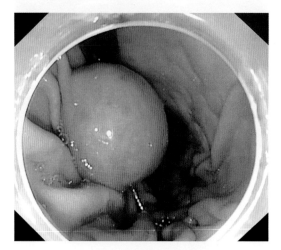

图 2-3　术中内镜探查肿瘤

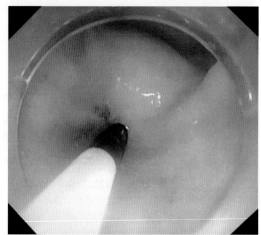

图 2-4　术中内镜下于肿瘤边缘黏膜下注水

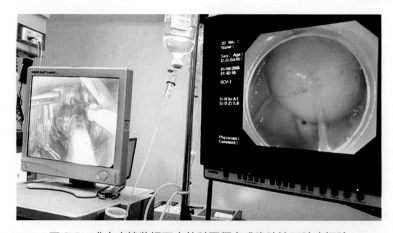

图 2-5　术中内镜监视下由外科医师完成腹腔镜下肿瘤切除

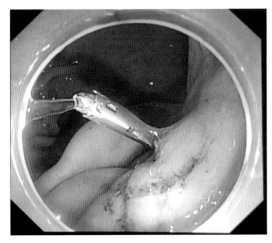
图 2-6 钛夹封闭创面效果图

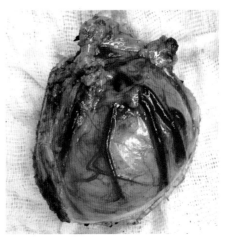
图 2-7 手术切除标本大体观

【预后】

患者于术后 3 天流质饮食出院,依据改良美国国立卫生研究院(National Institutes of Health,NIH)危险度分级,证实为低复发风险胃 GIST,嘱定期随访,截至 2018 年 12 月中旬,电话随访无不适主诉。

【经验与体会】

(一) 双镜联合技术治疗 GIST 的优势

GIST 起源于胃壁黏膜肌层或固有肌层,可向腔内或腔外突出。对于 GIST,尤其是小的 GIST 的腹腔镜术前定位始终是困扰临床医师的一个问题,即使术前经过胃镜、内镜超声以及 CT 的检查,术中仍然很有可能难以发现病灶,特别是腹腔镜手术缺乏触觉反馈,增加了探查难度。而腹腔镜配合胃镜检查在术中定位上的优势十分明显,利用腹腔镜的放大效应、电子胃镜的检查及灯光的内外配合照明,能迅速、准确地对病变进行定位。在 GIST 的治疗上,无论是内镜治疗还是腹腔镜手术都难免存在一定的局限性。单纯的内镜下治疗的局限性为:①对于体积较大或位于胃底、贲门等部位的胃 GIST,内镜治疗难以进行操作。②由于胃 GIST 大多起源于固有肌层,只有少数起源于黏膜肌层,且血管丰富,内镜下安全而完整切除肿瘤难度较大。另外,内镜治疗通常依靠能量切割完成,但很难找到能量切割的平衡点,易造成能量过大或过小,所以发生并发症如出血、穿孔等风险相对较高,这也是导致中转开腹手术的主要原因。③内镜直视下难以全面判断胃 GIST 的浸润深度,有切缘阳性的可能。单纯腹腔镜手术的主要局限性为:①由于腹腔镜手术缺乏触觉反馈,对腔内型特别是瘤体较小的胃 GIST 患者,单独使用该技术时对肿瘤的定位非常困难;②对于接近贲门和幽门处的 GIST 行腹腔镜切除时可能会造成术后管腔狭窄;③采用腹腔镜下常用的切割吻合器行楔形切除术往往会切除过多的正常胃壁组织,同时偶尔也会有切缘阳性的发生。结合了内镜和腹腔镜优势的双镜联合技术可以有效地避免上述不足。有了术中内镜的支持,不仅可以准确定位,同时还能观察肿瘤切除是否完整并避免切除过多正常组织,及时发现切除缝合后腔内出血、闭合不严密及闭合后管腔狭窄等并发症并第一时间处理;而有了腹腔镜的护航,内镜下切除没有了后顾之忧,甚至可以造成主动穿孔再进行腹腔镜下修补。腹腔镜下观察还能够及时发现内镜下无法发现的热损伤(如组织发白)并及时进行修补或胃壁加固,避免术后延迟穿孔的发生,从而增加了手术的安全性和有效性,提高了患者术后生活质量。

(二)双镜联合技术实施中的注意要点

双镜联合技术作为一项新兴的外科诊疗技术,在实际操作中有一些注意要点:①在肿瘤切除过程中,无论内镜还是腹腔镜,都要尽量避免触碰肿瘤,防止肿瘤破裂、造成腹腔种植转移;②在不影响观察和操作的情况下,尽可能少地向胃腔内注入空气,降低胃壁张力,以降低腹腔镜操作的难度和减少术后腹胀的发生;③胃镜操作时容易使气管插管松动脱落,应密切观察麻醉情况,以防出现意外;④进镜时注意无菌原则,避免污染手术区域;⑤胃镜进镜后应暂时关闭腹腔镜光源,以免影响内镜观察,腹腔镜下根据内镜光源的位置初步定位病变后,用剥离钳轻触对应浆膜面,内镜下观察黏膜面隆起以确保定位准确;⑥双镜联合技术实施时,要根据具体情况决定具体措施,不可因"双镜"而双镜,一般可采取全麻后首先胃镜探查评估病灶后再决定具体切除办法;⑦双镜联合技术的目的是治疗微创化,但是治疗过程中一定要细致进行每一步操作,务必将并发症的发生率降到最低,避免因术中、术后出血、吻合口漏等并发症而再行手术,这样反而是变微创为巨创,违背了双镜联合技术的初衷。

(撰稿人:汪明 杨琳希)

【专家点评】

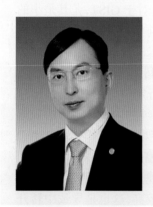

赵 刚
教授,主任医师,硕士研究生导师
上海交通大学医学院附属仁济医院胃肠外科行政副主任
中国研究型医院学会机器人与腹腔镜外科专业委员会委员
中国医师协会外科医师分会胃肠道间质瘤诊疗专业委员会
委员兼青年委员会主任委员
上海市医学会普外科专科分会青年委员会副主任委员

随着人民健康意识的提高和内镜检查的普及,越来越多的胃小 GIST 在体检中被发现,虽然大多数 <2cm 的胃 GIST 可以定期随访而无需手术,但是对于 ≥ 2cm 的胃 GIST,合并内镜超声下高危因素的小 GIST,以及在随访期间迅速长大的 GIST 还是需要考虑手术介入。单独内镜下切除技术用于胃小 GIST 的治疗还存在较大的争议,主要集中在可能存在切除不完全等风险及出血、穿孔等并发症;而单独腹腔镜技术用于胃小 GIST 的治疗也有一定局限性,尤其是对腔内生长型肿瘤难以准确定位。

　　腹腔镜和内镜双镜联合技术整合了两种技术的优势,扬长避短,大大提高了腹腔镜或内镜技术的安全性并拓展了适用范围,在小 GIST 治疗中发挥越来越重要的作用。腹腔镜可以及时发现出血、穿孔的可能并予以缝扎治疗,大大降低了内镜下操作难度。而前者在内镜的辅助下可以准确定位,选择恰当的手术范围,减少手术创伤。

　　目前,双镜联合技术普及和发展的最主要阻碍还是不同科室间(外科、消化内科、手术室、麻醉科等)的协调配合,相信随着多学科协作诊疗机制的建立完善,双镜联合技术将在小 GIST 的诊疗中发挥越来越重要的作用。

【参考文献】

［1］HIKI N, YAMAMOTO Y, FUKUNAGA T, et al. Laparoscopic and endoscopic cooperative surgery for gastrointestinal stromal tumor dissection [J]. Surg Endosc, 2008, 22 (7): 1729-1735.

［2］杨平, 邓建中, 程龙庆, 等. 双镜联合技术在胃间质瘤切除中的应用 [J]. 中华腔镜外科杂志, 2010, 3 (2): 178-181.

［3］汪明, 曹晖. 内镜辅助腹腔镜胃楔形切除治疗胃间质瘤 [J]. 中华消化外科杂志, 2013, 12 (4): 265-268.

［4］邱伟箐, 汪明, 庄捷, 等. 腹腔镜与胃镜联合技术治疗 46 例胃胃肠间质瘤 [J]. 中华胃肠外科杂志, 2012, 15 (3): 240-242.

［5］贺思佳, 瞿春莹, 周敏, 等. 双镜联合技术在胃间质瘤治疗中的应用 [J]. 中华消化内镜杂志, 2014, 31 (12): 699-702.

3 达芬奇机器人手术

【关键词】

胃肠间质瘤;胃;机器人手术

【导读】

达芬奇手术机器人系统由三部分组成,包括医生控制台、成像系统及床旁机械臂系统。与传统的腹腔镜手术相比,达芬奇手术机器人成像更为清晰,且机械臂活动角度更大,操作更为灵活,同时达芬奇机器人手术系统还能滤过生理振动,使操作更为精确。自 2006 年我国大陆地区引进首台达芬奇手术机器人,截至 2017 年底,我国普外科机器人手术量已超 11 000 台次。Desiderio 等研究表明,机器人手术切除胃肠间质瘤的安全性和可行性与腹腔镜组、开腹组相同。因此,达芬奇手术机器人应用于胃肠间质瘤手术是可靠的。

【病例摘要】

患者,男性,36 岁,2016 年 9 月 14 日于当地医院体检发现胃底隆起性病变。2016 年 9 月 20 日就诊于华中科技大学同济医学院附属协和医院胃肠外科,门诊行超声胃镜检查示:胃黏膜下层稍低回声病灶。门诊以"胃底占位性病变"收入。

(一) 既往史及家族史

平素身体良好,无过敏史;父母健在,家族中无类似病史。

(二) 体格检查

全身皮肤黏膜无黄染。腹部平软,未触及包块,肝脾肋下未触及,全腹无压痛、反跳痛。双肾区无叩击痛。移动性浊音阴性,肠鸣音正常。双下肢未见明显水肿。

(三) 辅助检查

血常规:白细胞 4.90×10^9/L,红细胞 5.45×10^{12}/L,血红蛋白 161g/L,血小板 218×10^9/L,

中性粒细胞百分比 61.1%,淋巴细胞百分比 30.2%。

血生化:总胆红素 11.2μmol/L,直接胆红素 3.8μmol/L,总蛋白 80.0g/L,白蛋白 52.9g/L,肌酐 91.1μmol/L,尿素氮 4.12mmol/L,钠 142.2mmol/L,钾 4.33mmol/L,氯 98.8mmol/L。

肿瘤标志物:未见异常。

2016 年 9 月行全腹平扫 + 增强 CT 示:胃底下部小弯侧隆起肿块影,大小约 2.3cm×1.2cm,平扫 CT 值约 50HU,增强后动、静脉期 CT 值约 74、80HU,肿块内密度不均,病变边界清晰,邻近浆膜面光整,周围脂肪间隙清晰,未见明显肿大淋巴结。提示 GIST 可能。余无异常(图 3-1)。

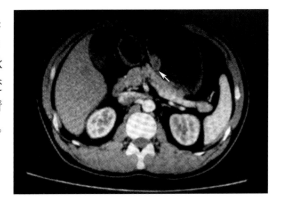

图 3-1 增强 CT 提示胃底小弯侧隆起肿块

(四) 初步诊断

胃底占位性病变:胃肠间质瘤?

【治疗过程】

(一) 病例分析

患者为中年男性,以"体检发现胃底占位 1 周"就诊。完善相关检查后考虑初步诊断为(胃)胃肠间质瘤,肿瘤位于胃底下部小弯侧,大小约为 2.3cm×1.2cm。因肿块未侵犯周围脏器组织,故考虑先行手术切除。因肿瘤位置特殊,邻近贲门,机器人手术可提供由主刀医生控制的数十倍放大的三维高清图像,更容易分清组织器官之间的关系,减少对周围正常组织的损伤,并且机械臂操作更加灵活和精细。因肿瘤部位邻近贲门,为避免术后影响贲门功能,且患者对微创要求较高,故建议患者行机器人手术治疗。

(二) 治疗方案

患者于加速康复外科(enhanced recovery after surgery,ERAS)理念指导下行术前准备,2016 年 9 月 27 日行"机器人辅助下腹腔探查术 + 胃肿瘤切除术"。术中先行胃镜探查发现肿瘤位于胃底后壁近贲门处,大小约 2.0cm×1.0cm;离断大弯侧网膜,暴露胃后壁瘤体,切开后壁肿瘤所对应胃前壁,以腹腔镜下切割吻合器于距离瘤体 1cm 处离断胃壁,完整切除肿瘤,将肿瘤置入标本袋中并用丝线结扎袋口,经绕脐半周切口取出,检查标本切缘安全,以可吸收线加固切口,缝合腹部戳孔及绕脐切口。手术过程顺利,手术时间 60min,术中出血量约为 10ml(图 3-2~ 图 3-5)。

(三) 术后病理及基因检测

术后病理:(胃)胃肠间质瘤。肿块大小 1.9cm×1.7cm×1cm,核分裂象 <5 个 /50HPF,按改良 NIH 危险度分级:极低危。

免疫组织化学染色示:CD117(+),CD34(+),DOG-1(+),SMA(−),S-100(−),Ki-67(Li<5%)。

基因检测:本样本 *c-KIT* 基因 11、13 发生突变;*PDGFRA* 基因 12、18 外显子为野生型。

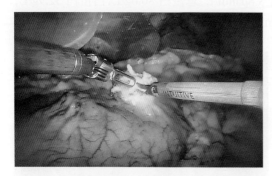

图 3-2　切开胃前壁

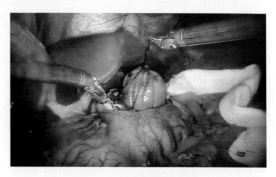

图 3-3　丝线提起肿瘤

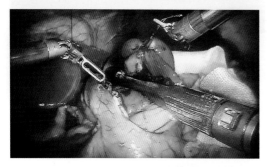

图 3-4　切割吻合器切除肿瘤

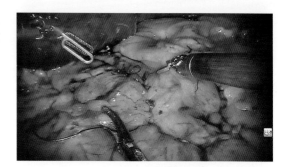

图 3-5　3-0 可吸收线缝合胃壁

【预后】

患者于术后 24 小时肛门排气,术后第 1 天拔除胃肠减压管及导尿管,喝水并下床活动,第 2 天无腹胀不适后进无渣饮食(肠内营养液),第 3 天进半流质饮食,术后第 4 天拔除引流管,并复查血常规、肝肾功、降钙素原和 C 反应蛋白正常后出院。

术后按改良 NIH 危险度分级为极低危,故术后未行靶向药物治疗。截至 2018 年 10 月,随访 24 个月,患者无病生存。

【经验与体会】

目前华中科技大学同济医学院附属协和医院胃肠外科陶凯雄教授的手术团队已经为 10 余位胃肠间质瘤患者施行了机器人手术,患者均预后良好。结合本中心成功实施机器人下切除胃肠间质瘤的经验,我们认为机器人手术有如下优点:手术机器人机械臂是固定的,提供三维高清的手术视野,并且可以根据需求放大术野;达芬奇机器人器械臂具有消除震颤的功能,并且可以向 7 个方向自由活动,保证了狭小手术空间里的精细操作;达芬奇机器人手术操作过程中,术者采取舒适的坐位,减轻了手术过程中的紧张感和疲劳感,降低了因疲劳而导致错误的发生率;将达芬奇机器人联网,通过数据传输可实现远程手术。然而受限于经济原因,达芬奇机器人手术还尚未推广。

机器人手术系统突破了传统外科与腹腔镜手术的局限性,将 GIST 的手术精度提高到一个新的水平,机器人手术与腹腔镜手术相比更加微创,降低了患者术后并发症发生的概率,加速患者术后康复。在本案例中,我们将 ERAS 的理念与达芬奇机器人微创优势相结合,减少手术应激及并发症的发生,加速术后康复。胃肠间质瘤实施 ERAS 的具体步骤为:①术前教育:告知患者及其家属实施 ERAS 的必要性;②肠道准备:不常规进行肠道准备,术前 10 小时口服 10% 葡萄糖溶液 800ml,麻醉前 2 小时口服 10% 葡萄糖溶液 400ml;③麻醉方案:全身联合硬膜外阻滞;④术中使用保温毯保温,并控制液体输入;⑤术后镇痛:可选择经腹横肌平面神经阻滞及切口局部浸润等镇痛方式;⑥麻醉清醒后即鼓励少量饮水,鼓励术后 24 小时内下床活动,48 小时内拔除导尿管。本案例患者术后 4 天即出院,提示机器人手术联合 ERAS 方案安全有效,可以缩短患者康复时间,促进患者术后胃肠功能恢复,提高围手术期患者舒适度。

(撰稿人:王涛)

【专家点评】

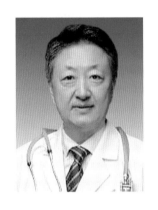

周岩冰

教授,主任医师,博士研究生导师

青岛大学附属医院普外科主任、胃肠外科主任

中华医学会肠外肠内营养学分会委员

中华医学会外科学分会营养支持学组委员

中国研究型医院学会机器人与腹腔镜外科专业委员会副主任委员

中国抗癌协会胃癌专业委员会常务委员

达芬奇机器人业已成为外科医生熟悉和经常采用的手术平台,能够为广大患者提供更加精准、高品质的外科手术治疗。与传统微创技术相比,达芬奇机器人手术具有多方面优势,如手术视野放大倍数可至 10 倍以上,能为手术者呈现患者体腔内三维立体高清影像,极细小的血管、神经也能一目了然,同时手术器械可以模拟人手腕的灵活操作,滤除不必要的颤动,超越了人手的精确度。在 GIST 手术应用方面,其优良的 3D 显示、术野放大、机械臂七个自由度的活动、精细解剖操作、对神经血管的保护、镜下缝合等优势,更加适合于贲门、幽门、十二指肠、盆腔、直肠等特殊部位的手术处理。基于 GIST 特殊的生物学行为,针对某些位于特殊部位、局部进展、潜在扩大手术可能的肿瘤患者,可以采取术前伊马替尼辅助治疗、动态评价,待肿瘤降期再施加手术的方式,能够提高 R0 切除率而无需扩大手术范围,最大程度保留器官功能,这包括贲门、幽门功能,甚至排尿、排便、性功能等。Buchs 等在 2010 年率先研究了机器人行 GIST 楔形切除的安全性及患者的短期预后,结果表明行机器人手术切除胃 GIST 的患者术后恢复良好,且随访至术后 18 个月,患者均为无复发生存。此外,Desiderio 等则报道机器人组与腹腔镜、开腹手术组对比,机器人组 R0 切除率及短期预后与

腹腔镜组及开腹组相同。最近，Maggioni 等单中心报告显示，机器人手工缝合能够避免胃扭曲，R0 切除率高，具有广阔的应用前景。本例患者严格按照围手术期 ERAS 路径管理原则，采取达芬奇手术机器人系统完整切除（贲门）胃肠间质瘤，保留了贲门功能，术后无贲门狭窄、反流等并发症，随访两年无复发生存，是一个成功的典范。当前机器人手术在 GIST 应用方面报道不多，病例数量偏少，总体认为手术更加精准，疗效不劣于传统腹腔镜手术。然而，有关达芬奇机器人 GIST 手术的适应证、临床疗效、结局以及卫生经济学指标评价等仍然需要设计良好的临床研究加以验证。

【参考文献】

［1］ 蒋传伟，王刚，刘江，等.达芬奇机器人在胃间质瘤手术中应用[J].解放军医药杂志，2017, 29 (9): 113-116.

［2］ DE'ANGELIS N, GENOVA P, AMIOT A, et al. Robotic Versus Laparoscopic Gastric Resection for Primary Gastrointestinal Stromal Tumors >5cm: A Size-Matched and Location-Matched Comparison [J]. Surg Laparosc Endosc Percutan Tech, 2017, 27 (1): 65-71.

［3］ BUCHS N C, BUCHER P, PUGIN F, et al. Robot-assisted oncologic resection for large gastric gastrointestinal stromal tumor: a preliminary case series [J]. J Laparoendosc Adv Surg Tech A, 2010, 20 (5): 411-415.

［4］ DESIDERIO J, TRASTULLI S, CIROCCHI R, et al. Robotic gastric resection of large gastrointestinal stromal tumors [J]. Int J Surg, 2013, 11 (2): 191-196.

［5］ PRIVETTE A, MCCAHILL L, BORRAZZO E, et al. Laparoscopic approaches to resection of suspected gastric gastrointestinal stromal tumors based on tumor location [J]. Surg Endosc, 2008, 22 (2): 487-494.

［6］ 刘佳骅，陈奕宽，汪明，等.胃间质瘤的围手术期加速康复治疗[J].中华普通外科杂志，2018, 33 (5): 372-375.

［7］ 陈凛，陈亚进，董海龙，等.加速康复外科中国专家共识及路径管理指南 (2018 版) [J].中国实用外科杂志，2018, 38 (01): 1-20.

4 较大 GIST

病例 1 胃巨大 GIST 伴出血

【关键词】

巨大胃肠间质瘤;手术方式;靶向药物;耐药

【导读】

GIST 是消化道最常见的间叶源性肿瘤,占原发性消化道肿瘤的 1%~3%,最常累及器官是胃和小肠,也可以发生在结直肠、食管、网膜、肠系膜以及消化道外的部位。按细胞类型可分为梭形细胞型、上皮细胞型及混合细胞型;按突变类型可分为 *c-KIT* 突变型、*PDGFRA* 突变型及 *c-KIT* 与 *PDGFRA* 均无突变的野生型 GIST,其中 78.5% 的 GIST 包含 *c-KIT* 突变,约 5%~8% 的 GIST 含有 *PDGFRA* 突变,85% 的 *c-KIT* 突变型 GIST 与外显子 11 突变有关(也是伊马替尼治疗效果最好的一种)。GIST 目前被定义为恶性肿瘤,肿瘤的危险程度与肿瘤的大小、部位、核分裂象及肿瘤是否破裂有关。据以往相关文献报道,巨大 GIST(肿瘤大小 >10cm)更常见于胃,这可能与胃独特解剖关系及临床症状出现较晚有关。下面就以胃巨大 GIST 合并出血的一例病例来回顾 GIST 的特点及治疗现状。

【病例摘要】

患者,男性,48 岁,以"上腹部腹胀 1 个月,伴呕血、便血 3 天"入院。

➤ 既往史及家族史

无特殊。

➤ 体格检查

入院查体:全腹软,剑突下压痛,无反跳痛,余腹部无压痛及反跳痛,未触及明显包块。

➤ 辅助检查

血常规及血生化:未见明显异常;

肿瘤标志物:未见明显异常;

腹部 CT 检查(图 4-1):贲门、胃底区占位,考虑肿瘤性病变,间质瘤可能,累及肝左外叶可能;肝内数个小低密度影,多考虑小囊肿,建议定期复查;腹膜后淋巴结增多增大;前列腺钙化灶;双侧少许胸腔积液。

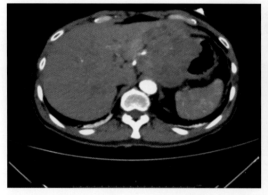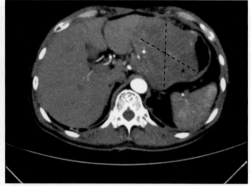

图 4-1　CT 示胃底贲门占位,疑似累及肝左外叶,GIST 可能

➤ 初步诊断

1. 胃底占位性病变并消化道出血:GIST?
2. 肝囊肿
3. 双侧胸腔积液

【治疗过程】

(一) 病例分析

入院 3 天后行超声引导下细针穿刺活检术,病理示:镜下见瘤细胞梭形或短梭形,弥漫分布,局灶黏液变性及坏死;核分裂象计数 <5 个 /50HPF;免疫组织化学染色:CD117(+),CD34(+),DOG-1(+),SMA(局灶 +),DES(−),S-100(−),Ki-67:(Li:1% 左右)。

根据穿刺活检结果,GIST 诊断明确,由于瘤体巨大,拟先行新辅助治疗,但患者诉仍有便血,复查血常规示:血红蛋白 84g/L,考虑仍有活动性出血,予输入悬浮红细胞 2U 后决定行手术治疗。

(二) 治疗方案

完善术前检查未见明显手术禁忌,于入院第 6 天行剖腹探查术:探查见胃小弯侧巨大肿瘤,部分外生型,部分朝腔内生长,大小约 15cm×10cm,侵犯肝左外叶脏面,盆腔可见少量暗红色积血,遂行胃巨大病损切除 + 肝左外叶部分切除术(术后胃整形缝合如图 4-2 所示)。手术总时长 3 时 58 分,术中失血 500ml,术中输悬浮红细胞 4U,新鲜冰冻血浆 200ml。

C形胃

图 4-2　术后胃整形缝合图示

(三)术后病理及基因检测

病理诊断:(胃)胃肠间质瘤(改良 NIH 危险度分级:高度危险性)(肿瘤直径14cm,边界清,未见坏死,细胞多呈上皮样,无明显多形性,核分裂象少见)。

免疫组织化学染色:CD117(+),CD34(+),DOG-1(+),Caldesmon(+),SDHB(+),SMA(−),DES(−),S-100(−),SOX10(−),Ki-67(Li:15% 左右)。

基因检测示:*c-KIT* 基因突变检测:外显子 11 p.557W_558K del(c.1669_1674 del);*PDGFRA* 基因突变检测:外显子 12、14、18 未发现突变。

【预后】

术后第 9 天可进半流质饮食并予办理出院,出院后予以伊马替尼 400mg/d 治疗并告知需要持续 3 年的辅助治疗。截至本案例撰写时,患者已随访 16 个月,术后 3 个月、6 个月、9 个月、12 个月(图 4-3)复查腹部增强 CT 未见复发转移征象。

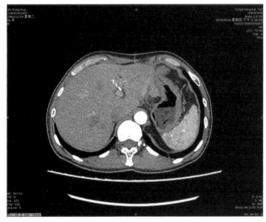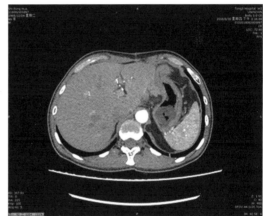

图 4-3 术后 12 个月腹部 CT

【经验与体会】

胃 GIST 的治疗措施仍是以手术根治性切除为主,但有些特殊部位的巨大 GIST 可考虑先行术前治疗,对于完整切除的胃 GIST,术后依据危险度分级决定是否行辅助治疗及治疗时限。根据肿瘤的大小及位置,可供选择的手术方式有:楔形切除、部分及全胃切除,对于 <5cm 的胃 GIST 建议选择腹腔镜辅助下切除,对于直径 >5cm 的有较大争议,目前认为对于较大体积的肿瘤行腹腔镜手术可能造成肿瘤的破裂及播散,故并不推荐行腹腔镜手术,但仍有胃巨大间质瘤腹腔镜成功切除的案例及相关研究支持。对于辅助治疗原则,国内采用《中国胃肠间质瘤诊断治疗共识(2017 年版)》。虽然靶向药物的产生改善了 GIST 患者的预后,但对于辅助用药的耐药仍是目前较大的问题,研究显示原发性耐药可能与 *c-KIT* 及 *PDGFRA* 的突变类型有关,目前针对伊马替尼耐药的策略也相对有限,主要有增加伊马替尼剂量或换用二线药物舒尼替尼及三线药物瑞格菲尼,以及其他正在研发或测试的药物如:新型的酪氨酸激酶抑制剂 avapritinib(BLU-285)及其他诸如信号转导抑制剂等。

病例 2　复发性巨大 GIST 术前治疗

【关键词】

胃肠间质瘤;复发;术前治疗;伊马替尼;外科手术

【导读】

在伊马替尼问世之前,复发转移的巨大胃肠间质瘤(gastrointestinal stromal tumor,GIST)患者的生存质量和生存率都较低,外科手术切除风险较大,较难达到 R0 切除,患者术后预后不佳。伊马替尼的出现在一定程度上改变了这一现状,目前越来越多的学者认为,伊马替尼术前治疗联合外科手术对该类患者有一定疗效。术前治疗可以缩小肿瘤大小,提高手术 R0 切除率,减少手术并发症,从而改善患者预后。本例为 1 例典型的复发转移巨大 GIST 患者案例,供各位读者学习。

【病例摘要】

患者,男性,64 岁。患者自述因“黑便 30 天”,于 2011 年 3 月赴当地医院就诊。当地医院行电子内镜检查示:胃底有一约 3.0cm×3.0cm 半球状隆起。当地医院遂行胃底肿块切除术,术中标本病理结果显示:胃底一 4.0cm×4.0cm 大小 GIST,改良 NIH 危险度分级:中危。术后未予伊马替尼靶向治疗,未规律复查随诊。

2016 年 11 月患者诉腹痛黑便,于当地医院门诊复查超声提示:左上腹实质性占位性肿块(胃来源可能性大),考虑胃肠间质瘤复发可能,建议到上级医院就诊。

患者为求进一步诊治,于华中科技大学同济医学院附属协和医院胃肠间质瘤专病门诊就诊。门诊 CT 示:胃脾胰左肾间见一最大截面积约 17cm×12cm 不规则团块软组织密度影,密度不均,边界欠清,明显不均匀强化,建议患者行活检穿刺及 c-KIT/PDGFRA 基因检测,结果示 c-KIT 基因外显子 11 突变。结合患者病史,考虑为 GIST 复发,进行全面评估后认为目前手术切除风险大,难以达到 R0 切除。建议患者采用伊马替尼术前治疗(400mg/d)联合外科手术治疗方案,并嘱患者定期复查 CT。

患者服药 4 个月后于当地医院复查 CT 示:与前片比较,胃脾胰左肾间不规则团块状软组织密度影范围较前缩小,密度不均,轻中度不均匀强化,内见多发杂乱走行之血管影,病灶局部与胃脾分界不清,胰尾及左肾呈外压性改变,脾周少许积液,评估为部分缓解,建议继续予伊马替尼术前治疗。

患者服药 12 个月后复查 CT 示:与前片比较,软组织密度影范围未见明显缩小,最大截面积约 12.9cm×10.3cm,评估为稳定状态,伊马替尼术前治疗疗效已到最大反应效应;患者存在继发耐药风险。建议患者可终止术前治疗,择期行手术切除病灶,但患者拒绝(图 4-4)。

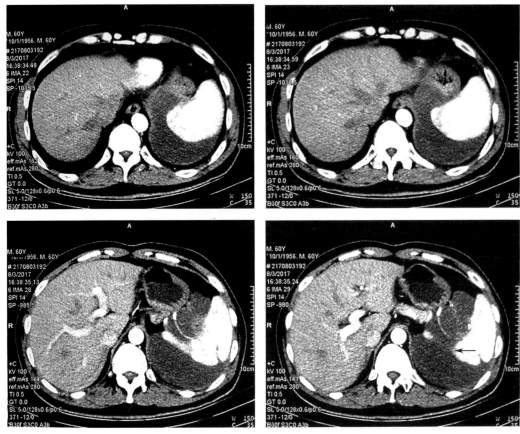

图 4-4　2017 年 11 月 30 日增强 CT

患者服药 18 个月后复查 CT 示：与前片比较，软组织密度影范围无显著变化。患者考虑个人时间安排原因，决定延后手术时间（图 4-5）。

患者于 2018 年 9 月 22 日以"胃肠间质瘤切除术后复发"收治于华中科技大学同济医学院附属协和医院胃肠外科，行外科手术治疗。

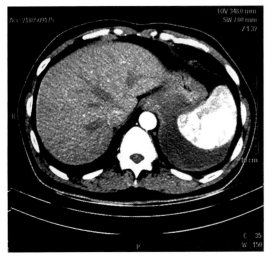
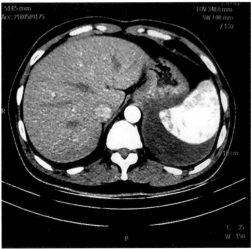

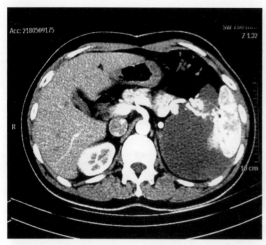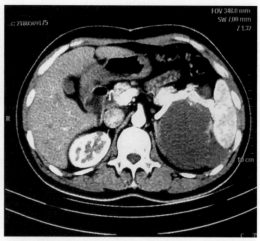

图 4-5　2018 年 5 月 9 日增强 CT

➤ 既往史及家族史

既往身体欠佳,无其他系统疾病;手术史:2011 年 3 月 3 日胃底胃肠间质瘤切除术;输血史:有。无药物过敏史。父母已故,家族中无类似病史。

➤ 体格检查

生命体征平稳,皮肤黏膜无黄染、无苍白。腹部平坦,未见胃肠型及蠕动波。腹部无明显压痛及反跳痛;腹部正中可见一长约 8cm 的手术瘢痕。肠鸣音正常。

➤ 辅助检查

血常规:白细胞 3.20×10^9/L↓,红细胞 3.56×10^{12}/L↓,血红蛋白 115g/L↓,血小板 109×10^9/L↓,中性粒细胞百分比 65.00%,淋巴细胞百分比 24.3%

血生化:总胆红素 4.8μmol/L↓,直接胆红素 2.6μmol/L,丙氨酸转氨酶 24U/L,天门冬氨酸转氨酶 49U/L,总蛋白 56.6g/L↓,白蛋白 31.8g/L↓,肌酐 72.1μmol/L,尿素氮 5.41mmol/L,钠 136.0mmol/L,钾 3.96mmol/L,氯 101.5mmol/L

肿瘤标志物:未见明显异常

➤ 初步诊断

1. (胃)胃肠间质瘤术后复发

2. 复发性胃肠间质瘤术前治疗后

【治疗过程】

(一)病例分析

患者为中年男性,于 2016 年以"胃 GIST 切除术后 5 年"就诊于华中科技大学同济医学院附属协和医院。患者自述于 2011 年 GIST 术后未行伊马替尼辅助治疗。2016 年门诊 CT 检查提示腹腔一巨大肿物占位,考虑诊断为"腹腔占位:胃底 GIST 复发?"。基因检测结果示患者为 c-KIT 基因外显子 11 突变,建议患者采用伊马替尼术前治疗联合手术的诊疗方案。2017 年 11 月患者复查 CT 结果示:病灶从 2016 年 12 月肿瘤最大直径 17cm 缩小至 10cm,且与前片比较,肿瘤大小已无明显变化。经科室讨论后意见:患者术前治疗 11 个月,已达最大效应,继续治疗有继发耐药的风险。患者因个人原因拒绝手术,选择继续术前治疗。术前治疗总计 22 个月,但比较幸运的是患者没有出现耐药的情况。

(二)治疗方案

患者于 2018 年 9 月 27 日行"剖腹探查术 + 腹膜后肿瘤切除术 + 脾切除术 + 胰腺部分切除术 + 胃肿瘤部分切除术"。术中可见腹腔内致密粘连,左上腹可见一 V 字形肿物,包绕脾脏及胰尾,贲门口可见一外生性肿物(图 4-6),大小约 4cm×3cm。完整切除胃壁及肿瘤,清点纱布及器械后逐层关腹。手术时间 420min,手术过程顺利,出血量约400ml。

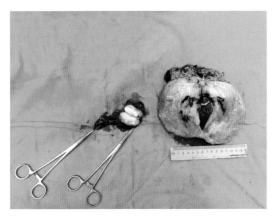

图 4-6　术后大体标本

(三)术后病理及基因检测

病理诊断:结合病史,符合转移性胃肠间质瘤伊马替尼治疗后改变。①(左上腹)胃肠间质瘤(15cm×9cm×8cm),核分裂象 <5 个 /50HPF;②(胃底)胃肠间质瘤(5cm×5cm×2cm),核分裂象 <5 个 /50HPF。上述两个肿瘤,靶向治疗后均为中度效应。

免疫组织化学染色:CD117(部分 +),DOG-1(部分 +),CD34(+),S-100(灶状 +),SMA(−),SDHB(+),Ki-67(Li<1%)。

2016 年 11 月基因检测:患者 c-KIT 基因外显子 11 发生突变,突变类型为 c.1669_1674delTGGAAG(p.W557_K558del);PDGFRA 基因外显子 12、18 为野生型。

2018 年 12 月基因检测:患者 c-KIT 基因外显子 11 发生突变,突变类型为 c.1669_1674delTGGAAG(p.W557_K558del);PDGFRA 基因外显子 12、18 为野生型。

【预后】

患者于术后第 12 天恢复出院。口服拜阿司匹林,100mg/d,每周复查血小板变化。患者术后 2 周开始行伊马替尼靶向治疗,2018 年 12 月 11 日复查 B 超 CT 结果提示无肿瘤复发转移灶,凝血功能检查示无异常。

【经验与体会】

(一) 转移复发的巨大 GIST 的治疗选择。

外科手术完整切除是巨大 GIST 首选的治疗方案,但本例患者的肿瘤最大直径达 17cm 且复发转移灶有 3 处。经科室讨论分析:因存在瘤体巨大,术中出血风险较高;CT 显示瘤体位置不佳,与胃、脾、胰、左肾边界不清,手术范围较大;不易达到 R0 切除等不利因素,决定采用伊马替尼术前治疗联合外科手术的转化治疗方案。

转化治疗是指部分患者经靶向药物治疗后可获得外科手术切除的机会,属于术前治疗的新范畴。近年来,随着晚期实体肿瘤转化治疗观念的兴起,对晚期 GIST 患者使用伊马替尼进行转化治疗的临床应用也逐步得到认可。欧洲一项大规模多中心的回顾性分析共纳入 239 例转移性 GIST,术前 84% 的患者已在服用伊马替尼。研究根据手术结果将患者分为 R0-R1 组(共 177 例)和 R2 组(62 例),术前两个组服用伊马替尼的中位时间分别为 14 和 13 个月。R0-R1 组中位 OS 为 8.7 年,R2 组则为 5.3 年。该项研究提示术前治疗时间可为 6~12 个月,且在未发生疾病进展前行转移灶或残留病灶切除术可使患者生存获益;而疾病进展时再手术的患者发生复发转移时间更早,几乎不能实现生存获益。来自亚洲的一项回顾性分析也显示了伊马替尼术前治疗联合外科手术对于复发转移性 GIST 在生存获益方面的优势。研究共纳入 134 例复发转移性 GIST,均为伊马替尼治疗有效且疾病稳定 6 个月以上后入组,其中 42 例经手术切除转移灶(手术组),92 例只用伊马替尼维持治疗,中位随访时间为 58.9 个月。该项研究中,相比于非手术组,手术组 PFS 和 OS 均有显著性优势。

(二) GIST 术前治疗时间及手术时机选择

目前关于 GIST 术前治疗的持续时间及手术时机仍存在争议,主要因为 GIST 基因突变类型多样,对伊马替尼敏感性差异较大,且在治疗过程中可能发生继发的突变。因此,各指南均指出术前治疗的持续时间应以达到药物治疗最大反应为标准。盲目延长伊马替尼术前治疗时间极有可能导致耐药,进而错失最佳的手术时机。安德森癌症中心的一项回顾性研究入组了 93 例术前治疗的 GIST 患者,其中 41 例为局部进展期,中位术前治疗时间为 315 天。该项研究显示术前治疗时间 >365 天与复发率增高相关。因此,对于初始可切除的局部进展期 GIST,术前治疗时间应以 12 个月内为宜。同时,对于巨大 GIST 的术前治疗时间和手术时机的另一个判断标准是术前治疗达到药物最大反应时点,判断方法多采用 CT/MRI 扫描,如果连续增强 CT 或 MRI 扫描提示肿瘤无缓解,即认为达到最大反应时间,通常为 6~12 个月,此时如有手术机会应尽早进行手术切除。各指南中关于术前治疗时长的推荐也存在差异。NCCN 指南中推荐"≥ 6 个月或最大反应时";ESMO 指南中推荐"6~12 个月或最大反应时"。中国专家共识的推荐则由 2013 年版的"6 个月适宜"转变为 2017 年版的"6~12 个月"。

患者 2017 年 11 月达伊马替尼术前治疗最大效应,专家组认为继续术前治疗存在继发耐药的风险,建议及时进行手术切除治疗。但是由于患者个人原因,于 2018 年 9 月才行外科手术切除。该患者的术前治疗时间较长,存在继发耐药事件发生的可能性。为减少该不良事件的发生,目前最佳方案是治疗期间定期行 CT/MRI 影像学检查以评估肿瘤大小是否获得缓解。若无缓解则可认为达到最大效应,应尽快行外科手术切除病灶。

(撰稿人:林曜　丁震)

【专家点评】

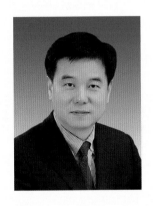

陶凯雄

教授,主任医师,博士研究生导师

华中科技大学同济医学院附属协和医院普外科主任、胃肠外科主任

中华医学会外科学分会胃肠外科学组委员

中国研究型医院学会机器人与腹腔镜外科专业委员会副主任委员

中国研究型医院学会结直肠肛门外科专业委员会副主任委员

中国临床肿瘤学会胃肠间质瘤专家委员会常务委员

湖北省医学会腹腔镜外科分会主任委员

巨大 GIST 的临床表现主要取决于肿瘤大小、部位及生长方式。由于巨大 GIST 血供丰富,较容易侵犯黏膜层从而引起胃肠道出血甚至大出血,以胃肠道出血来就诊的患者并不在少数。对于此类患者,一方面需要密切观察生命体征,必要时输血;另一方面,外科手术完整切除是巨大 GIST 的首选治疗方式。就手术方式而言,巨大 GIST 体积较大,一般采用传统开腹手术方式,也可先行腹腔镜辅助探查,探明瘤体具体位置、与周围脏器粘连和血供情况后行简单的粘连分离后再行开腹手术。术中应避免肿瘤破裂,保持肿瘤的完整性。而巨大 GIST 胃肠道出血是否等同于肿瘤破裂这一争论,我中心研究数据表明,GIST 胃肠道腔内出血并不等同肿瘤的腹腔破裂;同时,以胃肠道出血为首发表现的小肠 GIST 确诊时肿瘤体积相对较小,较其他临床表现的小肠 GIST 预后更佳。当然,胃肠道出血对预后的影响还需要更多中心、更多样本量的临床数据去验证和探究。

【参考文献】

[1] LI K, CHENG H, LI Z, et al. Genetic progression in gastrointestinal stromal tumors: mechanisms and molecular interventions [J] . Oncotarget, 2017, 8 (36): 60589-60604.

[2] LI J, YE Y, WANG J, et al. Chinese consensus guidelines for diagnosis and management of gastrointestinal stromal tumor [J] . Chinese journal of cancer research, 2017, 29 (4): 281-293.

[3] 罗云, 王崇树, 魏寿江, 等 . 中国普通外科杂志 [J] . 巨大胃肠间质瘤 39 例临床分析 . 2015, 24 (10): 1383-1388.

［4］ZHANG P, ZENG X, GAO J, et al. [Clinical characteristics and prognosis analysis of 119 cases with giant gastrointestinal stromal tumor] [J]. Chinese journal of gastrointestinal surgery, 2016, 19 (11): 1290-1295.

［5］WANG S, SHEN L. Efficacy of Endoscopic Submucosal Excavation for gastrointestinal stromal tumors in the cardia [J]. Surgical laparoscopy, endoscopy&percutaneous techniques, 2016, 26 (6): 493-496.

［6］FENG Y, YU L, YANG S, et al. Endolumenal endoscopic full-thickness resection of muscularis propria-originating gastric submucosal tumors [J]. Journal of laparoendoscopic & advanced surgical techniques, 2014, 24 (3): 171-176.

［7］KERMANSARAVI M, ROKHGIREH S, DARABI S, et al. Laparoscopic total gastrectomy for a giant gastrointestinal stromal tumor (GIST) with acute massive gastrointestinal bleeding: a case report [J]. Wideochir Inne Tech Maloinwazyjne. 2017; 12 (3): 306-310.

［8］MILONE M, ELMORE U, MUSELLA M, et al. Safety and efficacy of laparoscopic wedge gastrectomy for large gastrointestinal stromal tumors [J]. European journal of surgical oncology: the journal of the European Society of Surgical Oncology and the British Association of Surgical Oncology, 2017, 43 (4): 796-800.

［9］SEVERINO B U, FUKS D, LAINAS P, et al. Large gastrointestinal stromal tumours of the stomach: Is laparoscopy reasonable？ [J] Journal of minimal access surgery, 2016, 12 (2): 148-153.

［10］LEE J H, KIM Y, CHOI J W, et al. Correlation of imatinib resistance with the mutational status of KIT and PDGFR A genes in gastrointestinal stromal tumors: a meta-analysis [J]. JGLD, 2013, 22 (4): 413-418.

［11］中国医师协会外科医师分会胃肠间质瘤诊疗专业委员会, 中华医学会外科学分会胃肠外科学组. 胃肠间质瘤规范化外科治疗中国专家共识 (2018 版) [J]. 中国实用外科杂志, 2018, 38 (9): 1005-2208.

［12］史一楠, 梁小波. 胃肠间质瘤的伊马替尼新辅助治疗及手术时机的选择 [J]. 中华胃肠外科杂志, 2015, (4): 1674-0274.

［13］邱海波, 孙晓卫, 周志伟. 胃肠间质瘤辅助治疗研究新进展 [J]. 中华胃肠外科杂志, 2017, 20 (9): 1671-0274.

［14］BEDNARSKI B K, ARAUJO D M, YI M, et al. Analysis of prognostic factors impacting oncologic outcomes after neoadjuvant tyrosine kinase inhibitor therapy for gastrointestinal stromal tumors [J]. Ann Surg Oncol, 2014, 21 (8): 2499-2505.

［15］BAUER S, RUTKOWSKI P, HOHENBERGER P, et al. Long-term follow up of patients with GIST undergoing metastasectomy in the era of imatinib—analysis of prognostic factors (EORTC-STBSG collaborative study) [J]. Eur J Surg Oncol, 2014, 40 (4): 412-419.

［16］CSCO 胃肠间质瘤专家委员会. 中国胃肠间质瘤诊断治疗共识 (2013 年版) [J]. 临床肿瘤学杂志, 2013, 8 (11): 1025-1032.

［17］VON MEHREN M, RANDALL R L, BENJAMIN R S, et al. Soft Tissue Sarcoma, Version 2. 2018, NCCN Clinical Practice Guidelines in Oncology [J]. J Natl Compr Canc Netw, 2018, 16 (5): 536-563.

［18］CASALI P G, ABECASSIS N, ARO H T, et al. Gastrointestinal stromal tumours: ESMO-EURACAN Clinical Practice Guidelines for diagnosis, treatment and follow-up [J]. Ann Oncol, 2018, 29 (Suppl 4): 68-78.

5 内镜治疗

病例 1　黏膜下剥离术切除贲门 GIST

【关键词】

胃肠间质瘤;内镜;黏膜下剥离术

【导读】

内镜黏膜下剥离术(endoscopic submucosal dissection,ESD)是以内镜黏膜切除术(endoscopic mucosal resection,EMR)为基础,通过在黏膜下注射含有染色剂的生理盐水,利用几种特殊的高频电刀将病灶周围黏膜切开,再将病灶完整剥离,达到治愈目的的技术。内镜下黏膜剥离术等内镜微创手术最大的优点在于不破坏胃壁结构的完整性,对于病灶位于贲门及胃窦的胃肠间质瘤患者,可有效降低病灶切除后狭窄的发生概率。

【病例摘要】

患者,女性,68 岁,2016 年 10 月因"腹痛 1 周"就诊于当地医院。行胃镜检查示:①胃底肿瘤;②糜烂性胃炎。当地医院给予抗炎和护胃等对症支持治疗。为求进一步治疗,患者于 2016 年 11 月至华中科技大学同济医学院附属协和医院胃肠外科门诊就诊,行超声胃镜检查示(图 5-1):贲门大弯侧可见一隆起性病变,表面黏膜光滑,边界尚清,肿块内部回声均匀,病灶最大切面约 2cm×2cm,包膜完整,起源于固有肌层,凸向腔内生长,胃肠间质瘤?门诊以"胃底占位性病变:胃肠间质瘤?"收治入院。

➢ 既往史及家族史

既往体健,否认药物过敏史;父母已故,

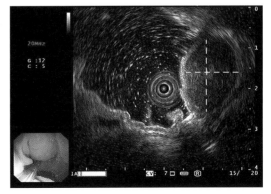

图 5-1　超声胃镜检查

家族中无类似病史。

➤ 体格检查

腹部平坦,未见胃肠型及蠕动波。腹部无压痛,无反跳痛,无肌紧张;未触及腹部包块,移动性浊音阴性,肠鸣音正常。

➤ 辅助检查

血常规:白细胞 $3.77 \times 10^9/L$,红细胞 $3.66 \times 10^{12}/L\downarrow$,血红蛋白 119g/L,血小板 $248 \times 10^9/L$,中性粒细胞百分比 52.60%,淋巴细胞百分比 41.1%;

血生化:未见明显异常;

肿瘤标志物:未见明显异常;

2016 年 11 月腹部 CT 平扫(图 5-2):贲门处见结节状软组织密度影凸向胃腔内,呈等密度影,大小约 1.8cm×1.7cm,边缘尚光整,胃周脂肪间隙尚清,未见明显肿大淋巴结影,考虑为胃肿瘤性病变,胃肠间质瘤可能;余无异常。

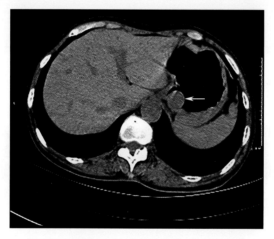

图 5-2　腹部 CT 示贲门处占位,GIST 可能

➤ 初步诊断

1. 胃贲门占位性病变:胃肠间质瘤?
2. 糜烂性胃炎

【治疗过程】

(一) 病例分析

患者为老年女性,以"腹痛 1 周"就诊。初步诊断:(贲门)胃肠间质瘤?肿块位于胃底近贲门处,大小约 2cm×2cm。根据《中国胃肠间质瘤诊断治疗共识(2017 年版)》,对于食管胃结合部等特殊部位的 GIST,一经发现应积极性手术治疗,以免肿瘤增大,导致保留贲门功能的手术难度增加。考虑到肿瘤位置特殊,腹腔镜下使用切割吻合器械易导致术后贲门狭窄,故行内镜下胃底隆起性病变剥除术。

（二）治疗方案

于2016年11月行"内镜下胃底隆起性病变剥除术"。患者全身麻醉后，行内镜探查病灶，于贲门大弯侧见一直径约2cm隆起病变。手术步骤如下：①使用氩离子凝固术（APC）对病灶边缘进行标记；②将靛胭脂、肾上腺素和生理盐水混合配成溶液，多点黏膜下注射于病灶边缘标记点外侧；③使用针刀沿APC标记点切开肿瘤表面黏膜，显露黏膜下肿瘤；④使用一次性黏膜切开刀沿肿瘤与固有肌层的连接处进行剥离，完整剥离肿瘤，取出后送病理检查（图5-3）。创面未见明显穿孔，电凝止血后未见明显活动性出血。手术时间85min，出血量约为10ml。

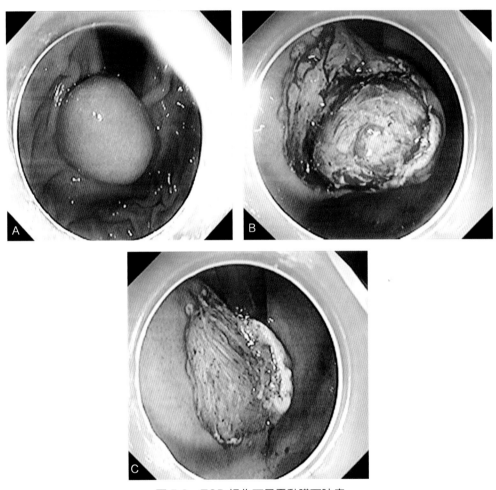

图5-3 ESD操作下显露黏膜下肿瘤

（三）术后病理及基因检测

病理诊断：（贲门）胃肠间质瘤（2cm×1.8cm×1cm），核分裂象：7个/50HPF，依据改良NIH危险度分级：中危。

免疫组织化学染色：CD117（+），CD34（+），DOG-1（+），SMA（−），S-100（−），Ki-67（Li<5%）。

基因检测:患者因经济原因,拒绝行基因检测。

【预后】

患者术后第 1 天禁食,第 2 天无出血和腹痛,进流质饮食。第 3 天进食半流质饮食无异常后出院。术后因经济原因未行辅助治疗。截至 2018 年 11 月,随访 24 个月,患者无复发生存。

【经验与体会】

本例患者肿瘤位置特殊,若行传统的手术切除肿瘤,破坏贲门功能难以避免。贲门切除往往会带来包括胃食管反流在内的多种并发症,将影响患者的生活质量。行 ESD 术后,本例患者未出现贲门狭窄、食管反流等并发症,术后随访 20 个月,患者无病生存。提示在经验丰富的中心严格把握适应证的前提下开展 GIST 的内镜下切除是安全有效的。参考食管胃结合部(esophagogastric junction,EGJ)腺癌的 Siewert 标准及国内外研究报道,大多数学者将位于贲门上 2cm 至贲门下 2cm 以内的 GIST 定义为 EGJ 胃肠间质瘤。由于 EGJ 管腔狭窄且转角陡急,特殊的解剖结构使得内镜下切除肿瘤存在困难,甚至可能引起术后并发症发生率升高。因此,EGJ 以往被认为是内镜手术的禁区。且贲门切除往往引起严重的胃食管反流,使得患者术后生存质量急剧下降。因此,为了提高患者术后生存质量,复旦大学附属中山医院对 20 余例 EGJ 胃肠间质瘤患者行 ESD,完整切除率为 100%,术后患者均未出现消化道狭窄及反流等并发症。随访 3~36 个月,患者均无局部复发和远处转移。浙江大学医学院附属第一医院对 14 例 EGJ 胃肠间质瘤行 ESD,完整切除率为 100%,均未出现消化道狭窄和反流等并发症,术后随访 12 个月,均未出现肿瘤复发转移。

对于直径小于 2cm 的无症状拟诊胃 GIST,如超声内镜下不合并边界不规整、溃疡、强回声及异质性等不良因素,可考虑定期(6~12 个月)复查超声内镜;如合并不良因素,或者伴出血和腹痛等临床症状,则应考虑切除。对于直径大于 2cm 的局限性胃 GIST,处理方式如下:①评估无手术禁忌证,能达到完整切除者,可直接行手术切除;②临界可切除或虽可切除但手术风险较大、需要行联合脏器切除或严重影响脏器功能者,术前宜先行伊马替尼治疗,待肿瘤缩小后再考虑手术治疗。2017 版 CSCO 指南指出内镜下 ESD 切除 GIST 缺乏中长期安全性的大样本量对比研究,故不作为常规推荐。随着内镜技术的发展,内镜下 ESD 成功切除 GIST 报道的不断增多,《中国消化道黏膜下肿瘤内镜诊治专家共识(2018 版)》指出,内镜黏膜下剥离术适用于直径 ≥ 2cm 的黏膜下肿瘤(submucosal tumor,SMT)。

ESD 严重并发症虽然少见,但是一旦发生会严重影响患者的预后与生存质量,应引起内镜医师的警惕。ESD 的常见并发症包括:①出血:发生率约为 7%,大部分可在内镜下处理。Kim 等发现 ESD 术后出血的高危因素包括:患者年龄 <65 岁、病变直径 >15mm、内镜操作医师工作经验 <5 年。此外,术后迟发性出血与肿瘤病变部位密切相关,如病变位于胃中、下 1/3 时,其出血发生率显著高于胃部上 1/3 的病变。②穿孔:发生率为 3.5%~4%。胃穿孔的高危因素有:病变位于胃体中上部,病变合并溃疡及瘤体过大。肿瘤残留,术后切缘阳性

主要由术前未明确肿瘤边界引起,术前标记、设计切除范围可降低病灶残留及局部复发的概率。③狭窄:ESD术后狭窄发生率较低。文献报道术后狭窄的病例均是由于黏膜切除范围过大所致,好发于胃窦。

<h2 style="text-align:center">病例2　STER切除食管GIST</h2>

【关键词】

胃肠间质瘤;食管;黏膜下隧道肿瘤切除术

【导读】

内镜经黏膜下隧道肿瘤切除术(submucoal tunneling endoscopic resection,STER)是利用内镜治疗技术在消化道黏膜层与固有肌层间建立一条管状人工隧道,并利用该隧道进行黏膜下层、固有肌层、浆膜层直至消化道外的诊疗操作。相对于胃,食管只有外膜而无浆膜覆盖,使得ESD治疗来源于食管固有肌层的黏膜下肿瘤引起食管穿孔的风险增加,而隧道内镜技术巧妙之处在于切除固有肌层病变后,能用钛夹封闭黏膜层,从而保证黏膜层完整,拓宽了内镜治疗的适应证。此外,STER具有术后患者恢复快、胸腹腔继发感染、消化道漏发生率低和手术时间短等优点。

【病例摘要】

患者,男性,51岁,于2016年11月因"右上腹痛2天"就诊于当地医院,行胃镜检查提示:食管中段隆起性病变,慢性糜烂性胃炎。予以对症支持治疗后症状无明显改善。

2016年11月于华中科技大学同济医学院附属协和医院门诊行胃镜检查示:距门齿33cm见约1.1cm隆起,表面光滑。超声内镜示(图5-4)病变位于固有肌层,低回声,边界清晰,大小约1.1cm×0.7cm。遂以"食管固有肌层隆起性病变"收入消化内科。

　➤ 既往史及家族史

2012年因胆囊炎行胆囊切除术,否认药物过敏史;父母已故,家族中无类似病史。

　➤ 体格检查

皮肤黏膜无黄染,唇黏膜无苍白,浅表淋巴结未触及。腹部平坦,对称,全腹软,全腹无压痛,无反跳痛,无肌紧张,全腹未及包块。肝区无叩击痛,移动性浊音阴性。听诊肠鸣音4~6次/min,未闻及气过水声。双下肢无水肿。

　➤ 辅助检查

血常规及血生化:未见明显异常;

2016年11月行食管平扫+三维CT示:

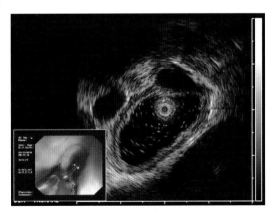

图5-4　超声胃镜检查

食管距门齿 30cm 处见 1cm 肿物,凸向腔内生长。余未见异常。

> 初步诊断

1. 食管固有肌层隆起性病变:GIST?
2. 糜烂性胃炎
3. 胆囊切除术后

【治疗过程】

(一) 病例分析

患者为中年男性,以"右上腹痛半个月"就诊。初步诊断:食管固有肌层隆起性病变,GIST? 虽然瘤体较小:1.1cm×0.7cm,超声胃镜提示无边界不规整、溃疡、强回声及异质性等不良因素,但瘤体部位特殊,故建议患者可考虑行手术切除或密切随访。患者手术意愿强烈。经多学科会诊(multi-disciplinary treatment,MDT),考虑到外科开胸手术和胸腔镜手术创伤较大、恢复慢,且存在定位不准的缺点;经口隧道内镜技术在保持食管结构完整的基础上可完整剥离切除肿瘤,STER 对患者获益更大,遂行"内镜下食管隆起性病变STER"。

(二) 治疗方案

患者于 2016 年 12 月 1 日行"内镜下食管隆起性病变 STER",胃镜探查见食管距门齿 33cm 处扁平黏膜下隆起。手术步骤如下:①患者气管插管后全身麻醉,取左侧卧位。②镜身前端安装透明帽,冲洗并吸净食管腔内残渣及黏液。于瘤体周围黏膜下注射少量靛胭脂定位,并标记至肿瘤近口侧 4~5cm 处,作为切口。③予生理盐水、靛胭脂和肾上腺素混合液进行反复黏膜下注射,使切口处黏膜隆起(图 5-5A)。应用 Hook 刀切开黏膜,内镜进入黏膜下逐步分离,在固有肌层和黏膜下层形成一纵行隧道。分离范围应超越瘤体 2cm,充分暴露瘤体(图 5-5B)。④使用 Hook 刀完整分离瘤体,注意保护肿瘤包膜完整,避免损伤食管外膜(图 5-5C)。⑤取出瘤体后,反复冲洗,清理出血点,钛夹封闭黏膜切口。术后常规放置胃肠减压管。手术时间 65min,术中出血 15ml。

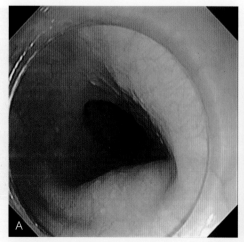
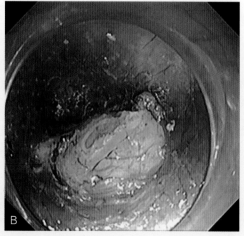

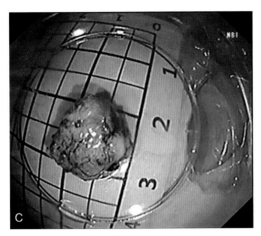

图 5-5 内镜下食管隆起性病变 STER
A. 食管黏膜下肿物;B. 建立隧道,暴露肿瘤;C. 完整剥除肿瘤

(三) 术后病理及基因检测

病理诊断:(食管)胃肠间质瘤(1cm×1cm×0.6cm),核分裂象 0~1 个 /50HPF。改良 NIH 危险度分级:极低危。

免疫组织化学染色:CD117(+),CD34(+),SMA(−),S-100(−)。

基因检测:*c-KIT* 基因外显子 11 发生突变,突变类型为 p.V559D;*PDGFRA* 基因外显子 12、18 为野生型。

【预后】

术后禁食 1 天,第 2 天拔除胃肠减压管和导尿管并进流质饮食,第 3 天进半流质饮食。患者于术后 3 天恢复出院。根据术后病理报告,改良 NIH 危险度分级为极低危,术后未行辅助治疗。截至 2018 年 9 月,随访 24 个月,患者黏膜愈合良好,未出现食管狭窄、吞咽困难等并发症,无肿瘤复发或转移。

【经验与体会】

食管 GIST 仅占全部 GIST 的 0.66%,多发生于远端食管。根据肿瘤的直径、位置和性质,可选择内镜下剜除术、经黏膜下隧道内镜切除、腹腔镜下或者胸腔镜下切除术。但是其手术适应证的选择还未取得相应的共识和规范。Robb 等认为应结合肿瘤大小选择手术方式,肿瘤直径 <20mm,首选 ESD 或者 STER;20~65mm,首选传统开胸或胸腔镜下肿瘤摘除术;65~90mm,首选肿瘤摘除术或食管切除术;肿瘤 >90mm 或者肿瘤表面出现溃疡,则无论肿瘤大小,首选食管切除术。《中国消化道黏膜下肿瘤内镜诊治专家共识(2018 版)》指出,STER 技术可适用于起源于固有肌层、直径 <5cm 的食管及胃 SMT。《胃肠间质瘤规范化外科治疗中国专家共识(2018 版)》表明根据肿瘤直径、位置和性质,在有经验的医疗中心开展(食管)

胃肠间质瘤 STER 是安全可行的。

STER 切除（食管）GIST 主要的优势有：应用隧道内镜技术，直视下进行固有肌层肿瘤的切除，可避免损伤周围的组织和脏器，预防严重并发症的发生；STER 选择在瘤体上方 4~5cm 处切开黏膜，建立黏膜下隧道，使肿瘤切除部位的黏膜层保持完整，而在非肿瘤切除部位的隧道入口关闭创面，保证了术后缝合黏膜切口后可以完全恢复消化道的完整性，避免出现术后消化道漏和胸腹腔的继发感染。STER 既不同于传统内镜下食管胃腔内的治疗，也不同于经自然腔道的食管胃腔外的内镜治疗，而是巧妙地利用消化道黏膜和固有肌层之间的空间建立隧道进行操作。然而，食管解剖位置特殊，具有管壁薄和易穿孔出血的特点，在扩大内镜治疗胃肠间质瘤适应证的同时，还需要根据所在单位的实际操作能力，有选择性地开展相应的治疗。

在开展 STER 的过程中，气体相关并发症、发热、疼痛和胸腔积液等是 STER 的常见并发症。气体相关并发症包括皮下气肿、气胸或气腹，其发生率可高达 66.7%。然而气体相关并发症常无需特殊处理，一般会自行消退。若气腹明显，可使用 14G 穿刺针于右下腹麦氏点穿刺放气。如因气胸导致血氧饱和度小于 90% 或气道压力高于 30mmHg，可行胸腔闭式引流。发热与疼痛经对症处理后常可自行缓解。STER 术后发生少量胸腔积液常无需处理，若患者高热或者影响呼吸，应及时于超声引导下置管引流。

（撰稿人：丁震　蔡明　余晓云）

【专家点评】

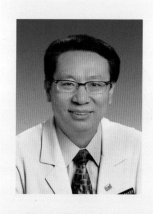

叶颖江
教授，主任医师，博士研究生导师
北京大学人民医院胃肠外科主任
中华医学会外科学分会结直肠外科学组委员
中国临床肿瘤学会胃肠间质瘤专家委员会主任委员
中国抗癌协会胃肠间质瘤专业委员会副主任委员
中国医师协会外科医师分会多学科综合治疗专业委员会共同主任委员
中国医师协会外科医师分会结直肠外科医师委员会副主任委员

近年来，由于内镜检查的普及和内镜超声（EUS）技术的发展与成熟，SMT 的检出率大幅度提高。其中胃 SMT 以 GIST、平滑肌瘤、异位胰腺较为多见，而 GIST 是最为常见的类型。GIST 在 EUS 下表现为低回声，大部分直径 <2cm，边界光滑，球形，均匀。恶性可有不规则腔外边界。一般而言，GIST 来源于固有肌层，多考虑腹腔镜手术切除，但内镜切除有恢复快、创伤小等微创优势，因此部分术者也采取 ESD 或 STER 等内镜方式来切除小 GIST。不过内镜切除对解剖位置要求较高，且有出血穿孔的风险，同时对术者的要求也较高，操作更为

精细。但尽管存在这些风险,应用内镜对 GIST 进行切除具有精细准确等微创优点,因此受到越来越多的关注。

【参考文献】

[1] 张津铭,徐洪雨.内镜粘膜下切除术治疗结直肠巨大息肉的应用现状 [J].中华结直肠疾病电子杂志,2013, 2 (05): 243-245.

[2] 曹晖,赵刚,邱伟箐.胃肠道疾病内镜下治疗的并发症及外科干预 [J].中国实用外科杂志,2013, 33 (04): 301-303.

[3] KIM J W, KIM H S, PARK D H, et al. Risk factors for delayed postendoscopic mucosal resection hemorrhage in patients with gastric tumor [J]. Eur J Gastroenterol Hepatol, 2007, 19 (5): 409-415.

[4] KAKUSHIMA N, YAHAGI N, FUJISHIRO M, et al. Efficacy and safety of endoscopic submucosal dissection for tumors of the esophagogastric junction [J]. Endoscopy, 2006, 38 (2): 170-174.

[5] HWANG S H, PARK D J, KIM Y H, et al. Laparoscopic surgery for submucosal tumors located at the esophagogastric junction and the prepylorus [J]. Surg Endosc, 2009, 23 (9): 1980-1987.

[6] 李全林,钟芸诗,周平红,等.内镜下切除技术对食管胃连接部胃肠间质瘤的治疗价值 [J].中华胃肠外科杂志,2012, 15 (3): 236-239.

[7] 闻瑜.内镜下切除技术治疗食管胃连接部黏膜下肿瘤的有效性及安全性探讨 [D].浙江大学,2014.

[8] 中国医师协会外科医师分会胃肠道间质瘤诊疗专业委员会,中华医学会外科学分会胃肠外科学组.胃肠间质瘤规范化外科治疗专家共识 [J].中国实用外科杂志,2015, 35 (06): 593-598.

[9] 中华医学会消化内镜学分会外科学组,中国医师协会内镜医师分会消化内镜专业委员会,中华医学会外科学分会胃肠外科学组.中国消化道黏膜下肿瘤内镜诊治专家共识 (2018 版) [J].中华胃肠外科杂志,2018, 21 (8): 841-852.

[10] 徐美东,张晨.隧道内镜技术在消化道疾病中的应用价值 [J].中华临床医师杂志,2013, 7 (20): 9027-9030.

[11] 李国仁,戴建华.食管(胃肠)间质瘤的争议与共识 [J].中华胸部外科电子杂志,2017, 4 (02): 120-126.

[12] ROBB W B, BRUYERE E, AMIELH D, et al. Esophageal gastrointestinal stromal tumor: is tumoral enucleation a viable therapeutic option? [J]. Ann Surg, 2015, 261 (1): 117-124.

[13] 赵海敏,盛红,黄立江,等.内镜经黏膜下隧道肿瘤切除术治疗食管固有肌层来源黏膜下肿瘤 [J].中华胃肠外科杂志,2015, 18 (5): 478-482.

[14] WANG L, REN W, ZHANG Z, et al. Retrospective study of endoscopic submucosal tunnel dissection (ESTD) for surgical resection of esophageal leiomyoma [J]. Surg Endosc, 2013, 27 (11): 4259-4266.

[15] LIU B R, SONG J T, KONG L J, et al. Tunneling endoscopic muscularis dissection for subepithelial tumors originating from the muscularis propria of the esophagus and gastric cardia [J]. Surg Endosc, 2013, 27 (11): 4354-4359.

[16] ZHOU P H, YAO L Q, QIN X Y, et al. Endoscopic full-thickness resection without laparoscopic assistance for gastric submucosal tumors originated from the muscularis propria [J]. Surg Endosc, 2011, 25 (9): 2926-2931.

术前治疗篇

6 胃 GIST 术前治疗

【关键词】

胃;胃肠间质瘤;肝转移;术前治疗

【导读】

随着药物研究的进展以及临床实践的深入,伊马替尼等靶向药物在 GIST 治疗中的应用越来越广泛。近年来,伊马替尼逐渐被用于 GIST 的术前治疗,在晚期及特殊部位 GIST 的综合治疗中发挥着重要的作用。肝脏是胃肠间质瘤最常见的转移器官。对于转移性胃肠间质瘤,靶向治疗是标准的治疗方式;对于潜在可切除或不能 R0 切除的患者,通过术前治疗可缩小肿瘤,转化为可切除或达到 R0 切除,也减少了手术创伤。对于这类转移性 GIST,伊马替尼术前治疗联合手术切除后继续辅助治疗的三明治综合治疗方案可明显改善患者的预后。

病例 1　胃 GIST 伴肝转移术前治疗

【病例摘要】

患者,男性,50 岁,因“上腹部不适 2 个月余,发现肝肿物半个月”于 2011 年 7 月 27 日入院。患者因上腹部隐痛不适,自以为胃病,口服中成药后可缓解,后单位体检 B 超发现肝内多发实性异常回声,考虑转移性癌。赴中山大学附属肿瘤医院门诊就诊。查胃镜见胃底后壁一约 5cm×5cm 黏膜隆起,表面见深大溃疡。活检病理:胃肠间质肿瘤。

▶ 既往史及家族史

多年前行阑尾切除术。父亲患胃癌去世。

▶ 体格检查

全身浅表淋巴结未见肿大。腹部平软,右下腹见长约 4cm 手术瘢痕,未见胃肠型及蠕动波,未及明显包块,全腹无压痛、反跳痛,肝脾肋下未触及,肝肾区无叩击痛,腹水征(−),肠鸣音 3~4 次 /min。肛查:入肛 7cm 未触及明显肿物,指套无染血。

➤ 辅助检查

血常规及血生化:未见明显异常;

凝血功能:PT 10.3s,APTT 23.1s,Fbg 5.01g/L。

肿瘤标志物:未见明显异常

2011 年 7 月 16 日外院腹部 B 超:肝内多发实质性异常低回声,考虑转移性肝癌,左上腹部胃与胰尾处肿块考虑胃来源肿瘤。

2011 年 7 月 27 日胸腹部增强 CT:胃底贲门部见不规则软组织肿块向腔内外突出,最大截面大小约 10.5cm×5.9cm,密度不均匀,可见片状低密度坏死区,轮廓不光整,明显分叶状,病灶累及胃体,增强扫描呈不均匀强化。肝 S4 数个低密度病灶,最大约 3.7cm×2.9cm,边界欠清,密度不均匀,中心见片状更低密度坏死区,增强扫描边缘可见强化,坏死区未见强化,病灶与邻近肝包膜关系密切。考虑恶性肿瘤,GIST 可能,肝 S4 低密度病灶,考虑转移瘤。

2011 年 7 月 27 日腹盆腔 MRI(图 6-1):胃底后下方、胰尾部上方见一不规则肿物影,大小约 10.5cm×8.8cm×7.0cm,边缘不光整,与胃底部胃壁分界不清,邻近胃壁可见不规则增厚,肿物与邻近胰腺尾部分界尚清。肝 S4、S8 近肝包膜处见数个异常信号灶,大小约 3.8cm×1.3cm×(1.4~3.0)cm,边界欠清,信号不均匀,T1WI 呈低信号,T2WI 呈稍高信号,部分内部见高信号区,增强扫描动脉期可见明显不均匀强化,门脉期强化程度减低。考虑:胃恶性 GIST 可能性大,肝 S4、S8 近肝包膜处多发病灶,考虑转移瘤。

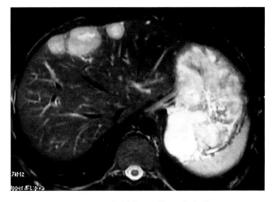

图 6-1　术前伊马替尼治疗前

2011 年 7 月 19 日胃镜:胃底后壁见约 5cm×5cm 黏膜下隆起,表面见深大溃疡形成,溃疡底覆污苔,周边黏膜隆起,予多点活检 8 块,质地韧易出血。胃其余部位及十二指肠球部、降部等未见糜烂、溃疡或肿物。诊断:胃底肿物,间质瘤可能性大。活检病理:(胃底肿物)送检组织 8 块,直径均为 0.15cm。镜下:胃黏膜组织中见梭形细胞增生,细胞呈囊状分布,未找到核分裂象,结合免疫组织化学染色,考虑为胃肠间质瘤可能性大,免疫组织化学染色:CD34(+),CD117(-),S-100(-),SMA(-),HHF35(-),Ki-67(Li>1%)。

➤ 初步诊断

(胃)胃肠间质瘤伴肝转移

【治疗过程】

(一)病例分析

患者为中年男性,上腹不适就诊,病史、影像学检查以及组织学形态均符合 GIST 表现。虽然 CD117 阴性,当时还未开展 DOG-1 检测,且由于活检组织太少,无法进一步行 *c-KIT* 和 *PDGFRA* 基因检测,但 CD34 阳性,并排除其他肌源性和神经源性肿瘤,因此临床诊断考虑胃肠间质瘤伴肝转移。从影像学看,胃原发及肝转移病灶均可切除,但若直接切除,手术创伤大,风险较高,不排除需行联合胰尾切除,也可能达不到 R0 切除。与患者沟通,建议可先行伊马替尼术前靶向治疗,如复查影像学检查肿瘤退缩明显,可在药物治疗后择期手术切除,术后继续靶向治疗。

(二) 治疗方案

患者同意先行术前伊马替尼治疗,自 2011 年 7 月 29 日起,开始口服甲磺酸伊马替尼400mg/d 治疗。

2011 年 8 月 24 日,复查超声造影:胃底见一个不规则低回声灶,约 5.0cm×3.0cm×4.0cm,内部回声不均匀。符合 GIST 造影声像表现(与治疗前比较,血流灌注区域明显减少,体积缩小)。

2011 年 8 月 25 日 MRI(图 6-2):胃底后下方、胰尾上方肿物,大小约 7.5cm×5.1cm×5.6cm,较 2011 年 7 月缩小。肝 S4、S8 段近肝包膜处多发病灶,较前缩小。判断疗效 PR。

2011 年 10 月 PET-CT:胃肿物约 5.4cm×4.6cm,代谢略活跃,肝多发病变,最大者约2.3cm×2.2cm,未见明显代谢异常,可疑良性病变,结合临床。

2012 年 2 月 2 日腹部 MRI(图 6-3):胃底肿物约 4.7cm×3.5cm×2.1cm,较前略缩小,肝脏肿物变化不大,最大者约 2.4cm×2.0cm。

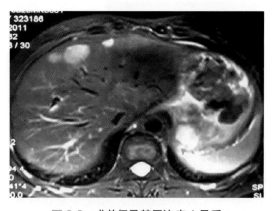

图 6-2　术前伊马替尼治疗 1 月后

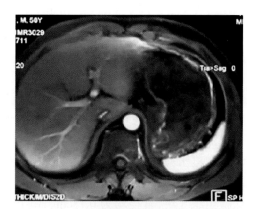

图 6-3　术前伊马替尼治疗 6 月后

术前停伊马替尼 7 天,复查血常规、生化正常。于 2012 年 2 月 9 日行近端胃切除＋肝转移瘤切除术。术中探查:肿瘤位于胃底后壁,约 5cm×4cm 大小,侵犯粘连胰尾包膜组织。肝 S4、S8 段表面见 3 枚1~3.5cm 大小转移结节,质软。无法局部切除,遂行近端胃大部切除＋肝转移瘤切除(图 6-4)。

术后第 4 天晚,出现胸闷气促,胸前区压迫感,心电监测示血压约 150/90mmHg,体温 36.7℃,心率 105次/min,血氧饱和度 90%,血气分析示低氧血症,心电图示窦性心动过速,血常规示:白细胞 $8.7×10^9$/L,中

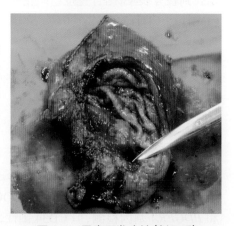

图 6-4　胃底原发病灶(剖开后)

性粒细胞百分比 73.6%,Hb 88g/L。心肌酶、电解质、肾功能大致正常,胸片示右侧胸腔中量积液,双肺渗出性改变,考虑为肺感染表现。送 ICU 后血氧下降,体温升高至 38℃,予气管插管后接呼吸机辅助通气,重症监护、抗感染、利尿、对症支持治疗,6 天后明显好转,血氧饱和度 99%,体温正常,复查胸片示肺部炎性渗出消失,从 ICU 转出,1 周后顺利出院。

(三)术后病理及基因检测

病理诊断:(胃)胃肠间质瘤靶向药物治疗后伴肝转移,未见核分裂象。
免疫组织化学染色:CD117(+);CD34(+);Ki-67(Li:1%)。
基因检测:组织不够。

【预后】

出院后患者继续口服甲磺酸伊马替尼 400mg/d 至 2018 年 12 月,随访近 7 年,其间每 3~6 个月定期复查 B 超、CT 或 MRI,胃、肝脏及全身各部位均未见复发或转移征象,一般情况良好。

【经验与体会】

(一)转移性胃肠间质瘤术前治疗的适应证?

目前,各指南对于局部进展期胃肠间质瘤的术前治疗适应证是较为明确的,如肿瘤潜在可切除或直接手术切除有发生严重并发症风险的患者,考虑术前治疗能够缩小手术范围、减少器官损伤、提高手术安全性,则可进行术前伊马替尼靶向治疗。对于这类转移性 GIST,伊马替尼术前治疗联合手术切除后继续辅助治疗的三明治综合治疗方案可明显改善其预后。本例患者诊断为胃 GIST 伴肝转移,原发灶位于胃底后壁,与胰尾关系密切,如果直接切除胃原发病灶可能损伤胰腺甚至可能需联合胰尾切除,手术风险较高,肝脏转移病灶不多,技术上可切除,且无其他器官转移,可能通过术前治疗达到缩小原发病灶、减小手术范围的目的,遂行术前伊马替尼治疗,且取得了很好的疗效,手术也达到了 R0 切除,实现了转化的目的。故临床中对于转移性 GIST,经转化治疗能达到 R0 切除的患者,建议采用尽快手术后继续终身服用伊马替尼的治疗方案。

(二)术前停药时间和临床中处理,如何预防肺部感染?

欧美指南指出,GIST 患者停伊马替尼后可立即手术,术后可恢复饮食后即可开始继续伊马替尼治疗。这是为了不中断伊马替尼用药,减少耐药及疾病进展可能性而定的,并没有考虑到围手术期可能出现的并发症问题。在临床上,中国专家建议术前停药至少 1 周,《胃肠间质瘤规范化外科治疗中国专家共识(2018 版)》正式建议术前停药 1 周。部分服用伊马替尼的患者出现血液学检查的异常,多表现为贫血、中性粒细胞和/或血小板减低,另有患者可能出现水电解质紊乱。我们的临床经验也是在计划手术前 1 周停药观察、调整水电解质、纠正贫血、对症支持治疗,可改善患者对手术的耐受程度,尤其是需要联合器官手术的患者,这样可有助于术后恢复,减少并发症发生。本例患者有吸烟史,术后出现肺部感染,但血常规示白细胞总数和中性粒细胞比值均不高,影像学提示渗出性病变,考虑间质性肺炎,同期也有另一女性胃 GIST 患者,无吸烟史,术前治疗后停药 1 周,但也未使用利尿剂,手术后也出现类似的间质性肺炎,考虑这两例患者的肺炎均与长期用药导致器官水钠潴留有关。此后对于有术前治疗的 GIST 患者,我们常规停药 1 周,并给予白蛋白和利尿剂利尿,减少水钠潴留;对于长期吸烟、体弱、年老患者,术前进行肺功能锻炼、雾化吸入,改善肺部通气。经过这些术前预防措施后,这类患者再未出现术后肺部感染。

(三) 术后靶向治疗的持续时间

经过有效的术前治疗后行 R0 手术切除,术后靶向治疗的原则仍与未手术的晚期患者相似,即持续、长期服用伊马替尼直至病情进展。本例患者依从性较好,术后一直坚持服药并且定期复查,术后近 7 年以来全身各部位均未见复发或转移,取得较好的疗效。唯一遗憾的是术前穿刺的组织不够,术后肿瘤消退明显,达 90% 以上,核分裂象信息未获得,也均未能扩增获得 *c-KIT*、*PDGFRA* 基因检测的结果。

(撰稿人:李聪　伍小军)

病例 2　胃 GIST 术前治疗

【病例摘要】

患者,男性,61 岁,1 周前于外院体检发现腹腔占位,行 MRI 检查示:腹腔占位,肿物大小约 10cm,GIST 可能。患者为求进一步治疗,遂至复旦大学附属肿瘤医院胃外科就诊,门诊以“腹腔占位性质待查”收治入院。

➤ 既往史及家族史

既往体健,否认食物、药物过敏史,父母去世,家族中无类似病史。

➤ 体格检查

患者 ECOG 评分为 0 分。腹部平软,肝脾肋下未触及,腹部未触及包块,无压痛及反跳痛,肠鸣音约 5 次 /min。直肠指检未见异常。

➤ 辅助检查

超声内镜:胃体小弯侧占位,大小约 10cm,GIST 可能。

活检:上皮样肿瘤或上皮源性肿瘤,倾向于上皮样胃肠间质瘤,CD117(+),DOG1(+),CD34(+)。基因检测:*c-KIT* 基因 11 外显子 557-559 密码子杂合性缺失并插入 TTT,导致 p.557-559del WK VinsF。

PET-CT:肝胃间隙巨大肿块,与胃小弯侧胃壁分界不清,最大截面约 8.9cm × 8.0cm,内伴坏死,周边实性部分放射性摄取异常增高,SUVmax = 4.3(图 6-5)。

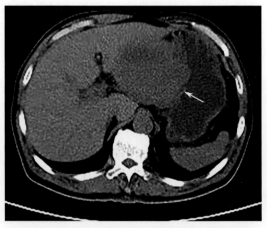

图 6-5　PET-CT 示肝胃间隙巨大肿块

➤ 初步诊断

(胃)胃肠间质瘤

【治疗过程】

(一) 病例分析

患者为中老年男性,目前诊断明确,为胃体小弯侧 GIST,大小约 10cm。由于肿瘤位于肝胃间隙,且瘤体巨大,与周围组织分界不清,完整切除风险较大,可能需要联合切除部分肝脏。故考虑术前先行靶向治疗,缩小瘤体,减小手术风险,并尽量避免联合脏器切除。

(二) 治疗方案

患者于 2013 年 11 月中旬开始服用伊马替尼 400mg/d。

2014 年 2 月复查 CT 提示肝胃间隙见分叶状肿块,大小约 5.2cm×4.2cm,和小弯侧胃壁关系密切(图 6-6);继续服用伊马替尼。

2014 年 5 月 CT:肝胃间隙肿块较前缩小,约 4.2cm×3.1cm,密度不均(图 6-7)。

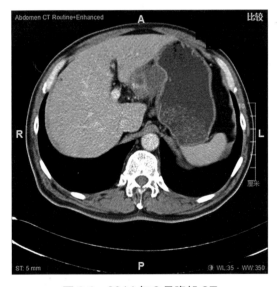

图 6-6 2014 年 2 月腹部 CT

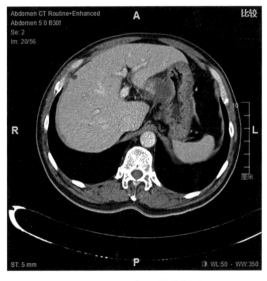

图 6-7 2014 年 5 月腹部 CT

2014 年 8 月 CT:肝胃间隙胃体小弯侧肿块,内见环形钙化,轻度强化,较前缩小,约 3.7cm×2.9cm(图 6-8)。患者行术前治疗 9 月余,肿瘤明显缩小,此时可完整切除且风险较小,继续行术前治疗可能效果不佳,并且会增加继发耐药的风险,遂建议患者行手术切除。

患者于 2014 年 9 月初行胃局部切除术,切除部分胃小弯侧胃壁及小网膜,完整切除肿瘤。

(三) 术后病理及基因检测

病理诊断:(胃体小弯侧)胃肠间质瘤(4cm×3.5cm×3cm),核分裂象 <5 个 /50HPF。两

侧切缘未见肿瘤累及,胃周淋巴结未见肿瘤转移(0/10)。注:本例肿瘤细胞密度明显减低,间质伴有明显的胶原化,符合靶向治疗后改变(中度效应介于 50%~90% 之间)。

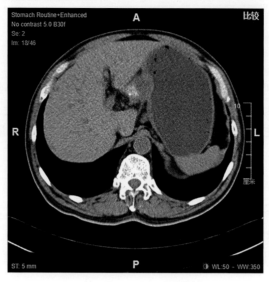

图 6-8　2014 年 8 月腹部 CT

免疫组织化学染色:CD117(+)、CD34(+)、DOG-1(+)。

基因检测:*c-KIT* 基因 11 外显子 557-559 密码子杂合性缺失并插入 TTT,导致 p.557-559del WKVinsF。

【预后】

患者术后恢复顺利。出院后继续服用伊马替尼 400mg/d,无明显不良反应,至 2017 年 10 月停药。截至 2019 年 3 月,随访约 54 个月,未见肿瘤复发或转移迹象。

【经验与体会】

患者初诊时,超声胃镜穿刺病理证实为 GIST,PET-CT 发现胃原发灶巨大,约 10cm,肿瘤巨大,同时排除了其他部位的转移。若直接手术,由于瘤体较大、质脆,且小弯侧空间受限,容易导致术中肿瘤受挤压破裂。同时基因检测提示为 *c-KIT* 外显子 11 突变,p.557-559del WKVinsF。此类患者的预后较差,已有两个 Ⅲ 期的大型临床研究提示此类基因突变也是对伊马替尼敏感的类型,故可以考虑先行术前治疗。在治疗中也可以看到,在治疗的初期患者的肿瘤从 10cm 缩小到 5.2cm,继续服用药物的第 6 个月肿瘤就有趋于稳定的状态。故患者在服用药物的第 10 个月接受了胃局部切除术。

原发性 GIST 患者在接受 R0 手术后,应根据肿瘤部位、大小、核分裂象计数、有无肿瘤破裂等四项参数进行危险度评估,现有的危险度评估标准包括 NIH(2008 改良版)、WHO(2013 年版)、AFIP、热点图、列线图(诺模图,Nomogram)和 NCCN 指南(2017 年第 2 版)。但是需要认识到这些危险度评估所用的参数都是未经治疗的参数。接受了靶向治疗的原发性GIST 患者,尽管病理科医师计数了核分裂象,提供了肿瘤大小和部位,但临床医师不可根据此核分裂象及肿瘤大小评估患者的危险度,此类患者仍需以高危患者的标准对待,建议患者继续服用伊马替尼 3 年。

（撰稿人:彭健宏　陈杰）

【专家点评】

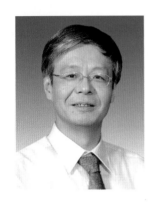

李　勇

教授,主任医师,博士研究生导师
河北医科大学第四医院外三科主任、外科教研室副主任
中国抗癌协会胃肠间质瘤专业委员会主任委员
中国临床肿瘤学会胃肠间质瘤专家委员会常务委员
中国医师协会外科医师分会肿瘤外科医师委员会常务委员
中国抗癌协会胃癌专业委员会委员

GIST 的肿瘤大小与患者预后密切相关,最长径 >10cm 的 GIST 均为高危患者,术前评估易完整切除且不影响相应脏器功能者可直接行手术切除,不推荐术前活检及术前靶向药物治疗。术前估计难以达到 R0 切除,瘤体巨大(>10cm),术中易出血、破裂,手术易损害重要脏器功能,手术风险较大或可能需要行多脏器联合切除手术者,宜行术前靶向药物治疗。此类患者经术前治疗多能使肿瘤体积明显缩小,降低手术风险,增加 R0 切除的概率。

术前靶向药物治疗前必须活检(最好经内镜活检)明确 GIST 的诊断,并行 *c-KIT* 及 *PDGFRA* 基因检测,以判断该肿瘤对靶向药物的敏感程度。胃巨大 GIST 应警惕 *PDGFRA* 外显子 18 D842V 突变型 GIST 可能,此类突变通常对伊马替尼原发耐药,不推荐行伊马替尼治疗。此外,*c-KIT* 基因外显子 9 突变及野生型 GIST 伊马替尼治疗获益存在争议。因此,术前拟行分子靶向药物治疗者,GIST 的基因检测尤为重要,有助于预测分子靶向药物治疗的疗效,指导临床治疗。

相对于基因检测,拟进行术前治疗的患者如何取得病理检查的结果更为重要,此两例患者均幸运地通过胃镜活检取得了病理检查结果,但不是所有的患者都这么幸运。内镜超声引导下穿刺活检取得的标本有时候不够完成检测,而经体表穿刺在没有转移的患者可能引起肿瘤播散的风险需要充分考虑。目前除内镜外对于没有转移的拟术前治疗的患者仍没有非常好的取得病理标本的办法。术后均应按高危患者行术后辅助治疗;《中国胃肠间质瘤诊断治疗共识(2017 年版)》指出:高危患者辅助治疗时间至少 3 年。笔者单位统计高危患者95 例术后辅助治疗 3 年停药者,停药后转移复发率为 30.43%,高危患者术后辅助治疗时间多少为宜,有待进一步探索。

第 1 例胃肠 GIST 伴肝转移,肿瘤不能完整切除,若直接切除手术创伤大,风险较高;第

2 例肿瘤位于肝胃间隙,且瘤体巨大,与周围组织分界不清,完整切除风险较大,且可能需要联合切除部分肝脏。为缩小瘤体、减小手术风险,并且尽量避免联合脏器切除,先行伊马替尼术前治疗,待肿瘤明显缩小后行手术完整切除,达到了减少手术创伤、保护脏器功能的目的。术前 1~2 周停用分子靶向药物,有助于减轻患者的组织水肿,减少术后并发症的发生。术后,原则上只要患者胃肠道功能恢复且能耐受药物治疗,应尽快进行后续药物治疗。上述两位患者经靶向药物治疗、再手术、术后继续靶向药物治疗,均取得了较好的效果。

【参考文献】

［1］CASALI P G, ABECASSIS N, ARO H T, et al. Gastrointestinal stromal tumours: ESMO-EURACAN Clinical Practice Guidelines for diagnosis, treatment and follow-up [J] . Ann Oncol, 2018, 29, (Suppl 4): iv267.

［2］JOENSUU H, ERIKSSON M, SUNDBY HALL K, et al. Adjuvant Imatinib for High-Risk GI Stromal Tumor: Analysis of a Randomized Trial [J] . J Clin Oncol, 2016, 34 (3): 244-250.

［3］HEINRICH M C, RANKIN C, BLANKE C D, et al. Correlation of Long-term Results of Imatinib in Advanced Gastrointestinal Stromal Tumors With Next-Generation Sequencing Results: Analysis of Phase 3 SWOG Intergroup Trial S0033 [J] . JAMA Oncol, 2017, 3 (7): 944-952.

［4］中国医师协会外科医师分会胃肠间质瘤诊疗专业委员会, 中华医学会外科学分会胃肠外科学组 . 胃肠间质瘤规范化外科治疗中国专家共识 (2018 版) [J] . 中国实用外科杂志 , 2018, 38 (9): 965-973.

［5］CORLESS C L, BALLMAN K V, ANTONESCU C R, et al. Pathologic and molecular features correlate with long-term outcome after adjuvant therapy of resected primary GI stromal tumor: the ACOSOG Z9001 trial [J] . J Clin Oncol, 2014, 32 (15): 1563-1570.

［6］DEBIEC-RYCHTER M, SCIOT R, LE CESNE A, et al. KIT mutations and dose selection for imatinib in patients with advanced gastrointestinal stromal tumours [J] . Eur J Cancer, 2006, 42: 1093-1103.

［7］HEINRICH M C, OWZAR K, CORLESS C L, et al. Correlation of Kinase Genotype and Clinical Outcome in the North American Intergroup Phase Ⅲ Trial of Imatinib Mesylate for Treatment of Advanced Gastrointestinal Stromal Tumor: CALGB 150105 Study by Cancer and Leukemia Group B and Southwest Oncology Group [J] . J Clin Oncol, 2008, 26 (33): 5360-5367.

［8］JOENSUU H. Risk stratification of patients diagnosed with gastrointestinal stromal tumor [J] . Hum Pathol, 2008, 39 (10): 1411-1419.

［9］MIETTINEN M, LASOTA J. Gastrointestinal stromal tumors: pathology and prognosis at different sites [J] . Semin Diagn Pathol, 2006, 23: 70-83.

［10］JOENSUU H, VEHTARI A, RIIHIMÄKI J, et al. Risk of recurrence of gastrointestinal stromal tumour after surgery: an analysis of pooled population-based cohorts [J] . Lancet Oncol, 2012, 13 (3): 265-274.

［11］BISCHOF D A, KIM Y, BEHMAN R, et al. A nomogram to predict disease-free survival after surgical resection of GIST [J] . J Gastrointest Surg, 2014, 18 (12): 2123-2129.

［12］NCCN Clinical Practice Guidelines in Oncology (NCCN Guidelines) . Soft Tissue Sarcoma (Version2. 2017) [EB/OL] , 2017.

［13］VUKOBRAT-BIJEDIC Z, HUSIC-SELIMOVIC A, BIJEDIC N, et al. Gastrointestinal stromal tumors and its frequency in our clinical samples [J] . Med Arch, 2012, 66 (6): 369-371.

［14］罗云, 王崇树, 魏寿江, 等 . 巨大胃肠间质瘤 39 例临床分析 [J] . 中国普通外科杂志 , 2015, 24 (10): 1383-1388.

［15］张鹏, 曾祥宇, 高金波, 等 . 119 例巨大胃肠间质瘤的临床特征及预后分析 [J] . 中华胃肠外科杂志 , 2016, 19 (11): 1290-1295.

7 直肠 GIST 术前治疗

【关键词】

直肠胃肠间质瘤;靶向治疗;术前治疗

【导读】

GIST 主要发生于胃和小肠,其中胃占 50%~60%,小肠占 20%~30%。原发直肠胃肠间质瘤较为少见。直肠 GIST,特别是低位直肠 GIST,因其位置特殊,术中能否保肛决定了患者术后生活质量。术前治疗能够缩小肿瘤体积,降低临床分期,增加瘤体与肛门的距离。可以让一些低位直肠 GIST 患者保留肛门而不影响其总体生存时间,提高这类患者术后的生活质量。

病例 1

【病例摘要】

患者,男性,65 岁,因"尿频伴排粪困难 1 年"入院,无发热,无恶心呕吐,无腹痛腹胀。起病以来,饮食睡眠可,精神尚可,体重未见明显减轻,便成形,便条细。

➤ 既往史及家族史

既往糖尿病病史 3 年,平素血糖控制可;否认冠心病、高血压;否认肝炎、结核等传染病史;10 年前行内痔摘除术,否认外伤史;否认输血史。

➤ 体格检查

腹平坦,无胃肠型及蠕动波,无腹壁静脉曲张,无压痛,无反跳痛及肌紧张,肝脾肋下未触及,Murphy 征阴性,腹部叩诊呈鼓音,移动性浊音阴性,肠鸣音 4 次 /min,未闻及气过水声及高调肠鸣。直肠指诊:进指 3cm 直肠前壁可触及突向肠腔的半球形肿物,上界触不到,质硬,活动差,表面黏膜光滑,肠腔略狭窄。

➤ 辅助检查

血常规及血生化:未见明显异常。

肿瘤标志物：未见明显异常。

PET-CT：直肠肿物，大小约 5.5cm（图 7-1）。

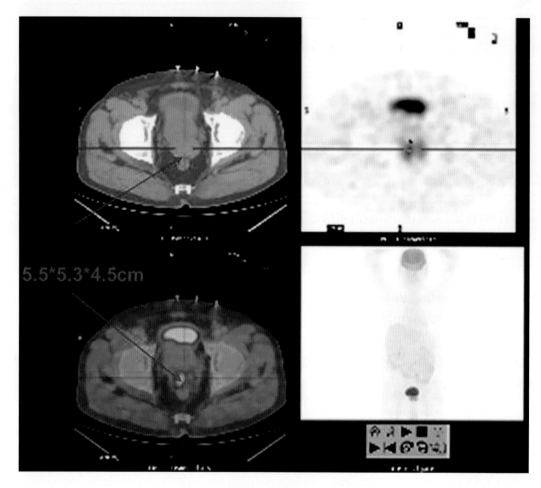

图 7-1　初诊 GIST 时 PET-CT 结果

➤ 初步诊断

1. 直肠肿物：胃肠间质瘤？

2. 糖尿病

【治疗过程】

（一）病例分析

患者入院后完善各项辅助检查，考虑肿瘤距肛门较近，可能需行腹会阴联合直肠肿瘤切除手术，无法保留肛门。患者为求保肛拒绝手术，行穿刺活检，病理诊断为 GIST，给予口服伊马替尼治疗，并定期复查随访。在患者口服伊马替尼 40 个月期间连续复查超声，肿瘤有增大趋势（40 个月 CT、MRI、超声检查结果见图 7-2、图 7-3），患者选择手术治疗。

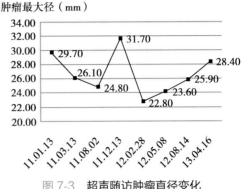

图 7-2　CT、MRI 随访肿瘤直径变化　　　图 7-3　超声随访肿瘤直径变化

(二) 治疗方案

患者于 2013 年 4 月行腹腔镜下直肠肿物切除术,术中于腹膜返折下 4cm、直肠左前壁外见一 2cm × 2cm 肿物,沿其周围游离,将肿物完整切除。

(三) 术后病理及基因检测

病理诊断:(直肠)胃肠间质瘤,未见明显核分裂象,符合胃肠间质瘤术前治疗后表现。
免疫组织化学染色:CD117(+),CD34(+),DOG-1(+),SMA(-),S-100(-),Ki-67(Li:6%)。

【预后】

患者术后继续服用伊马替尼 3 年,目前已停药,定期复查中,未见肿瘤复发转移。

【经验与体会】

直肠胃肠间质瘤占所有胃肠间质瘤的 5%~10%,发病率较低,临床症状主要表现为出血、梗阻、疼痛。有 10% 左右的直肠 GIST 表现为浸润生长,但无淋巴结转移。对于直肠、贲门及十二指肠等重要部位的肿瘤,如肿瘤较大,在手术过程中可能要破坏该部位的功能,可考虑先行术前治疗,再进行手术。术前治疗的意义主要是:①减小肿瘤体积,降低临床分期;②缩小手术范围,避免不必要的联合脏器切除,降低手术风险,同时增加根治性切除机会;③对于特殊部位的肿瘤,可以保护重要脏器的结构和功能;④对于瘤体巨大,术中破裂出血风险较大的患者,可以减少医源性播散的可能性。术前治疗的适应证主要是①术前估计难以达到 R0 切除;②肿瘤体积巨大(>10cm),术中易出血、破裂,可能造成医源性播散;③特殊部位的肿瘤(如胃食管结合部、十二指肠、低位直肠等),手术易损害重要脏器的功能;④肿瘤虽可以切除,但估计手术风险较大,术后复发率、死亡率较高;⑤估计需要进行多脏器联合切除手术。

GIST 术前治疗前必须行病理检查,穿刺活检是取得病理组织的首选方法,推荐进行腔内穿刺活检。ESMO 指南也提出如果操作得当,穿刺活检引起肿瘤播散的风险可忽略。术前停药 1 周左右,待患者的基本情况达到要求,即可考虑进行手术。本例患者由于术前治疗效果较好,患者在用药 10 个月左右,肿瘤达到了治疗效果最大化。由于患者排粪困难及尿频症状改善明显,经征求患者意见,患者拒绝手术治疗,继续服药,在术前服药的 40 个月里复查 CT、MRI 示肿瘤直径在一定范围内波动,但最后 2 次超声结果示肿瘤直径持续增加,患者最终选择手术,病理结果显示肿瘤已经完全变性坏死,未见正常的肿瘤细胞。

术后,原则上只要患者胃肠道功能恢复且能耐受药物治疗,应尽快进行药物治疗。对于 R0 切除者,术后药物维持时间可以参考辅助治疗的标准;对于姑息性切除或转移、复发患者(无论是否达到 R0 切除),术后治疗与复发转移未手术的 GIST 患者相似。对于直肠部位的 GIST,由于 CT 及 MRI 费用较高,经肛超声作为经济方便的复查手段,也有一定的参考价值。

病例 2

【病例摘要】

患者,男性,70 岁,于 2013 年 6 月因"里急后重 1 年"就诊于福建医科大学附属协和医院结直肠外科。患者 1 年前无明显诱因出现里急后重,每日排粪 5~8 次,量少,偶有阵发性腹痛发作,无排黏液血便,无肛门停止排气。1 周前在当地医院行结肠镜检查:直肠下段肛管区黏膜下隆起型病变(GIST 可能),占据肠腔,镜身无法通过。为明确诊治,遂转诊福建医科大学附属协和医院。门诊以"直肠黏膜下隆起型病变待查:GIST 可能"收住院。发病以来,患者进食量正常,体重无明显减轻。

➢ 既往史及家族史

高血压病史 5 年,平时规律服用"氨氯地平 5mg/d",血压控制良好。否认药物过敏史。父母均已故,死因不详,家族中无类似病史。

➢ 体格检查

生命体征平稳,皮肤黏膜无黄染、无苍白。腹部平坦,未见胃肠型及蠕动波。腹肌软,全腹无明显压痛、反跳痛,未触及肿物,墨菲(Murphy)征阴性,移动性浊音阴性,肠鸣音正常。肛门指诊:肛门括约肌紧张度正常,距肛缘 4cm 膀胱截石位 3~9 点可触及黏膜下巨大肿物,界限清楚,表面光滑,质地硬,固定,致肠腔明显狭窄,仅容一指尖通过,指套退出未见血迹。

➢ 辅助检查

血常规及血生化:未见明显异常。

凝血功能:纤维蛋白原 4.63g/L,D- 二聚体 5.21μg/ml。

肿瘤标志物:CEA:1.3ng/ml,CA19-9:2.37U/ml。

全腹增强 CT:直肠下段肿物 7.1cm × 6.3cm,GIST 可能性大(图 7-4)。

经肛门直肠腔内超声:距肛缘约 5cm 直肠后壁肌层内低回声团块,大小约 6.8cm × 6.2cm × 5.3cm(图 7-5)。

经肛门直肠肿物穿刺活检病理 + 免疫组织化学染色:(直肠肿物穿刺标本)见肿瘤细胞呈梭形,核异型及分裂象可见,考虑为直肠 GIST;CD117(+),CD34(+),DOG-1(+),SMA(−),Desmin(−)。

基因检测:*c-KIT* 基因外显子 11 突变型。

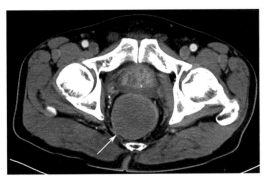

图 7-4　首诊 CT 表现,直肠下段肿物

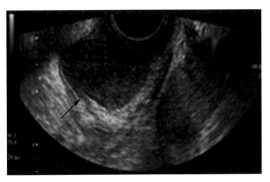

图 7-5　首诊直肠腔内超声检查

▷ 初步诊断

1. 直肠胃肠间质瘤(高危)
2. 高血压病

【治疗过程】

(一) 病例分析

MDT 讨论意见:患者以"里急后重"就诊,目前诊断明确:直肠胃肠间质瘤(*c-KIT* 基因外显子 11 突变型)。因肿瘤较大且位于直肠下段,属于特殊部位胃肠间质瘤。若直接行手术治疗,可能无法保肛,或对术后肛门功能影响较大,且术中有肿瘤破裂的风险。建议予伊马替尼术前治疗。每 2~3 个月密切监测评估肿瘤变化,在治疗达最佳效果时行手术治疗。

(二) 治疗方案

患者于 2013 年 7 月 3 日开始口服伊马替尼 400mg/d 治疗。治疗 6 个月后增强 MRI 评估直肠肿瘤大小为 4.2cm × 3.8cm(PR);治疗 8 个月后增强 MRI 评估直肠肿瘤大小为 4.2cm × 3.6cm,肝脏、腹盆腔未见转移病灶(SD)(图 7-6)。此间规律口服伊马替尼,主要不良反应为Ⅱ度下肢水肿,Ⅰ度食欲减退、白细胞减少。2014 年 3 月 26 日第二次 MDT 讨论意见:患者经过 6 个月伊马替尼新辅助治疗后,直肠肿瘤明显退缩,最佳疗效达 PR。有手术指征,限期手术。

患者遂于 2014 年 4 月 1 日行"腹腔镜下超低位直肠前切除 + 预防性回肠袢式造口术"。术中探查见:无明显腹水,肝脏、腹膜、盆腔未见转移瘤。肿瘤位于直肠下段,距肛缘约 6cm,大小约 4.5cm × 3.5cm,质地软,界限清楚。直肠旁及肠系膜血管周围未见明显肿大淋巴结。手术过程顺利,肿瘤 R0 切除,未出现肿瘤破裂等术中并发症(图 7-7)。

(三) 术后病理及基因检测

病理诊断:(直肠)胃肠间质瘤靶向治疗后(4.4cm × 3.3cm × 2.8cm),绝大部分肿瘤细胞坏死、消失,间质见少量淋巴细胞及泡沫状细胞浸润伴钙化,结合穿刺活检结果及临床病史,符合胃肠间质瘤治疗后改变。上、下切缘未见肿瘤累及,肠旁找到 3 枚淋巴结,未见肿瘤转移 (图 7-8)。

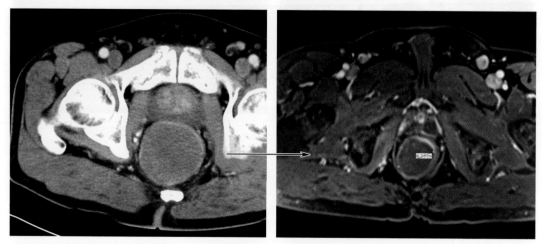

图 7-6　伊马替尼治疗 8 个月后复查增强 MRI

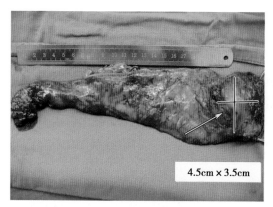

图 7-7　术后直肠及肿瘤大体标本

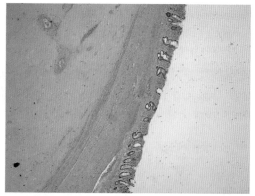

图 7-8　术后病理 HE 染色,肿瘤细胞大部分坏死消失

免疫组织化学染色:肿瘤细胞 <1% 阳性,其余 CD117、CD34、DOG-1、SMA、S-100、Desmin 均阴性。

基因检测:c-KIT 基因外显子 11 突变型。

【预后】

患者术后恢复顺利,于术后 2 天回肠造口排气,术后 4 天进食半流质饮食,术后 1 周开始口服伊马替尼 400mg/d 治疗。术后 3 个月行"回肠造口闭合术"。造口闭合后 6 个月评估肛门功能 Wexner 评分为 8 分,造口闭合后 12 个月评估肛门功能 Wexner 评分为 5 分。术后口服伊马替尼满 3 年,每 3~6 个月复查肺及全腹 CT。随访至 2018 年 10 月未见肿瘤复发转移。

【经验与体会】

（一）GIST 术前治疗后手术时机的选择

GIST 术前治疗的目的应以减瘤降期，缩小手术范围，保护脏器结构功能，减少医源性播散的可能为主，而非追求肿瘤完全缓解。故一般认为术前治疗 6~12 个月达到最佳疗效时实施手术为宜，过度延长术前治疗时间可能导致继发性耐药而失去最佳手术时机。肿瘤的明显缩小多开始于治疗后的 2~3 个月，所以应每 2~3 个月评估靶病灶。当治疗持续 6 个月后，肿瘤缩小的速度常明显减缓，此时应适当缩短复查的周期，如每个月复查，以及时确认肿瘤最佳疗效发生的时间点。术前停药时间 1 周是足够的，复查血常规无异常，一般情况达到手术要求即可。

（二）直肠 GIST 的常见手术方式及适应证

直肠 GIST 常见的手术方式有经腹直肠前切除（low anterior resection，LAR）、腹会阴联合切除（abdominal perineal resection，APR）、经骶尾经肛切除、经肛门内镜微创手术（transanal endoscopic microsurgery，TEM）等。LAR 多适用于中高位直肠 GIST，或者经术前治疗后仍较大的 GIST，其手术操作规范、彻底性好，但牺牲了部分直肠，对下段直肠操作难度较大。APR 因需完全牺牲肛门功能，在靶向药物时代已很少应用于 GIST 治疗，仅适用于经治疗后肛门括约肌仍受累的病例。经骶尾经肛直肠 GIST 切除可以缩小直肠的切除范围，对于低位直肠，尤其骨盆狭窄的男性患者，可降低手术难度，但存在肿瘤受挤压破裂、肛门括约肌损伤及伤口局部感染等风险。TEM 手术是近几年来发展较快的一种手术方式，可最大限度地保留直肠、肛门的功能，但因手术器械的特殊性，主要运用于中上段且直径较小的直肠 GIST。需强调的是，无论选择何种手术方式，都应以肿瘤"非接触，少挤压，不破裂"地完整切除，尽可能保护直肠肛门功能，减少创伤为原则。

病例 3

【病例摘要】

患者，女性，75 岁，2015 年 1 月因"便血 1 周"入院，行盆腔 MRI 平扫示：直肠下段 5.0cm×4.5cm 肿物。活检提示：（直肠）胃肠间质瘤，基因检测示 c-KIT 基因外显子 11 突变。出院后口服伊马替尼治疗 400mg/d。

2015 年 5 月行盆腔 MRI 检查示：直肠下段前壁软组织肿块，呈膨胀型生长，大小约为 4.1cm×3.2cm，肿块下缘距离肛缘约 3cm。

2015 年 5 月于笔者单位行血药浓度检测示：3 062ng/ml，浓度过高，且患者有Ⅱ度水肿不良反应，遂将剂量减为 300mg/d。服药 1 个月后复查血药浓度为 1 356ng/ml，且水肿明显好转。2015 年 8 月行盆腔 MRI 检查示：直肠下段前壁软组织肿块，呈膨胀型生长，大小约为 3.6cm×2.9cm，肿块下缘距离肛缘约 3cm。

2015 年 11 月于当地医院复查盆腔 MRI 示：直肠下段前壁软组织肿块，呈膨胀型生长，大小约为 3.6cm×2.5cm，肿块下缘距离肛缘约 4cm。现为求手术治疗，遂于华中科技大学同济医学院附属协和医院胃肠间质瘤门诊就诊，门诊以"（直肠）胃肠间质瘤靶向治疗后"收治入院（图 7-9）。

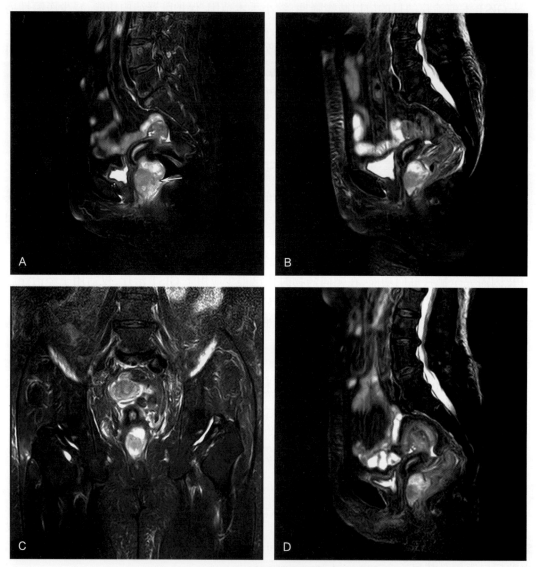

图 7-9　复查肿瘤大小

A. 2015 年 1 月肿瘤大小 5.0cm×4.5cm；B. 2015 年 5 月肿瘤大小 4.1cm×3.2cm；
C. 2015 年 8 月肿瘤大小 3.6cm×2.9cm；D. 2015 年 11 月肿瘤大小 3.6cm×2.5cm

➤ 既往史及家族史

冠心病病史 4 年，高血压病史 5 年，目前血压控制良好，否认药物过敏史；父母已故，家族中无类似病史。

➤ 体格检查

腹部平坦,未见胃肠型及蠕动波。腹部无压痛,无反跳痛,无肌紧张;肠鸣音正常。患者胸膝位,直肠指诊肛门前壁距肛缘约 4cm 可触及 4cm×3cm 质硬包块,边界清楚,活动度尚可,指套退出无血迹。

➤ 辅助检查

血常规:白细胞 $3.04×10^9/L$,红细胞 $2.34×10^{12}/L↓$,血红蛋白 82g/L↓,血小板 $248×10^9/L$,中性粒细胞百分比 41.40%,淋巴细胞百分比 38.5%。

血生化:未见明显异常。

肿瘤标志物:未见异常。

2015 年 11 月肝脾增强 + 盆腔平扫 + 增强 + 淋巴结成像 MRI 示:①直肠下段前壁等 T1 长 T2 软组织肿块,呈膨胀型生长,大小约 3.6cm×2.8cm,直肠下段管腔狭窄,增强呈不均匀轻中度强化:病变距肛缘约 4cm,周围脂肪间隙尚清晰,双侧髂血管旁未见肿大淋巴结,盆腔少量积液。以上病变符合直肠下段胃肠间质瘤表现。②肝内多发大小不等类圆形长 T1 长 T2 信号影,最大病灶 0.2~1cm,扩散加权成像后提示无扩散受限,增强未见强化,边界清晰,考虑囊肿。③胆囊,胰腺,脾脏及双肾未见异常,腹膜后未见肿大淋巴结(图 7-10)。

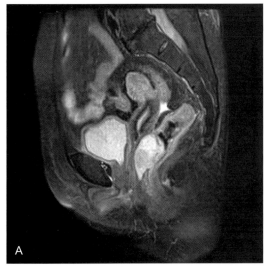 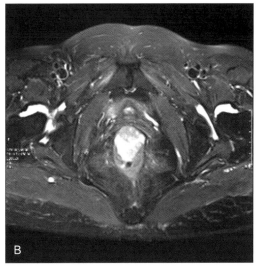

图 7-10　直肠下段肿物

A.直肠下段前壁等 T1 长 T2 软组织肿物;B.增强呈不均匀轻中度强化

2015 年 11 月电子超声结肠镜示:直肠近肛门口见一半球形隆起,表面光滑,超声扫描示该隆起源于直肠固有肌层,边界清晰,大小约 3.5cm×2.3cm,病灶邻近阴道(图 7-11)。

基因检测:c-KIT 基因外显子 11 突变型。

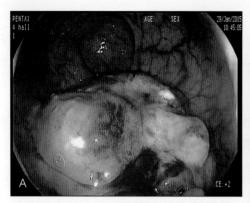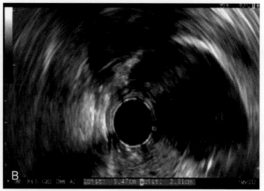

图 7-11　超声结肠镜检查

A. 直肠近肛门口一半球形肿物；B. 肿物起源于固有肌层，大小约 3.5cm×2.3cm

➤ 初步诊断

1. （直肠）胃肠间质瘤靶向治疗后
2. 高血压 3 级　很高危
3. 冠心病

【治疗过程】

（一）病例分析

患者为老年女性，以"（直肠）胃肠间质瘤靶向治疗后"就诊。2015 年 1 月发现直肠肿瘤，大小 5.0cm×4.5cm，取活检后诊断为胃肠间质瘤。口服伊马替尼 9 个月，肿瘤从 5.0cm×4.5cm 缩小为 3.6cm×2.9cm。近 3 个月 MRI 复查提示肿瘤大小处于稳定状态，为防止术前过长时间使用伊马替尼造成继发性耐药，同时为求神经功能保护，优先选择腹腔镜手术。

（二）治疗方案

于 2015 年 12 月 1 日行"腹腔镜下（直肠）胃肠间质瘤切除术＋末端回肠造瘘＋肠粘连松解术"。术中探查腹腔未见明显转移灶。肛门指检发现：直肠下段可触及约 3.5cm×3cm 肿块，肿块下缘距齿状线约 1.5cm；术中以切割吻合器切断直肠，将远端直肠从肛门拖出体外，用弧形切割器离断标本。将吻合器自肛门插入，乙状结肠和直肠行端-端吻合，后将回肠末端于右下腹切口处提出体外，并行预防性袢式造口，手术过程顺利。手术时间 120min，术中失血 40ml。

（三）术后病理及基因检测

病理诊断：胃肠间质瘤治疗术后（3.5cm×3cm），核分裂象 5~10 个 /50HPF；送检肠管两侧手术切缘及远端切缘切片上未见肿瘤组织累及，直肠周边淋巴结（3 枚）切片上未见肿瘤转移；靶向治疗后组织学效应评价为中度效应（图 7-12）。

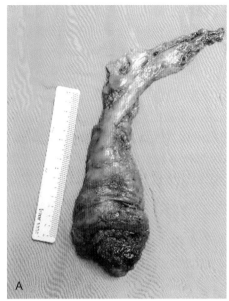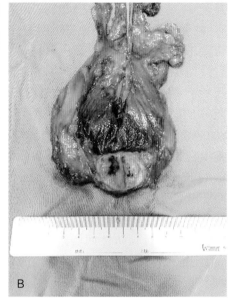

图 7-12　**大体标本**
A. 大体标本外观；B. 肿瘤内部可见出血坏死

免疫组织化学染色：CD117（+），CD34（+），DOG-1（+），SMA（+），S-100（−），Ki-67（Li：10%）。
基因检测：*c-KIT* 基因外显子 11 突变（p.V559D）。

【预后】

患者于术后 6 天恢复出院。2015 年 12 月至 2016 年 12 月继续行口服伊马替尼治疗，400mg/d。2016 年 2 月 26 日行造口还纳术，术后患者肛门排粪良好。截至 2018 年 4 月，随访 30 个月，患者复查盆腔 MRI 提示直肠下段可见分叶状肿块影，大小约 2.6cm×2.0cm，增强扫描呈不均匀强化，结合病史考虑直肠 GIST 复发。肺部增强 CT 示：右肺下叶胸膜下略分叶结节影，大小约 1.4cm×1.2cm，周围磨玻璃片状影，考虑原发肺癌可能。行超声肠镜穿刺活检提示胃肠间质瘤复发。患者为求保肛，拒绝直接行手术切除直肠下段肿物，遂行 400mg/d 伊马替尼口服。并于 2018 年 5 月 7 日行"胸腔镜下肺部肿物切除术"，术后病理诊断为ⅠA 期肺腺癌。术后第 6 天后继续服用伊马替尼，400mg/d。

2018 年 5 月 31 日复查肝脾+直肠增强 MRI 示：直肠下段可见分叶状等稍长 T1 长 T2 肿块影，大小约 2.1cm×1.5cm×0.7cm，较前体积缩小；肝脏多发囊肿；余无异常。

2018 年 11 月复查肝脾+直肠增强 MRI 示：直肠下段可见分叶状等稍长 T1 长 T2 肿块影，大小约 1.6cm×1.1cm×0.6cm，较前体积缩小。

患者持续服用伊马替尼 400mg/d 至今。

【经验与体会】

本例患者初诊肿瘤大小为 5.0cm×4.5cm，活检提示为胃肠间质瘤，行基因检测为 *c-KIT*

基因外显子 11 突变。术前盆腔 MRI 提示肿瘤下缘距肛缘约 3cm,故先行术前治疗。其治疗意义有:减小肿瘤体积,达到肿瘤降期的目的;缩小手术范围,避免损伤周围脏器和不必要的脏器切除,同时保留肛门以提高患者术后生存质量;降低肿瘤破裂的概率,增加 R0 切除的机会;通过口服靶向药物,杀灭可能存在的亚临床转移灶,降低术后肿瘤复发的风险。本例患者服药 1 年,病灶明显缩小,手术的难度和风险较服药前也有所下降。

直肠 GIST 手术方式的选择主要依据直肠胃肠间质瘤的大小和部位,手术方式包括局部切除、直肠前切除和腹会阴联合切除等。本例患者采用直肠低位前切除术完整切除肿瘤,后经肛门拖出直肠标本。与传统的腹腔镜手术在腹部行一辅助切口不同,经自然腔道取标本术(nature orifice specimen extraction surgery,NOSES)无需延长腹腔镜切口,除了更好的美容效果,NOSES 术后疼痛更轻,肠道功能恢复更快,患者下地活动更早,并且避免了手术切口感染和切口疝的发生。

本例患者术中行预防性回肠造口以预防吻合口漏。*Eriksen* 等认为直肠低位前切除术术后,无论是否行预防性造口,术后吻合口漏发生的概率并无变化。然而预防性造口可起到粪便转流的作用,可以明显降低因为吻合口漏引起的腹膜炎、盆腔炎和败血症的发生率,避免了二次手术给患者带来的痛苦。此外,直肠低位前切除术术后大部分患者会出现前切除综合征(low anterior resection syndrome,LARS),行预防性造口给 LARS 的恢复提供了时间。因此,有吻合口漏高危因素的患者术中均应行造口术,预防吻合口漏带来的危害。

病例 4

【病例摘要】

患者,男性,60 岁,因“大便习惯改变半年”于 2004 年 6 月 2 日就诊,CT 检查提示肛管肿物,大小约 4.5cm×4cm,胸腔、腹腔未见占位(图 7-13)。行彩超引导下经肛门直肠肿物穿刺,见肿瘤距肛缘 2cm,大小约为 4.7cm×4.6cm,各肠壁组织结构分辨不清(图 7-14),穿刺病理示:增生梭形细胞,细胞密集,核分裂象约为 5 个 /50HPF,免疫组织化学染色示:CD34(+),CD117(+),Vim(+),符合胃肠间质瘤。经 MDT 会诊,考虑肿瘤靠近肛缘,建议先行术前治疗,待肿瘤缩小后再行手术,提高保肛概率。患者遂于 2004 年 6 月 10 日开始服用伊马替尼400mg/d 治疗,服药 1 个月后复查盆腔 MRI 示肿瘤缩小,术前治疗评估有效(图 7-15);服药3 个月后复查直肠彩超:肿物缩小至 2.4cm×1.8cm,局部肠壁各层结构消失,与后方组织分界尚清(图 7-16)。服药 6 个月后复查直肠彩超示:肿瘤较前无明显变化。MDT 会诊考虑肿瘤较 3 个月前无继续缩小,拟行手术治疗。

➤ 既往史及家族史

既往体健,否认药物过敏史;家族中无类似病史。

➤ 体格检查

生命体征平稳,皮肤黏膜无黄染、无苍白。腹部平坦,未见胃肠型及蠕动波。腹部触诊未及肿物,无压痛、反跳痛,无肌紧张;肠鸣音正常。肛诊示:入肛 2cm 扪及直肠左侧肿物,大小约 2cm,质硬,边界清楚,活动,无压痛。

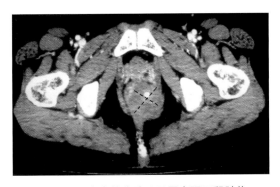

图 7-13　治疗前盆腔 CT 见直肠下段肿物

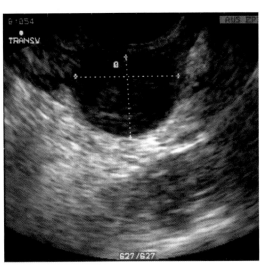

图 7-14　治疗前经直肠彩色超声检查

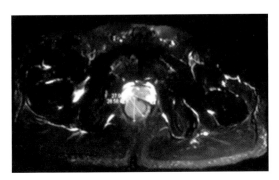

图 7-15　治疗后复查盆腔 MRI 肿物缩小

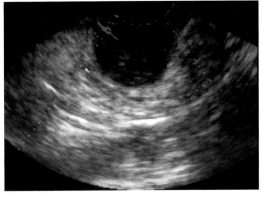

图 7-16　治疗后直肠彩色超声检查示肿瘤缩小

➤ 辅助检查

血常规、血生化:未见明显异常。

肿瘤标志物:CEA 3.25ng/ml,CA19-9 18.93U/ml。

经直肠腔内超声:入肛 2cm 于直肠左后壁探及一低回声肿物,大小约 2.4cm×1.8cm,局部肠壁各层结构消失,与后方组织分界尚清,边缘欠光整。肿物内部可见少许血流信号,周边可见条状动、静脉血流信号。较前无明显变化。

腹部彩超:无明显异常。

➤ 初步诊断

(直肠)胃肠间质瘤靶向治疗后

【治疗过程】

（一）病例分析

患者为老年男性，以"大便习惯改变"就诊。目前诊断明确:(直肠)胃肠间质瘤，经过 6 个月的伊马替尼靶向治疗后肿瘤明显缩小。患者一般情况良好，原发肿瘤距离肛缘近，评估可局部切除，保留肛门，手术创伤较少。

（二）治疗方案

患者于 2004 年 12 月 10 日行"经肛门直肠肿物切除术"。术中经肛门探查见肿瘤位于齿状线上 2cm 直肠左后壁，大小 2.5cm×2cm，质硬，边界清，表面黏膜光滑。予完整切除。

（三）术后病理及基因检测

病理诊断:(直肠)胃肠间质瘤靶向治疗后(2.5cm×2cm)，核分裂象:8 个 /50HPF。基底及切缘阴性。

免疫组织化学染色:CD34(+)，CD117(+)，Vim(+)，SMA(−)，S-100(−)，NF(+)，HHF35(−)。

基因检测:c-KIT 基因外显子 18 同义突变。

【预后】

患者于术后 7 天恢复出院，术后第 14 天开始继续服用伊马替尼 400mg/d 治疗，服药 6 月后患者停药。截止到 2018 年 6 月，随访 168 个月，患者无明显不良反应，复查未发现明显肿瘤复发转移迹象。

【经验与体会】

（一）胃肠间质瘤术前活检应该如何选择？

《中国胃肠间质瘤诊断治疗共识(2017 年版)》指出，对于拟采用术前药物治疗的 GIST 患者，应先进行活检，对于食管、胃、十二指肠或直肠来源可完整切除的病灶，活检方式首选超声内镜下细针穿刺或直肠超声引导下空芯针穿刺活检，取到足够的组织协助诊断和评估危险度，并且应尽可能进行基因检测，以避免将耐药 GIST 纳入术前治疗。本病例中，患者术前活检时尚无基因检测的条件，该患者基因型是在 4 年后补充检测。

（二）胃肠间质瘤术前治疗患者复查频率及手术时机的选择？

此患者在行伊马替尼术前治疗期间，首次服药 1~2 个月后复查盆腔 MRI 或经直肠彩超，判断药物疗效，之后每 3 个月复查，直至两次检查判断肿瘤不再缩小，及早进行手术干预。临床中，我们发现对于直肠 GIST，经直肠超声检查观察肿瘤的大小和血流变化来判断疗效是经济和有效的方法,也避免了患者频繁进行 CT 或 MRI 检查增加辐射的担忧。临床研究中,大多数 GIST 在服药 6~12 个月后缩至最小,延长服药并不能让肿瘤持续缩小。但我们在直肠 GIST 的术前临床观察中发现服药时间越长的患者,即使肿瘤缩小不再明显,但病理观察到肿瘤细胞的消退程度确实越高,这是否与患者的无病生存和总生存相关? 这部分病例也纳入回顾性资料的研究中,当然如果有多中心数据的支持将更有意义。

(三) 术后辅助治疗时间?

此患者新辅助治疗前肿瘤大小 4.7cm×4.6cm,核分裂象数约为 5 个 /50HPF,治疗术后核分裂象数约为 8 个 /50HPF,可以评估危险度至少是中危。而术前治疗后,肿瘤较前缩小,内部常发生变性坏死,细胞结构破坏,核分裂象数目往往较低,危险度评估不准确。因此,建议术后伊马替尼辅助治疗的时长应该按新辅助治疗前评估的危险度来决定。故对于要拟术前治疗的局限性 GIST 患者,建议取到足够的组织协助诊断和评估危险度以指导辅助治疗。至于是术前和术后治疗时间为累计 1 年或 3 年,还是要求术后辅助时间用足 1 年或 3 年并无定论。本例患者服药 6 个月后自行停药,术前和术后治疗时间累积为 1 年,随访 14 年后未见复发转移。

(撰稿人:寇有为 刘星 刘科 张宇 肖斌毅)

【专家点评】

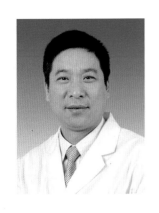

于吉人
教授,主任医师,硕士研究生导师
浙江大学医学院附属第一医院胃肠外科主任
中国医师协会外科医师分会上消化道外科医师委员会副主任委员
中国医师协会外科医师分会胃肠道间质瘤诊疗专业委员会副主任委员
中国抗癌协会胃癌专业委员会外科学组副主任委员
浙江省医学会外科学分会副主任委员

目前关于 GIST 术前治疗的持续时间及手术时机选择仍存在广泛争议。皆因 GIST 基因突变类型多样,对伊马替尼敏感性差异很大,且在治疗过程中可能发生继发突变。因此,各指南均指出术前治疗的持续时间应以达到药物治疗最大反应为标准。盲目延长伊马替尼术前治疗时间极有可能导致耐药,进而错失最佳的手术时机。在术前治疗期间,应严密观察影像学变化,避免边缘可切除的病灶因治疗期间进展导致无法进行挽救性手术。适当缩短术前治疗期间的影像学复查时间(复查间隔 2~3 个月)将有助于手术时机的确认。

靶向治疗出现之前,根治性切除如腹会阴联合切除(APR)、直肠前切除(AR)为常选术式,但会严重损伤肠道功能,影响患者生活质量;而局部切除则会增加复发的风险,因此对于直肠尤其是低位直肠 GIST,根治性切除与功能保护之间的权衡是极为重要的。林国乐等研究表明对于低位直肠 GIST,先行伊马替尼术前治疗后联合经肛门内镜微创手术(TEM)安全有效且能最大程度保留器官功能。因此,对于低位直肠 GIST 患者,应根据肿瘤部位、大小、术者经验、操作平台及患者依从性等选择合适的治疗手段,以求最大程度保留器官功能。

此外,对于接受术前治疗的 GIST 患者,完整切除肿瘤后伊马替尼服用时间尚缺乏高级别循证学证据。当前 NCCN 指南建议:术前治疗后完整切除肿瘤的 GIST 患者,术后应继续服用原剂量伊马替尼 2 年。笔者建议经伊马替尼术前治疗的患者在 GIST 完整切除后,结合术前治疗前后的病理报告,评估复发转移危险度,参照伊马替尼术后辅助治疗原则制订术后治疗方案,力求治疗充分。有研究表明,GIST 术后复发转移多发生于辅助治疗停药后 1~2 年,非胃来源的 GIST 停药后复发风险更高,因此对停止辅助治疗的 GIST 患者,特别是非胃来源 GIST 需在停药后增加复查频率。

【参考文献】

[1] WADA N, KUROKAWA Y, TAKAHASHI T, et al. Detecting Secondary *c-KIT* Mutations in the Peripheral Blood of Patients with Imatinib-Resistant Gastrointestinal Stromal Tumor [J] . Oncology, 2016, 90 (2): 112-117.

[2] GOUNDER M M, MAKI R G. Molecular basis for primary and secondary tyrosine kinase inhibitor resistance in gastrointestinal stromal tumor [J] . Cancer Chemother Pharmacol, 2011: S25-S43.

[3] 中国临床肿瘤学会胃肠道间质瘤专业委员会 . 中国胃肠道间质瘤诊断治疗共识 (2017 年版) [J] . 肿瘤综合治疗电子杂志 , 2018; 31-43.

[4] JAKOB J, HOHENBERGER P. Neoadjuvant therapy to downstage the extent of resection of gastrointestinal stromal tumors [J] . Visc Med, 2018, 34 (5): 359-365.

[5] TANG S, YIN Y, SHEN C, et al. Preoperative imatinib mesylate (IM) for huge gastrointestinal stromal tumors (GIST) [J] . World J Surg Oncol, 2017, 15 (1): 79.

[6] SCMIDE K, SANDVIK O M, SCREIDE J A, et al. Global epidemiology of gastrointestinal stromal tumours (GIST): A systematic review of population-based cohort studies [J] . Cancer Epidemiol, 2016, 40: 39-46.

[7] MIETTINEN M, LASOTA J. Gastrointestinal stromal tumors: pathology and prognosis at different sites [J] . Semin Diagn Pathol, 2006, 23 (2): 70-83.

[8] MEHREN M, RANDALL R L, BENJAMIN R S, et al. Soft Tissue Sarcoma, Version 2. 2018, NCCN Clinical Practice Guidelines in Oncology [J] . J Natl Compr Canc Netw, 2018, 16 (5): 536-563.

[9] KANEKO M, NOZAWA H, EMOTO S, et al. Neoadjuvant imatinib therapy followed by intersphincteric resection for low rectal gastrointestinal stromal tumors [J] . Anticancer Res, 2017, 37: 5155-5160.

[10] 吴昕 , 林国乐 , 邱辉忠 , 等 . 经肛门内镜微创手术治疗直肠胃肠间质瘤 [J] . 中华胃肠外科杂志 , 2018, 21 (11): 1296-1300.

[11] HOSHINO N, HIDA K, KAWADA K, et al. Transanal total mesorectal excision for a large leiomyosarcoma at the lower rectum: a case report and literature review [J] . Surg Case Rep, 2017, 3 (1): 13.

[12] 陶凯雄 , 张鹏 . 胃肠间质瘤精准诊疗与全程化管理 [M] . 武汉 : 湖北科学技术出版社 , 2018.

[13] 裴炜 , 王锡山 . 低位直肠癌保肛术预防性回肠造口若干问题探讨 [J] . 中华结直肠疾病电子杂志 , 2017, 6 (5): 373-376.

[14] ERIKSEN M T, WIBE A, NORSTEIN J, et al. Anastomotic leakage following routine mesorectal excision for rectal cancer in a national cohort of patients [J] . Colorectal Dis, 2005, 7 (1): 51-57.

［15］中国临床肿瘤学会胃肠间质瘤专家委员会 . 中国胃肠间质瘤诊断治疗共识 (2017 年版) [J] . 肿瘤综合治疗电子杂志 , 2018, 4 (1): 31-43.

［16］周海涛 , 苏昊 , 周志祥 , 等 . 17 例腹部无辅助切口标本经肛门拖出切除的腹腔镜直肠癌根治术疗效分析 [J] . 中华肿瘤杂志 , 2018, 40 (3): 206-210.

［17］中国 CSCO 胃肠间质瘤专家委员会 . 中国胃肠间质瘤诊断治疗共识 (2013 年版) [J] . 中华胃肠外科杂志 , 2014, 15 (4): 301-307.

［18］LI J, YE Y, WANG J, et al. Chinese consensus guidelines for diagnosis and management of gastrointestinal stromal tumor [J] . Chin J Cancer Res, 2017, 29 (4): 281-293.

［19］中国医师协会外科医师分会胃肠道间质瘤诊疗专业委员会 , 中华医学会外科学分会胃肠外科学组 . 胃肠间质瘤规范化外科治疗中国专家共识 (2018 版) [J] . 中国实用外科杂志 , 2018, 38 (9): 965-973.

［20］万文泽 , 张睿智 , 李承果 , 等 . 胃肠间质瘤术后伊马替尼辅助治疗停止后复发、转移的诊治分析 [J] . 国际肿瘤学杂志 , 2018, 45 (11): 665-669.

8 腹腔巨大 GIST 术前治疗

【关键词】

胃肠间质瘤;巨大;伊马替尼;术前治疗

【导读】

GIST 是最常见的消化道间叶源性肿瘤,多发于胃(60%~70%)和小肠(25%~30%),目前认为其可能的起源是控制胃肠道蠕动的 Cajal 间质细胞(interstitial cell of Cajal,ICC)。胃肠道外胃肠间质瘤(extra-gastrointestinal stromal tumor,EGIST)是指发生于胃肠道外的胃肠间质瘤,常见于网膜、肠系膜及腹膜后。EGIST 有着与 GIST 相似的细胞形态、免疫组织化学染色表达和基因突变类型,但因早期无明显症状,发现时肿瘤往往较为巨大。本文为一例典型的巨大 EGIST 案例。

【病例摘要】

患者,男性,68 岁,于 2014 年 4 月 8 日因"中下腹痛 2 个月"就诊于复旦大学附属中山医院,腹部平扫 CT 示腹盆腔巨大囊实性占位,血常规示血红蛋白 76g/L,白细胞 10.3×10^9/L,予抗炎、补液等治疗后稍好转,并行腹盆腔增强 CT 示:①腹盆腔巨大占位(19.4cm × 9.6cm),考虑间叶源性恶性肿瘤伴出血机会大;②肝包膜下慢性血肿(图 8-1)。

2014 年 4 月 18 日行超声引导下腹腔肿块病理活检示:镜下为中小细胞,轻 - 中度异型,核分裂象不易见,灶性区见肿瘤细胞围绕血管

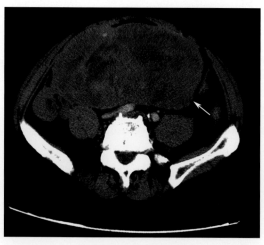

图 8-1　首诊 CT 表现,腹盆腔巨大占位
(19.4cm × 9.6cm)

呈簇状生长。结合免疫组织化学染色及基因检测(*c-KIT* 基因第 11 外显子第 559 位密码子 GTT 突变为 GTA),符合(腹腔)胃肠间质瘤。2014 年 4 月 27 日起予口服甲磺酸伊马替尼治疗,400mg/d。

2014 年 5 月 23 日复查腹盆腔增强 CT 示:腹盆腔占位(13.9cm×6.6cm),较 2014 年 4 月 10 日病灶缩小(图 8-2)。2014 年 8 月 20 日腹盆腔增强 CT 示,下腹部占位(11cm× 7.7cm),较 2014 年 5 月 23 日病灶缩小,病灶中央液化坏死(图 8-3)。2014 年 10 月 27 日腹盆腔增强 CT 示:腹腔胃肠间质瘤(11cm×6.6cm),较 2014 年 8 月 20 日病灶略缩小(图 8-4)。

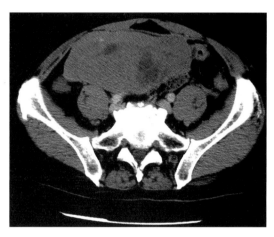

图 8-2 服用伊马替尼 1 个月后复查腹盆腔增强 CT

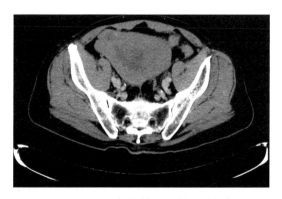

图 8-3 服用伊马替尼 4 个月后复查
腹盆腔增强 CT

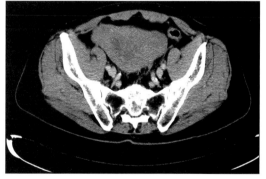

图 8-4 服用伊马替尼 6 个月后复查
腹盆腔增强 CT

患者口服伊马替尼 6 个月后,遂来笔者单位胃肠间质瘤专病门诊就诊,以"腹腔胃肠间质瘤靶向治疗 6 个月后"收住入院。

➤ 既往史及家族史

既往体健;否认药物过敏史;父母健在,家族中无类似病史。

➤ 体格检查

生命体征平稳,皮肤黏膜无黄染、无苍白。腹部平坦,未见胃肠型及蠕动波。全腹软,无压痛、反跳痛、肌紧张,肝脾肋下未及,未及明显肿块;移动性浊音(-),肠鸣音正常。直肠指诊:

肠壁光滑,未及明显肿块。

> 辅助检查

血常规:红细胞计数 4.15×10^{12}/L;血细胞比容 39.4%;中性粒细胞百分比 37.0% ↓;中性粒细胞计数 1.4×10^9/L ↓。

腹盆腔增强 CT:①下腹腔-盆腔内见巨大混杂密度软组织肿块,内见片状低密度影,大小约 11.0cm×6.6cm,与邻近肠管分界不清,增强后轻中度强化,其内低密度区无强化,余所见肠管未见明显扩张;②肝内见类圆形囊性低密度影,边界清楚,较大者直径约为 2.0cm,肝右叶边缘可见结节状致密影,胆囊未见异常,脾脏未见肿大;胰腺未见异常;③右肾盂内见结节状致密影,左肾内未见明显异常;膀胱充盈欠佳,前列腺、精囊未见异常;④后腹膜未见明显增大的淋巴结,腹、盆腔未见积液。

> 初步诊断

腹腔巨大胃肠间质瘤术前治疗后

【治疗过程】

(一) 病例分析

患者为老年男性,以"中下腹痛 2 个月"就诊,CT 提示腹盆腔巨大占位,穿刺病理符合胃肠间质瘤,经过 6 个月的伊马替尼靶向治疗后肿瘤较首诊时明显缩小,而近 2 个月肿瘤缩小不明显。患者一般情况良好,肿瘤评估可切除,应行外科手术治疗,并结合术后靶向治疗。

(二) 治疗方案

于 2014 年 11 月 6 日行"后腹膜肿瘤切除术",术中见:腹腔肿瘤位于直肠前壁膀胱后方,并向右侧腹壁延伸,大小约 12cm。沿着肿块边缘切除肿块与膀胱粘连处,在直肠前壁仔细分离肿块后壁,在肿瘤侧壁仔细解剖并游离出输尿管、输精管,分离肿块并切断结扎肿瘤血管(图 8-5、图 8-6)。手术过程顺利。

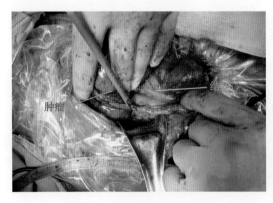

图 8-5 术中分离肿瘤与结肠

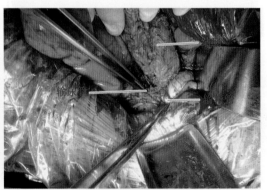

图 8-6 肿瘤剥离后

（三）术后病理及基因检测

病理诊断:(胃肠道胃肠间质瘤术前治疗后)胃肠间质瘤,细胞密集,明显异型,部分细胞可见退变,部分区可见肿瘤围绕血管呈簇状生长,可见灶状坏死,坏死区内见胆固醇结晶,泡沫细胞反应,坏死区范围 <5%,核分裂象难寻。形态学上,药物反应区范围 <5%(影像提示肿瘤从 19.4cm 缩小至 11cm)(图 8-7)。

免疫组织化学染色:CD117(+),CD34(−),Des(−),DOG-1(+),Ki-67(Li<1%),NES(+),S-100(+),SMA(+)。

基因检测:c-KIT 基因第 11 外显子第 559 位密码子 GTT(Gln)突变为 GAT(Leu);c-KIT 基因第 9、13、17 外显子及 PDGFRA 基因第 12、18 外显子无突变。

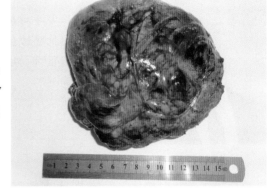

图 8-7 腹腔肿块大体表现

【预后】

患者于术后第 7 天恢复出院,术后第 14 天起恢复伊马替尼靶向治疗,400mg/d。术后第 1 年,每 3 个月复查腹盆腔增强 CT;术后 1 年起,每 6 月复查腹盆腔增强 CT。截至 2018 年 10 月,随访 47 个月,未诉明显药物不良反应,无明显复发转移征象。

【经验与体会】

EGIST 具有和 GIST 相似的细胞形态、免疫组织化学染色表达和基因突变类型,但 c-KIT 第 11 外显子的突变率较低,约 40%~50%,提示其对甲磺酸伊马替尼的疗效可能不如 GIST。EGIST 因其特殊的解剖部位,生长空间充足,且不累及胃肠道,早期基本无不适主诉,发现时往往肿瘤巨大,核分裂活跃,常伴有淋巴转移或远处转移,因而预后较差。鉴于 EGIST 特殊的临床病理及预后特点,对于腹腔病灶,术中需要仔细探查是否与胃肠道存在粘连和附着,同时术后病理需要明确肿瘤假包膜上是否残留胃肠壁肌组织。

对于拟行术前靶向治疗的 GIST 患者,应先行活检明确诊断和基因突变类型,首选超声内镜下细针穿刺活检,但限于超声内镜可以达到的消化道管腔范围内。此患者因急性下腹痛就诊于急诊,平扫 CT 提示肿瘤破裂,且不适于行超声内镜,因此选择经皮穿刺活检。在活检明确为 c-KIT 11 外显子突变的 GIST 后,即予伊马替尼 400mg/d 治疗,用药期间每 2~3 个月复查腹盆腔增强 CT,并参照 Choi 标准评估治疗效果。对于伊马替尼术前治疗时间,一般认为 6~12 个月,病灶不再缓解比较合适。此患者经过 6 个月的伊马替尼靶向治疗后病灶较首诊明显缓解,近 2 个月肿瘤缓解不明显,因而予手术切除。考虑到此患者靶向治疗前肿瘤 >10cm,并且肿瘤发生过破裂,术后继续予伊马替尼 400mg/d 治疗。

（撰稿人:高晓东）

【专家点评】

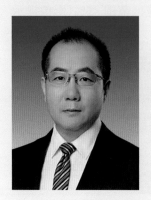

沈坤堂

教授,主任医师,博士研究生导师

复旦大学附属中山医院胃肠外科主任

中国抗癌协会胃肠间质瘤专业委员会常务委员

中国医师协会外科医师分会胃肠道间质瘤诊疗专业委员会
常务委员

EGIST 首诊时瘤体一般较大,大多数直径超过 10cm,且出现局部器官浸润或转移的概率也比胃 GIST 大,众多研究均表明 EGIST 的恶性程度较高。目前治疗手段主要以手术切除为主,应尽可能完整切除瘤体,若有邻近器官侵犯则应联合其他脏器切除,因此 EGIST 的手术往往具有较大的难度,创伤也较大。随着靶向药物的出现,越来越多的学者发现术前进行伊马替尼治疗能显著缩小 EGIST 的肿瘤体积,降低手术风险,增加手术完整切除率。本例中患者瘤体从 19cm 缩小至 11cm,大大降低了手术难度,提高了 R0 切除率,获得了显著的疗效改善。

【参考文献】

［1］SAWAKI A. Rare gastrointestinal stromal tumors (GIST): omentum and retroperitoneum [J] . Translational Gastroenterology & Hepatology, 2017, 2 (12): 116.

［2］LAROIA S T, YADAV T, RASTOGI A, et al. Malignant Retroperitoneal Extra-Gastrointestinal Stromal Tumor: A Unique Entity [J] . World Journal of Oncology, 2016, 7 (2-3): 45-50.

［3］YI J H, PARK B B, KANG J H, et al. Retrospective analysis of extra-gastrointestinal stromal tumors [J] . World Journal of Gastroenterology, 2015, 21 (6): 1845-1850.

［4］AGAIMY A, WÜNSCH P H. Gastrointestinal stromal tumours: a regular origin in the muscularis propria, but an extremely diverse gross presentation [J] . Langenbecks Archives of Surgery, 2006, 391 (4): 322-329.

［5］沈琳,曹晖,秦叔逵,等.中国胃肠间质瘤诊断治疗共识 (2017年版) [J] . 肿瘤综合治疗电子杂志, 2018, 4 (1): 31-43.

［6］DIMOFTE M G, PORUMB V, FERARIU D, et al. EGIST of the greater omentum-case study and review of literature [J] . Romanian journal of morphology and embryology. 2016, 57 (1): 253.

［7］曹晖,高志冬,何裕隆,等.胃肠间质瘤规范化外科治疗中国专家共识 (2018 版) [J] . 中国实用外科杂志, 2018, 38 (9): 965-973.

9 十二指肠 GIST 术前治疗

【关键词】

胃肠间质瘤;术前治疗;十二指肠;手术治疗

【导读】

GIST 是胃肠道最常见的间叶源性肿瘤,发生于十二指肠的胃肠间质瘤占小肠 GIST 的 12%~18%,占全部 GIST 的 1%~4%。对于局限性 GIST,手术治疗仍然是首选治疗手段,但因为十二指肠 GIST 的解剖位置特殊,紧邻胰头、胆道等结构,导致十二指肠 GIST 的外科手术方式复杂,外科医生须根据具体的解剖部位和肿瘤大小等因素考虑手术方式。伊马替尼在 GIST 术前治疗中有着不可忽视的作用,使部分原来无法手术的患者通过靶向治疗后肿瘤缩小,降低了胰十二指肠切除等多器官切除的可能性,且提高了手术切除率,减少了手术创伤。

病例 1

【病例摘要】

患者,男性,67 岁,因"腹部不适 1 周",2016 年 8 月在四川大学华西医院行腹部 B 超示:右侧腹膜后查见巨大囊实性包块,大小约 10.8cm×5.3cm,团块推挤右肝,挤压右侧输尿管,紧邻下腔静脉及腹主动脉,边界欠清楚。腹部增强 CT 示(图 9-1):右侧肾旁前间隙前方见囊实性肿块影,增强扫描实质部分明显不均匀强化,其内见较多大血管,肿块较大,横截面积约 11.3cm×5.9cm,上下径 13.2cm,上缘紧贴胆囊颈部下壁,胆囊壁未见明显增厚;内缘与胰头钩突、十二指肠水平部及降部分界不清,局部十二指肠显示不清,肿块前份血管与十二指肠壁分界不清;升结肠、十二指肠、胰头受压向前移位。行右腹腔包块穿刺示:梭形细胞肿瘤,结合免疫组织化学染色提示胃肠间质瘤。初步诊断:

十二指肠胃肠间质瘤。

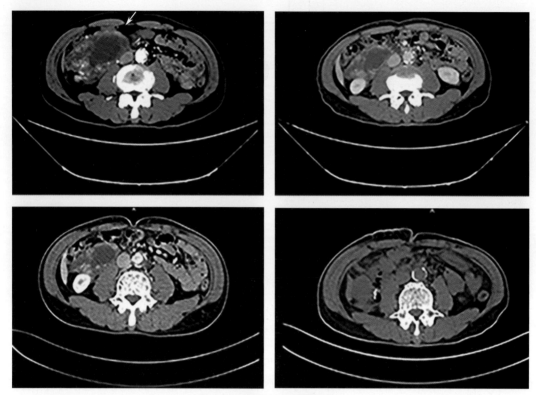

图 9-1　术前治疗前腹部 CT

➤ 既往史及家族史

既往史无特殊。

➤ 体格检查

腹部平坦,未见胃肠型及蠕动波。右上腹扪及一10cm×10cm左右巨大肿物,界清,质韧。腹部无压痛,无反跳痛,无肌紧张;肠鸣音正常。

➤ 辅助检查

血常规、血生化和肿瘤标志物未见明显异常。

➤ 初步诊断

(十二指肠)胃肠间质瘤

【治疗过程】

(一)病例分析

患者为老年男性,以"(十二指肠)胃肠间质瘤"就诊。腹部CT见腹膜后巨大包块,约11.3cm×5.9cm,与邻近组织紧邻,经MDT讨论,多学科团队评估考虑手术切除难度大,完整切除可能性低,且需联合脏器切除,患者经穿刺诊断明确,故建议予伊马替尼400mg/d行术前治疗,密切评估肿瘤变化。

(二) 治疗方案

患者开始口服伊马替尼,剂量为 400mg/d,无严重不良反应,每 3 个月复查腹部 CT。服药 4 个月后腹部增强 CT(图 9-2)示:肿块较大横截面积约 8.2cm×4.5cm。服药 8 个月后患者腹部增强 CT(图 9-3)示:肿块最大横截面 7.9cm×3.6cm。再次评估其切除可能性后,患者欲行手术切除。

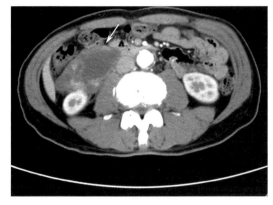 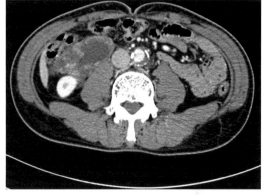

图 9-2 服药 4 个月后腹部增强 CT　　图 9-3 服药 8 个月后腹部增强 CT

患者术前停药 1 周后在全麻下行剖腹探查术,术中探查见:腹腔内无积液,右上腹粘连明显,右肾旁前间隙可见一肿块,直径约 8cm×4cm,与十二指肠粘连紧密;肿块呈不规则状,剖面呈鱼肉状,肿块有完整包膜;腹膜后未扪及淋巴结肿大,余腹腔内脏器未见异常。术中诊断:十二指肠胃肠间质瘤,遂行十二指肠部分切除 + 十二指肠 - 空肠侧 - 侧吻合,手术总时间 3h,术中失血约 200ml,术中未输血。

(三) 术后病理及基因检测

病理诊断:(十二指肠)胃肠间质瘤靶向治疗后(9.5cm×8.0cm×3.9cm),核分裂象约 2 个 /50HPF。

免疫组织化学染色示:CD117(+),CD34(−),DOG-1(+),SDHB(+),MIB-1(阳性率 <2%),SMA(+),Desmin(−),S-100(−)。

基因检测:c-KIT 基因 11 外显子 557-558 缺失突变。

【预后】

术后患者恢复顺利出院。

出院后继续予以伊马替尼 400mg/d,随访 30 个月未见复发。

【经验与体会】

对于直径 >2cm 的局限性 GIST,评估无手术禁忌证,预期能实现 R0 切除且不需要联合器官切除或严重影响器官功能者,手术切除是首选的治疗方法;对于巨大肿瘤、特殊部位肿瘤等手术困难者,通过伊马替尼术前治疗使得肿瘤体积缩小,减少手术风险,增加肿瘤 R0 切除率,缩小手术范围是目前的标准治疗方案。根据《中国胃肠间质瘤诊断治疗共识(2017 年版)》术前治疗适应证:术前评估手术难度较大;巨大 GIST(直径 ≥ 10cm)术中易破裂或出血导致医源性传播;肿瘤定位于特殊解剖部位,如胃食管交界处、十二指肠、下段直肠,以及对主要脏器功能的损伤不可避免者;可能切除肿瘤,但手术风险大,复发率高,死亡率高;需联合多器官切除者;存在复发、转移,手术困难者。术前治疗时限为 6~12 个月,判断术前治疗效果采用 Choi 标准。对于术后辅助靶向药物治疗,根据改良 NIH 危险度分级及基因检测结果选择术后辅助治疗的方案及时限。

十二指肠 GIST 手术切除常用术式包括十二指肠楔形切除术、十二指肠节段切除术、远端胃部分切除术、保留胰腺的十二指肠切除术和胰十二指肠切除术。从保护器官功能和减少创伤的角度出发,应争取行局部手术切除肿瘤,在保证肿瘤完整切除的基础上,尽量保护 Vater 壶腹和胰腺功能并行符合生理的消化道重建,尽量减少实施胰十二指肠切除术等扩大手术。

本例患者由于初诊时肿瘤体积巨大,且肿瘤位于十二指肠,位置特殊,直接手术可能需行联合脏器切除,手术创伤大,风险高,故选择采用伊马替尼进行术前治疗。治疗 8 个月后肿瘤体积减小趋势渐缓,考虑已达最大疗效,故行保留胰腺的十二指肠部分切除,从而尽可能保护患者的器官功能,减少患者的创伤。

十二指肠 GIST 存在解剖位置及生物学的特殊性,术前治疗有其必要性,但现在术前治疗比例仍然较低。国内多中心十二指肠 GIST 回顾性研究发现,接受术前治疗的患者仅 10.8%。笔者认为,术前治疗理念仍需不断推广,希望通过本病例的报告,能够为十二指肠 GIST 的规范治疗提供部分参考。

病例 2

【病例摘要】

患者,男性,41 岁,于 2017 年 11 月 8 日因"黑便 2 天"就诊于当地医院。当地医院行腹部 CT 检查,报告示:十二指肠水平部软组织肿块,大小约 7.0cm × 5.5cm,考虑为胃肠间质瘤,周围数枚淋巴结肿大,考虑转移可能。患者为求进一步诊治,赴华中科技大学同济医学院附属协和医院就诊,行穿刺活检示:送检(十二指肠降部占位穿刺活检组织)全部取材制片,镜下主要为血细胞及纤维素样渗出物,其内夹杂少许梭形细胞巢,免疫组织化学染色示该细胞巢 CD117(+),DDG-1(+),CD34(-),SMA(+),S-100(-),SDHB(+),Ki-67(个别 +),免疫表型符合胃肠间质瘤。肝脾 MRI 平扫 + 增强示:①肝内多发类圆形稍长 T1,稍长 T2 信号影,较大者位于肝左叶外侧段包膜下,大小约 2.3cm × 2.2cm × 1.3cm,钆塞酸二钠(普美显)增强扫描动脉期病灶明显强化,部分病灶边缘环形强化,肝胆期呈稍低信号,弥散未见明显受限,考虑海绵状血管瘤;②胆胰脾未见明显异常,建议复查;③扫描所及十二指肠降部走行区见混杂信号团块影(图 9-4)。

考虑到患者十二指肠肿瘤大小为 7.0cm × 5.5cm,且与胰腺和下腔静脉等重要脏器毗邻,手术完整切除可能要联合脏器切除,术后胰漏等并发症发生率较高,建议先行术前治疗。内镜下取活检行基因检测示:活检样本 *c-KIT* 基因 11 外显子发生突变,突变类型为 p.V559D;*PDGFRA* 基因 12、18 外显子为野生型。提示患者能从伊马替尼术前治疗中获益,遂给予患者 400mg/d 标准剂量治疗。患者服药依从性良好,未出现明显不良反应。

服药 4 个月后,2018 年 3 月复查全腹增强 CT 示:十二指肠降部见等密度肿块影并向外生长,大小约 6.6cm × 5.1cm(图 9-5),病灶边界尚清,与胰腺钩突、下腔静脉毗邻;中央见不规则液体密度影,肝固有动脉分支向病灶供血,邻近肠系膜根部多发小淋巴结;增强扫描示边缘实性成分可见强化,中心区域低密度影区未见明显强化;上述所见考虑胃肠间质瘤,较前病灶缩小;余所见较前片相仿。

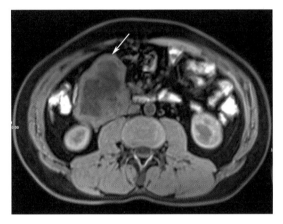

图 9-4　十二指肠降部走行区见混杂信号团块影

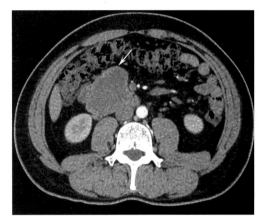

图 9-5　2018 年 3 月全腹增强 CT

服药 7 个月后,2018 年 6 月复查全腹增强 CT 示:十二指肠降部见等密度肿块影并向外生长,大小约 6.1cm × 4.4cm,病灶边界尚清,与胰腺钩突。下腔静脉毗邻;中央见不规则液体密度影,肝固有动脉分支向病灶供血,邻近肠系膜根部多发小淋巴结,增强示边缘实性成分可见强化,中心区域低密度影区未见明显强化;上述所见考虑十二指肠 GIST,病灶较前略缩小。余与前片相仿,无特殊(图 9-6)。

服药 10 个月后,2018 年 9 月复查全腹增强 CT 示:十二指肠见等密度肿块影并向外生长,大小约 4.9cm × 4.0cm,十二指肠 GIST 病灶较前略缩小,余与前片相仿,无特殊(图 9-7)。

2018 年 12 月,患者为求进一步治疗就诊于华中科技大学同济医学院附属协和医院。门诊以"十二指肠 GIST 术前治疗后"收治入院。

➢ 既往史及家族史

既往体健,否认药物过敏史;父母已故,家族中无类似病史。2000 年因急性阑尾炎行阑尾切除术。

➢ 体格检查

全身皮肤黏膜无黄染,贫血貌。腹部平坦,右下腹见一 5cm 陈旧性手术切口。未见胃肠型及蠕动波。腹部无压痛,无反跳痛,无肌紧张;肠鸣音正常。

➢ 辅助检查

血常规:白细胞 3.77×10^9/L↓,红细胞 3.3×10^{12}/L↓,血红蛋白 97g/L↓,血小板

$383 \times 10^9/L\uparrow$,中性粒细胞百分比 64.60%,淋巴细胞百分比 21.9%。

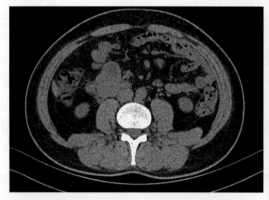

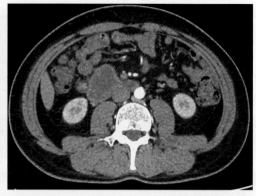

图 9-6　2018 年 6 月全腹增强 CT　　　　图 9-7　2018 年 9 月全腹增强 CT

血生化:总胆红素 10.9μmol/L,直接胆红素 3.9μmol/L,总蛋白 69.0g/L,白蛋白 47g/L,肌酐 78.3μmol/L,尿素 4.93mmol/L,钠 139.0mmol/L,钾 3.83mmol/L,氯 100.3mmol/L。

2018 年 12 月行上下腹部、盆腔平扫 + 增强示:十二指肠降部见等低密度肿块影并向外生长,大小约 4.9cm×3.5cm(图 9-8),病灶边界清晰,与胰腺钩突、下腔静脉毗邻;中央见不规则液体密度影及新发少许斑点状积气影,肝固有动脉分支向病灶供血,邻近肠系膜根部多发小淋巴结,增强示边缘实性成分可见强化,中心区域低密度影区未见明显强化。余同前。

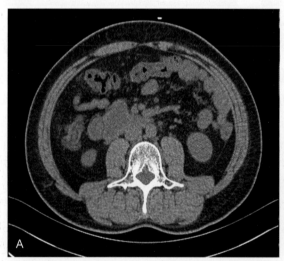

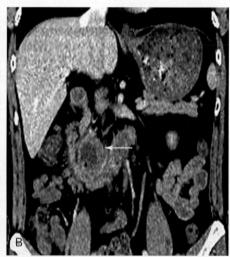

图 9-8　2018 年 12 月全腹增强 CT

➤ 初步诊断

1. (十二指肠)胃肠间质瘤术前治疗后

2. 阑尾切除术后

3. 肝脏血管瘤

4. 轻度贫血

5. 肾囊肿

【治疗过程】

(一) 病例分析

患者为中年男性，以"十二指肠 GIST 术前治疗后"就诊。(十二指肠) 胃肠间质瘤诊断明确。靶向治疗前肿瘤大小为 7.0cm × 5.5cm，伊马替尼治疗 12 个月后肿瘤大小缩小为 4.9cm × 3.5cm，疗效学评价：稳定状态。为防止术前靶向治疗时间过长肿瘤发生继发性耐药，故考虑手术治疗。

(二) 治疗方案

患者于 2018 年 12 月 21 日行腹腔镜下十二指肠切除术 + 胆肠吻合术 + 胰肠管吻合术。术中探查发现十二指肠降部内侧近乳头处可见一包块，大小约 4cm × 4cm。打开胃结肠韧带，显露胰腺，游离十二指肠；于胃体中下 1/3 处离断，断端缝合止血，解剖、离断十二指肠动脉，分离胰腺上下缘，于胰腺颈部离断，十二指肠于水平部离断。右侧腹直肌切口开腹后，屈氏韧带下方空肠穿横结肠系膜行胰肠吻合及胆肠吻合。输入襻与输出襻空肠行空肠布朗吻合。生理盐水冲洗止血，于胆肠吻合口及胰肠吻合口下方各放置橡胶引流管一根。

(三) 术后病理及基因检测

病理诊断：(十二指肠) 胃肠间质瘤伊马替尼治疗后 (4cm × 3cm) 核分裂象 <5 个 /50HPF (图 9-9)。

免疫组织化学染色：CD117 (+)，DOG-1 (+)，SMA (+)，HHF35 (+)，H-caldesmon (+)，CD34 (−)，S-100 (−)，Desmin (−)，SDHB (+)，Ki-67 (Li<2%)。

【预后】

术后第 3 日，患者腹腔内引流出约 200ml 淡绿色液体，未诉其他不适。考虑胆漏可能，予以充分引流、护肝、抗炎以及加强营养等对症支持治疗。术后第 5 日晚，患者腹腔右侧引流管旁突然出现约 3ml 渗血，引流管中约有 10ml 暗红色液体。床边血压 125/82mmHg。急诊行胸腹部 CT 示：①胃肠吻合、胰管吻合术后，吻合口充盈欠佳，壁稍肿胀，上下腹腔间隙、腹膜后间隙渗出性表现、散在积液 (局部肠间隙包裹性积液)，脂肪浑浊，胰腺可疑肿胀，胰周渗出性表现，双侧肾前筋膜增厚，上下腹腔引流管、肝脏 Glisson 鞘水肿增厚，胆

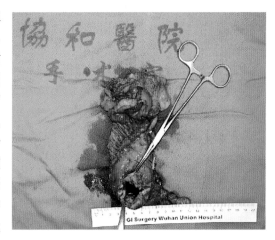

图 9-9　大体标本

囊似积气,建议复查或进一步检查除外胰腺炎可能;②双侧胸腔少量积液,双肺下叶肺组织膨胀不全,双肺下叶条片状炎性改变。查血结果示:血红蛋白 107g/L,红细胞 3.39×10^{12}/L,白细胞 11.48×10^9/L,中性粒细胞百分比 82.70%;C 反应蛋白 101.00mg/L。对比术后第三天查血结果:血红蛋白 118g/L,红细胞 3.56×10^{12}/L,白细胞 9.44×10^9/L,中性粒细胞百分比 88.86%。血红蛋白及红细胞计数有所降低。

遂继续加强对症支持治疗,并且密切观察患者病情变化。术后第六日晚,患者突然出现上腹部疼痛,腹腔引流管引流出约 500ml 血性液体。患者神志尚清楚,体检腹肌稍紧张,未触及压痛及反跳痛,血压为 118/91mmHg。目前考虑患者可能出现腹腔出血及失血性休克,遂进行输血,输注浓缩红细胞 4U 及血小板 2 人份;同时联系介入科行血管栓塞治疗。术中患者突发心脏骤停,遂予以心肺复苏进行抢救,同时扩充血容量、强心,并且行气管插管给氧。随后患者生命体征恢复,心率波动在 80~90 次 /min,血压 90/50mmHg 左右。行动脉造影检查并行肝总动脉栓塞,转入 ICU 继续治疗。予补充血容量,纠正水电解质平衡等支持治疗。患者情况仍未见好转,并且出现 DIC 及多器官功能衰竭。术后第 7 日晚(2018 年 12 月 28 日)患者再次突发心脏骤停,给予连续心脏按压等抢救措施,抢救 1 小时后宣告患者临床死亡。

【经验与体会】

局部晚期胃肠间质瘤的定义为:术前影像学评估或者术中发现 GIST 侵犯周围脏器或存在局部淋巴结转移,但无远处转移者。本例患者新辅助治疗前肿瘤大小为 7.0cm × 5.5cm,且考虑有周围淋巴结转移,对于该类患者处理方法如下:①估计能达到完整切除、手术风险较小及对相关脏器功能影响较少者,可先行手术切除,术后再予伊马替尼靶向治疗;②如术前评估不能确定手术能否达到完整切除,或需要联合多脏器手术,或预计术后发生并发症风险较高,可考虑先行伊马替尼治疗,待肿瘤缩小,再予手术完整切除。本例患者肿瘤较大且毗邻周围重要脏器,故先行新辅助治疗。

对于原发潜在可切除 GIST,术前靶向药物治疗有助于减小肿瘤的体积,降低肿瘤术中破裂导致医源性播散的风险;保护重要脏器的结构和功能,增加根治性切除的机会。EORTC STBSG 研究纳入 161 例局限性 GIST,患者术前给予伊马替尼 400mg/d,直至手术或肿瘤进展,评价标准是疗效最大化(连续两次 CT 检查显示肿瘤无进展或缩退)。结果表明伊马替尼总有效率为 80.1%,手术 R0 切除者占 83.0%,仅两例患者在术前治疗中发生疾病进展。以上研究证实,术前伊马替尼治疗可提高局部晚期 GIST 的 R0 切除率。2017 版胃肠间质瘤 CSCO 指南指出对于术前治疗时间,一般认为给予伊马替尼术前治疗 6~12 个月施行手术比较适宜。过度延长术前治疗时间可能会引起继发性耐药。本例患者术前治疗 12 月余,瘤体缩小明显,最近两次影像学复查显示肿瘤处于稳定状态,已达到最大疗效,故考虑行手术切除。

毋庸置疑,十二指肠 GIST 的治疗应采取以手术为中心的多学科治疗模式,其手术方式可分为局限性切除和扩大切除两种。局限性切除包括肿瘤剜除术、十二指肠楔形切除术、十二指肠节段切除术和十二指肠部分切除术等,扩大切除则主要是胰十二指肠切除术。就我们中心的经验而言,十二指肠 GIST 手术方式的选择主要取决肿瘤的大小和肿瘤的部位。

位于非乳头区域直径 1~2cm 的 GIST,或者距离系膜缘 ≤ 1cm 的 GIST,如影像学评估与周围脏器界限清楚,可行十二指肠楔形切除术,最大程度上保留 Vater 壶腹和胰腺的功能;位于乳头区域的肿瘤,切除后可影响十二指肠乳头的功能,应行十二指肠部分切除术;如乳头区域肿瘤较大,未侵犯胰腺,可行全十二指肠切除术;若肿瘤侵犯胰腺或与胰腺分界不清,则行胰十二指肠切除术。大量文献报道,接受不同术式的十二指肠 GIST 患者,其远期生存并无统计学差异。但是接受胰十二指肠切除术的患者,其术后发生胰漏、胆漏、腹腔出血甚至死亡等严重并发症的风险明显高于局限性切除的患者。

本例患者术前靶向治疗效果显著,肿瘤体积明显缩小,但是由于其肿瘤位于十二指肠降段系膜侧且邻近乳头,难以行局限性完整切除,遂行胰十二指肠切除术,术中进展顺利且确切止血。但不幸的是,本例患者术后第 5 天出现腹腔大出血。考虑为胆漏伴腹腔感染,腐蚀血管,从而导致难以控制的腹腔出血。文献报道胰十二指肠切除术后胆漏的发生率约为 2%~4%,其发生可能与胆肠吻合口张力过大、胰漏或腹腔感染等原因有关。尽管术后胆漏较为少见,但一旦发生,将会造成严重后果。因此预防术后胆漏显得尤其重要,其预防措施主要包括:①在确保根治的前提下,确保胆管的血运,胆总管游离长度不可过长,并且吻合口针距必须适当;②对于胆管较细的患者,在胆肠吻合口内留置胆肠支撑管并引出体外,可有效减少胆漏,对于减少胰漏也有帮助;③术后抗感染,避免因腹腔感染或胆道感染而导致胆漏;④围手术期加强营养,纠正低蛋白血症、贫血及营养不良等不利于术后恢复的因素。

(撰稿人:尹源 张鹏 范军)

【专家点评】

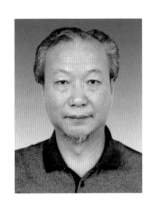

马志强
北京协和医院基本外科
中国老年保健医学研究会老年胃肠外科分会委员
中国医师协会外科医师分会肥胖和糖尿病外科医师委员会委员
北京医师协会临床营养专业专家委员会常务委员

十二指肠原发 GIST 临床较为少见,约占 GIST 的 4.5%。然而,十二指肠是腹部器官毗邻解剖关系最为复杂的器官,十二指肠 GIST 手术应尽量保护 Vater 壶腹和胰腺功能,并行符合生理的消化道重建。从保护器官功能的角度,争取行局部手术切除肿瘤,在保证肿瘤完整切除的基础上,尽量减少实施胰十二指肠切除术等扩大手术。本人在回顾性研究基础上曾经总结过十二指肠 GIST 肿瘤大小与术式的选择:<3cm,通常可行十二指肠肠壁部分切除(楔形切除);3~5cm,非邻近十二指肠乳头区域,可考虑十二指肠节段切除;≥ 5cm 者大多需要行保留胰腺的十二指肠切除,或者胰十二指肠切除术(Whipple 术)。然而临床实践中更应

考虑肿瘤的位置(内侧、外侧),向内生长还是向外生长,以及能否避开十二指肠乳头等因素,甚至肿瘤的质地也会影响术式的选择。在选择非 Whipple 术时,十二指肠的成形和消化道的重建对患者的预后仍是一个很关键的问题,应充分考虑胆汁、胰液的流出和吻合口血供。

上述两例患者肿瘤最长径均 >5cm,与周围脏器分界不清,直接行手术 R0 切除难度较大,联合脏器切除难以避免,故活检确诊十二指肠 GIST 后行术前治疗。两例分别使用伊马替尼治疗 8 个月和 10 个月时肿瘤均有缩小,第一例虽然仍有 9.5cm×8.0cm×3.9cm 之大,但获得了十二指肠部分切除,是因为肿瘤外向型生长(向腹膜后),距离十二指肠乳头较远。而第二例虽然肿瘤缩小程度理想,但因距离十二指肠乳头近,被迫选择胰十二指肠切除术。

GIST 的术前治疗通常可以达到以下预期目的:瘤体的缩小;肿瘤密度降低;肿瘤血供减少;肿瘤与相邻器官的关系更加清晰易于分离。这些均是提高手术切除率,避免联合脏器切除,缩小手术范围,减少手术创伤并能降低手术并发症的关键因素,但是仍有部分 GIST (10%)在一线靶向治疗时出现原发耐药,因此,在术前靶向药物治疗之初,及时合理的影像学跟踪检查十分重要。近年来,有在 GIST 术前靶向药物治疗初始有效,继而停滞甚至出现继发耐药趋势,仍然无法实施 R0 切除的病例,探索采取二线或一二线联用的方法使肿瘤进一步缩小从而获得手术成功的报道。

一项回顾性研究分析欧洲 10 个中心共 161 例接受术前治疗的局部晚期但无转移的 GIST(十二指肠 GIST 占 10%),研究显示患者平均接受术前治疗 40 个月,83% 达到 R0 切除,十二指肠局部晚期 GIST 术后 3 年 DFS 为 78%。提示十二指肠 GIST 术前治疗对于提高手术 R0 切除率,降低手术风险是安全有效的。然而第二例患者虽经术前治疗后达到了部分缓解,然而手术因肿瘤与胰腺粘连,且肿瘤位于十二指肠降部内侧,术中还是未能保留相关脏器功能,这提示我们术中能否保留相关脏器功能不仅与肿瘤大小相关,还取决于肿瘤部位及是否侵犯周围脏器。

第二例患者 R0 切除术后,因术后并发胆漏及腹腔感染,腐蚀血管后引起难以控制的腹腔出血,最终导致患者死亡。本病例从术前治疗至手术治疗过程都很顺利,然而由于术后并发症导致不完美的结局令人惋惜,术者的诊治体会中就如何预防术后胆漏作了详细描述,值得借鉴。此外,术前治疗引起组织水肿是否会导致术后吻合口漏风险增加值得进一步研究。

【参考文献】

[1] CASALI P G, ABECASSIS N, ARO H T, et al. Gastrointestinal stromal tumours: ESMO-EURACAN Clinical Practice Guidelines for diagnosis, treatment and follow-up [J] . Ann Oncol, 2018, 29: v267.

[2] 曹晖, 高志冬, 何裕隆, 等. 胃肠间质瘤规范化外科治疗中国专家共识 (2018 版) [J] . 中国实用外科杂志, 2018, 38 (09): 965-973.

[3] VON MEHREN M, RANDALL R L, BENJAMIN R S, et al. Soft Tissue Sarcoma, Version 2. 2018, NCCN Clinical Practice Guidelines in Oncology [J] . J Natl Compr Canc Netw, 2018, 16 (5): 536-563.

[4] VON MEHREN M, RANDALL R L, BENJAMIN R S, et al. Gastrointestinal stromal tumors, version 2. 2014 [J] . J Natl Compr Canc Netw, 2014, 12 (6): 853-862.

[5] COLOMBO C, RONELLENFITSCH U, YUXIN Z, et al. Clinical, pathological and surgical characteristics of duodenal gastrointestinal stromal tumor and their influence on survival: a multi-center study [J] . Ann Surg Oncol, 2012, 19 (11): 3361-3367.

［6］LEE S Y, GOH B K, SADOT E, et al. Surgical Strategy and Outcomes in Duodenal Gastrointestinal Stromal Tumor [J] . Ann Surg Oncol, 2017, 24 (1): 202-210.

［7］BLESIUS A, CASSIER P A, BERTUCCI F, et al. Neoadjuvant imatinib in patients with locally advanced non metastatic GIST in the prospective BFR14 trial [J] . BMC Cancer, 2011, 11: 72.

［8］FIORE M, PALASSINI E, FUMAGALLI E, et al. Preoperative imatinib mesylate for unresectable or locally advanced primary gastrointestinal stromal tumors (GIST) [J] . Eur J Surg Oncol, 2009, 35 (7): 739-745.

［9］沈琳, 曹晖, 秦叔逵, 等. 中国胃肠间质瘤诊断治疗共识(2017 年版) [J] . 肿瘤综合治疗电子杂志, 2018, 4 (1): 31-43.

［10］冯兴宇, 胡伟贤, 张鹏, 等. 十二指肠胃肠间质瘤外科治疗多中心临床分析 [J] . 中国实用外科杂志, 2018 (05): 535-540.

［11］ZHOU B, ZHANG M, WU J, et al. Pancreaticoduodenectomy versus local resection in the treatment of gastrointestinal stromal tumors of the duodenum [J] . World J Surg Oncol, 2013, 11: 196.

［12］JOHNSTON F M, KNEUERTZ P J, CAMERON J L, et al. Presentation and management of gastrointestinal stromal tumors of the duodenum: a multi-institutional analysis [J] . Ann Surg Oncol, 2012, 19 (11): 3351-3360.

［13］TIEN Y W, LEE C Y, HUANG C C, et al. Surgery for gastrointestinal stromal tumors of the duodenum [J] . Ann Surg Oncol, 2010, 17 (1): 109-114.

［14］CROWN A, BIEHL T R, ROCHA F G. Local resection for duodenal gastrointestinal stromal tumors [J] . Am J Surg, 2016, 211 (5): 867-870.

［15］刘彤, 李卫东, 田伟军. 十二指肠胃肠间质瘤的诊治思考 [J] . 中华胃肠外科杂志, 2015, (4): 316-320.

［16］刘天舟, 韩刚, 孙鹏达, 等. 十二指肠升部胃肠间质瘤的诊治体会 [J] . 中华胃肠外科杂志, 2015 (4): 395-397.

［17］陶凯雄, 张鹏. 胃肠间质瘤精准诊疗与全程化管理 [M] . 武汉 : 湖北科学技术出版社, 2018: 35-36.

［18］RUTKOWSKI P, GRONCHI A, HOHENBERGER P, et al. Neoadjuvant imatinib in locally advanced gastrointestinal stromal tumors (GIST): the EORTC STBSG experience [J] . Ann Surg Oncol, 2013, 20 (9): 2937-2943.

［19］中国临床肿瘤学会胃肠间质瘤专家委员会. 中国胃肠间质瘤诊断治疗共识(2017 年版) [J] . 肿瘤综合治疗电子杂志, 2018, 4 (1): 31-43.

［20］PIDHORECKY I, CHENEY R T, KRAYBILL W G. Gastrointestinal stromal tumors: current diagnosis, biologic behavior, and management [J] . Ann Surg Oncol, 2000, 7 (9): 705-712.

［21］刘彤, 李卫东, 田伟军. 十二指肠胃肠间质瘤的诊治思考 [J] . 中华胃肠外科杂志, 2015 (4): 316-320.

特殊部位篇

10 食管 GIST 术后继发骨转移

【关键词】

食管胃肠间质瘤;骨转移;伊马替尼

【导读】

胃肠间质瘤(gastrointestinal stromal tumor,GIST)是消化道最常见的间叶源性肿瘤,发生在食管部位的最为少见,约占 0.7%。中高危型 GIST 患者术后复发转移率高,主要为局部复发、腹腔转移、肝转移,发生骨转移者较为罕见。而食管胃肠间质瘤发生骨转移则更为少见。本文报道 1 例巨大食管 GIST 术后继发骨转移患者,结合相关文献讨论其临床治疗方法,希望能帮助临床工作者熟悉此类少见的胃肠间质瘤。

【病历摘要】

患者,女性,43 岁,2015 年 12 月 1 日因"进食梗阻"就诊于当地医院,自诉进食硬食时梗阻感明显,当地医院行胸部 CT 检查示:左侧胸腔 13.3cm×12.2cm 肿块,呈分叶状,其内密度均匀,与食管下段关系密切,考虑肿瘤性病变:胃肠间质瘤? 患者为求进一步治疗,遂前往华中科技大学同济医学院附属协和医院胸外科就诊,门诊以"胸腔占位:食管胃肠间质瘤?"收入院。

➤ 既往史及家族史

既往身体状况一般,否认肝炎、结核等传染病史,否认药物及食物过敏史;家族中无类似病史。

➤ 体格检查

上腹部及右下腹轻度压痛,剑突下可及一包块,约拳头大小,边界不清,活动度可,肝脏脾脏肋下未触及,腹部叩诊无移动性浊音,肠鸣音正常。

➤ 辅助检查

血常规:白细胞 $11.1×10^9/L$ ↑,红细胞 $4.53×10^{12}/L$,血红蛋白 128g/L,血小板 $187×10^9/L$,中性粒细胞百分比 80.87% ↑,淋巴细胞百分比 9.8% ↓。

血生化:未见异常。

肿瘤标志物:大致正常。

胸部及上腹部增强 CT(图 10-1):①左后下纵隔处见巨大不规则肿块影,横截面约 13.4cm×12.3cm,考虑肿瘤性病变:胃肠间质瘤? ②左侧胸腔、心包少量积液。③肝脏多发类圆形无强化低密度影,考虑囊肿。

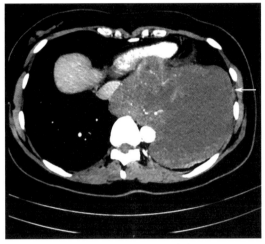

图 10-1　术前 CT 检查

上消化道钡剂造影(图 10-2):食管下段钡剂通过稍缓慢,局部管腔向右推移,管腔充盈欠佳,累及段长约 8cm,余管壁柔软,黏膜规则,扩张可。多考虑食管下段外压性改变。

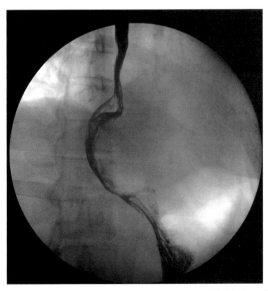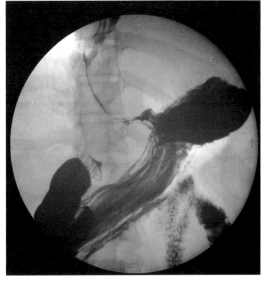

图 10-2　术前钡剂造影

➤ 初步诊断

1. 食管占位性病变:胃肠间质瘤?

2. 肝囊肿

3. 左肺下叶肺不张

【治疗过程】

(一) 病例分析

患者为中年女性,以"食管梗阻"就诊,影像学检查考虑食管下段肿瘤性病变,GIST 可能性大。由于肿物最大径 13cm,且位置与纵隔结构关系密切,术前活检风险大,遂未行术前活检。同时,巨大肿块占位效应可能影响周围结构功能,行肺通气及心脏超声检查评估心肺功能,未见明显异常,ECOG 评分 1 分,ASA 分级 2 级。考虑患者一般情况良好,原发肿瘤评估可切除,可行外科手术治疗,术后行病理检查和基因检测明确肿瘤性质,并指导术后治疗。

(二) 治疗方案

2015 年 12 月 8 日行手术探查,术中见胸腔部分粘连,可见少量淡黄色胸腔积液,左后下纵隔 - 心膈角处见巨大不规则肿块,横截面约 13cm×12cm,侵犯食管肌层,食管、心脏、膈肌受压,界限欠清,左肺下叶部分肺不张,故行"食管肿物剥除术 + 食管全层修补术 + 胸腔穿刺置管引流术",手术过程顺利。

(三) 术后病理检测

病理结果示:(食管)胃肠间质瘤伴坏死、出血。肿瘤大小 16.0cm×13.0cm×9.0cm,核分裂象 >20 个 /50HPF,改良 NIH 危险度分级:高危。

免疫组织化学染色示:CD117(+),CD34(+),DOG-1(+),PCK(−),SMA(−),S-100(−),Ki67(Li:25%)。

基因检测:c-KIT 基因外显子 11 发生突变,突变类型为 557-558 密码子缺失。

(四) 术后疾病进展

术后 7 天患者恢复出院,建议其服用伊马替尼行辅助治疗,由于各种原因患者并未服药。

2016 年 3 月,患者无明显诱因出现左髋部疼痛,休息时可缓解,行走时加重。当地医院 CT 示:双髋臼及左侧髂骨下部散在骨质破坏,伴局部软组织肿胀,骨转移瘤可能大。MRI 示:左侧髂骨、髋臼及右侧髂骨骨质水肿,并左侧臀小肌肿胀,髂骨内、外侧筋膜水肿。笔者单位上消化道碘水造影示:食管下段局部毛糙,轻微囊状改变,碘水通过顺利,扩张度可,未见明显局限性狭窄及碘水外溢现象,贲门开放自然。

单光子发射计算机断层成像术(SPECT)检查示(图 10-3A):左侧髂骨、双侧髋臼骨质代谢异常活跃灶,考虑肿瘤骨转移可能。患者遵医嘱开始服用伊马替尼 400mg/d。

2016 年 9 月,笔者单位 SPECT 复查示(图 10-3B):左侧髂骨、双侧髋臼、双侧耻骨骨质代谢轻度异常,较前片骨质代谢变化不明显。

2018 年 6 月再次行 SPECT 检查示(图 10-3C):第 7~9 胸椎左侧、双侧髂骨、双侧髋臼骨质代谢轻度异常活跃灶,较前相仿,未发现新病灶。

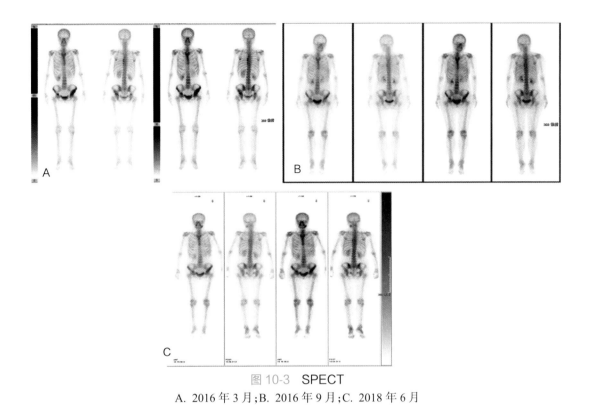

图 10-3   SPECT

A. 2016 年 3 月；B. 2016 年 9 月；C. 2018 年 6 月

肺部 CT 示（图 10-4）：食管术后改变，左膈膨隆升高，食管下段稍积气扩张，未见明显管壁及软组织密度影。胆囊、脾脏、胰腺及双肾未见明显异常。

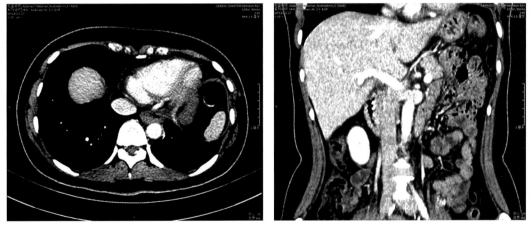

图 10-4   术后 CT 复查

【预后】

截至 2018 年 6 月，随访 30 个月，患者伊马替尼辅助治疗 27 个月。目前患者骨病灶无明显进展，骨痛症状明显减轻，现继续服用伊马替尼 400mg/d，服药期间患者无明显不良反应。

【经验与体会】

（一）食管胃肠间质瘤的临床特点、治疗及预后

随着医生临床经验的积累和诊疗技术的提高，食管 GIST 的确诊率也在不断提高。食管 GIST 最常发生于食管下段(约 86.8%)，其次是食管中段(约 11.4%)及食管上段(约 1.8%)，常以进食梗阻为首发症状。本例是发生于食管下段的巨大 GIST，考虑到术前活检风险大，可能出现肿瘤出血、破溃或肿瘤播散种植等严重后果，故未行术前活检。

传统的食管 GIST 手术方式大多以食管部分切除术为主。近年来，食管 GIST 手术方式趋于多样化。对于肿瘤最大径小于 2cm，且超声内镜下无高危征象的 GIST，可保守处理行内镜下监测。当出现肿瘤增长的证据或患者出现症状时，可进行内镜下切除术。肿瘤直径在 2~6.5cm 之间者，首选肿瘤摘除术。当肿瘤直径较大，可根据具体情况选择肿瘤摘除术或食管切除术，以完整切除肿瘤为原则。本例患者肿瘤最大径约 13cm，侵犯食管肌层，故行食管肿物剥除术 + 食管全层修补术。

食管 GIST 缺乏大样本研究，较难探讨其预后特点。多数已发布的临床研究支持其预后相对于其他部位的原发胃肠间质瘤较差，有学者认为这同食管的组织学特点有关。另有研究报道完整切除食管肿瘤，预后较好。不过在靶向治疗的大背景下，食管胃肠间质瘤的预后特点仍需更多的临床数据才能阐明。

（二）胃肠间质瘤继发骨转移的诊断及治疗方法

GIST 继发骨转移较少见，常见的骨转移部位是脊柱和骨盆，相比小肠和胃 GIST，直肠 GIST 更容易继发骨转移。SPECT 技术检测到特征性的溶骨性病变，病理学检查在骨病变中发现 GIST 细胞可做出骨转移诊断。本例患者 GIST 术后出现左髋部疼痛，行 SPECT 检查发现左侧髂骨、双侧髋臼骨质代谢异常活跃灶，考虑骨转移。患者遵医嘱开始服用伊马替尼，用药后骨痛症状明显减轻，但 SPECT 复查并未发现明显的病灶缩小，且患者未行骨组织活检，未能作出明确诊断，故目前考虑为 GIST 术后疑似骨转移可能性大，患者病情仍在进一步观察中。

临床上治疗 GIST 继发骨转移的方法也相对较少，主要为药物治疗。伊马替尼可用于治疗晚期、复发性、不可切除或转移性的 GIST。该患者出现骨痛症状后，行伊马替尼辅助治疗，效果显著，骨痛症状明显减轻，表明辅助治疗有一定疗效。唑来膦酸是一种抗肿瘤药，可用于治疗实体瘤引起的高钙血症和骨转移，通过减少骨吸收，选择性地穿透破骨细胞并促进其凋亡，降低骨折和骨痛的发生频率，提高患者生活质量。另外，放疗和骨科手术也可用于治疗 GIST 骨转移，对疾病进程具有延缓作用，可以减少骨疼痛、预防病理性骨折和其他骨骼相关事件的发生。

文献报道，骨转移病灶是否累及脊柱可影响患者的预后，若累及脊柱预后可能较差。本例患者并没有累及脊柱，预后情况仍在进一步随访观察当中。

GIST 继发骨转移较为罕见，但是随着患者预期寿命的增加以及成像技术的改进，更多的骨转移患者会被发现，我们应加强对其的认识，改进治疗方式，提高患者生活质量。另外，

关于 GIST 继发骨转移的危险因素、分子背景、治疗反应和预后意义的数据较少,需要大样本研究。

(撰稿人:汤瑜)

【专家点评】

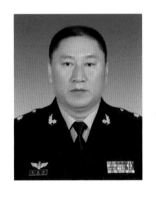

张洪伟

教授,主任医师,博士研究生导师

中国医师协会外科医师分会胃肠道间质瘤诊疗专业委员会副主任委员

中国抗癌协会胃肠间质瘤专业委员会常务委员

中国临床肿瘤学会胃肠间质瘤专家委员会常务委员

食管 GIST 发病率低,临床上少见,最易发生于食管下段,男性患者居多,缺乏特异性临床症状,主要以吞咽困难为主。内镜及影像学表现与食管平滑肌瘤相似,因此术前诊断食管 GIST 较为困难。对于食管 GIST,是否行术前活检来明确诊断目前尚存在争议。考虑到术前穿刺活检可能出现肿瘤出血、破溃或肿瘤播散种植以及食管瘘等严重后果,NCCN 指南并不推荐行术前活检。对于包块较大且与周围脏器分界不清、切除难度大的患者,术前活检是必要的。术前活检的目的是明确病变性质并行术前治疗使肿瘤降期,便于彻底切除。本例患者术前影像学检查明确肿瘤较大(13.4cm × 12.3cm),且提示来源于食管的外压性肿瘤(黏膜下),术前在超声内镜下经食管黏膜穿刺活检,明确病变后实施术前治疗是一种很好的方案。手术治疗是食管 GIST 的主要治疗手段。食管 GIST 的主要手术方式有:内镜下切除、肿瘤摘除术和食管部分切除术。食管 GIST 手术方式的选择主要根据肿瘤大小来决定。该患者术后病理:肿瘤大小 16cm × 13cm × 9cm,核分裂象 >20/50HPF,改良 NIH 危险度分级高危。免疫组织化学染色示:Ki-67(Li:25%),提示高增殖能力;基因检测:c-*KIT* 基因外显子 11 发生突变,突变类型为 557-558 密码子缺失,提示具有较高转移风险。这些结果强烈提示患者应该术后尽早服用伊马替尼辅助治疗并且服药时间要超过3 年。根据《中国胃肠间质瘤诊断治疗共识(2017 年版)》,对于中高危 GIST 患者术后应行靶向治疗,以防止疾病复发转移。然而本病例患者术后未行伊马替尼靶向治疗,术后 3 个月出现疑似骨转移情况,虽然没有病理结果证实骨转移,但是患者服用伊马替尼辅助治疗后骨痛症状明显减轻,且目前患者骨病灶无明显进展,说明靶向治疗有助于缓解食管 GIST 骨转移的病情进展。GIST 患者发生骨转移较为罕见,食管的静脉网既可通过半奇静脉和奇静脉汇入到上腔静脉也可直接汇入到门静脉系统,这就造成食管 GIST 可能出现肺转移和骨转移。

【参考文献】

［1］中国临床肿瘤学会胃肠间质瘤专家委员会 . 中国胃肠间质瘤诊断治疗共识 (2017 年版) [J] . 肿瘤综合治疗电子杂志 , 2018, 4 (1): 31-43.

［2］SUPSAMUTCHAI C, WILASRUSMEE C, HIRANYATHEB P, et al. A cohort study of prognostic factors associated with recurrence or metastasis of gastrointestinal stromal tumor (GIST) of stomach [J] . Ann Med Surg (Lond) , 2018, 35: 1-5.

［3］AKTAN M, KOC M, YAVUZ B B, et al. Two cases of gastrointestinal stromal tumor of the small intestine with liver and bone metastasis [J] . Ann Transl Med, 2015, 3 (17): 259.

［4］陶凯雄 , 张鹏 . 胃肠间质瘤精准诊疗与全程化管理 [M] . 武汉 : 湖北科学技术出版社 , 2018: 40-41.

［5］COCCOLINI F, CATENA F, ANSALONI L, et al. Esophagogastric junction gastrointestinal stromal tumor: resection vs enucleation [J] . World J Gastroenterol, 2010, 16 (35): 4374-4376.

［6］DI SCIOSCIO V, GRECO L, PALLOTTI M C, et al. Three cases of bone metastases in patients with gastrointestinal stromal tumors [J] . Rare Tumors, 2011, 3 (2): e17.

［7］GOUVEIA A M, PIMENTA A P, LOPES J M, et al. Esophageal GIST: therapeutic implications of an uncommon presentation of a rare tumor [J] . Dis Esophagus, 2005, 18 (1): 70-73.

［8］JIANG P, JIAO Z, HAN B, et al. Clinical characteristics and surgical treatment of oesophageal gastrointestinal stromal tumours [J] . Eur J Cardiothorac Surg, 2010, 38 (2): 223-227.

［9］KANDA H, FURUTA N, TAKAZAWA Y, et al. Cytological Findings of Gastrointestinal Stromal Tumor-Derived Bone Metastasis [J] . Acta Cytol, 2018, 62 (5-6): 430-435.

［10］NAKANO A, AKUTSU Y, SHUTO K, et al. Giant esophageal gastrointestinal stromal tumor: report of a case [J] . Surg Today, 2015, 45 (2): 247-252.

［11］OZAN E, OZTEKIN O, ALACACIOGLU A, et al. Esophageal gastrointestinal stromal tumor with pulmonary and bone metastases [J] . Diagn Interv Radiol, 2010, 16 (3): 217-220.

［12］PEPARINI N, CARBOTTA G, CHIRLETTI P. Enucleation for gastrointestinal stromal tumors at the esophagogastric junction: is this an adequate solution？[J] . World J Gastroenterol, 2011, 17 (16): 2159-2160

［13］TEZCAN Y, KOC M. Gastrointestinal stromal tumor of the rectum with bone and liver metastasis: a case study [J] . Med Oncol, 2011, 28: 204-206.

［14］VON MEHREN M, RANDALL R L, BENJAMIN R S, et al. Soft Tissue Sarcoma, Version 2. 2018, NCCN Clinical Practice Guidelines in Oncology [J] . J Natl Compr Canc Netw, 2018, 16 (5): 536-563.

［15］王超 , 高志冬 , 申占龙 , 等 . 腹腔镜手术与开腹手术行食管胃结合部胃肠间质瘤切除的疗效比较 [J] . 中华胃肠外科杂志 , 2015, (9) : 881-884.

11 十二指肠巨大 GIST

【关键词】

胃肠间质瘤;特殊部位;巨大包块

【导读】

GIST 超过 10cm 并不多见,且在胃肠道外发生率较高。文献报道巨大 GIST 约占 GIST 的 17.2%,与普通高危组 GIST 相比,巨大 GIST 在生物学特性、治疗方式及预后等方面有其独特之处。本例介绍 1 例十二指肠巨大 GIST 患者,以供大家参考。

【病例摘要】

患者,女性,63 岁,半月前无明显诱因出现腹痛腹胀,伴头晕乏力,无恶心呕吐及黑便等,自觉右上腹有一包块。于 2018 年 1 月就诊于华中科技大学同济医学院附属同济医院,门诊以"腹部包块性质待查"收治入院。

➤ 既往史与家族史

既往体健,家族中无类似病史。

➤ 体格检查

右上腹可触及 10cm 左右的包块,质地硬,压之无痛感,不可移动,无压痛反跳痛。直肠指诊未见明显异常。

➤ 辅助检查

隐血试验:大便隐血试验阳性。

血常规:血红蛋白 45g/L↓,白蛋白 33.3g/L。余未见异常。

凝血:纤维蛋白原 4.53g/L。

肿瘤标志物:未见明显异常。

腹部增强 CT:近段空肠肠壁明显增厚,可见团块样混杂密度影,最大截面约为 10.6cm×7.3cm,动脉期可见明显不均匀强化,由肠系膜上动脉分支供血,多考虑为肿瘤性病变,胃肠间质瘤可能;肝左外叶低密度灶,建议定期复查;盆腔少量积液(图 11-1)。

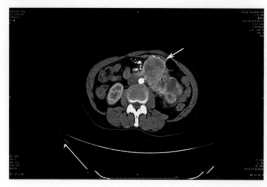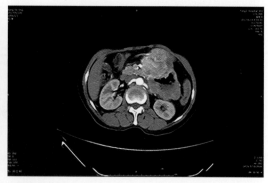

图 11-1　腹部增强 CT
上腹巨大包块与十二指肠分界欠清

➤ 初步诊断

1. 十二指肠占位性病变:GIST 可能。
2. 重度贫血

【治疗过程】

（一）病例分析

患者为老年女性,以腹部包块就诊,影像学检查提示十二指肠 GIST 可能,直径约 10cm。同时,患者重度贫血,考虑可能是十二指肠肿瘤导致。由于患者肿瘤巨大,且存在明显出血征象,遂决定采用外科手术干预,而不是使用伊马替尼进行术前治疗。宜尽快纠正贫血及水电解质失衡,完善术前准备后进行手术治疗,并根据术后病理结果指导术后治疗。

（二）治疗方案

患者经输血补液,复查血常规:血红蛋白 73g/L。再次输入悬浮红细胞 5U,于入院第四天在全麻下行剖腹探查术,术中探查见:上腹部一 15.0cm×15.0cm 肿瘤性病变,肿瘤似来源于十二指肠水平部,十二指肠及上段空肠包绕肿瘤,肿瘤有包膜,血供丰富,上达胰腺下缘,右侧达胰腺钩突部,左侧位于降结肠系膜后方,肠系膜上动静脉位于肿块右后方,肾静脉自肿瘤后方穿过,决定行十二指肠肿物切除术,手术过程顺利,术后标本及腹腔情况见图 11-2。

（三）术后病理及基因检测

术后病理:(十二指肠水平部) 胃肠间质瘤。肿块大小约 14.0cm×10.0cm×6.0cm,细胞梭形、轻度异型、核分裂象 >5 个 /50HPF;送检肠管两手术切缘未见肿瘤累及。改良 NIH 危险度分级:高危。

免疫组织化学染色:CD117（+）,CD34（+）,DOG-1（+）,VIM（+）,SMA（−）,SDHB（+）,Caldesmon（+）,DES（−）,S-100（−）,SOX10（−）,β-catenin（−）,STAT6（−）,Ki67（Li:约 20%）。

基因检测:c-KIT 基因突变检测:外显子 11 p.563I-574T delins TP（c.1687-1722 delins ACTCCT)纯合子突变。

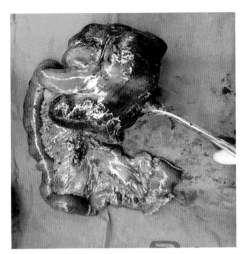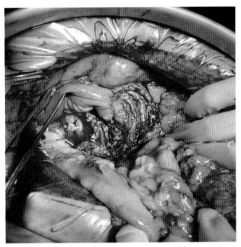

图 11-2 术后标本及腹腔情况

【预后】

患者术后出现不全梗阻症状,经禁食、肠内营养等对症支持治疗,患者术后 30 天可完全经口进食,予以出院。出院后予以伊马替尼 400mg/d 治疗。截至目前,共随访 15 个月,未见肿瘤复发转移征象(图 11-3)。

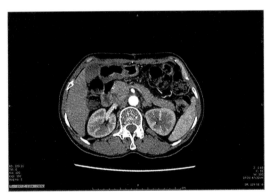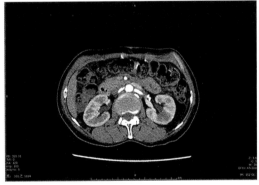

图 11-3 术后 1 年腹部增强 CT

【经验与体会】

巨大十二指肠 GIST 较为少见,其治疗策略取决于肿瘤部位、大小及与周围脏器的关系。目前对于十二指肠 GIST 治疗方案虽无统一共识,但治疗基础仍是以外科手术与分子靶向药物为主。对于可切除的肿瘤,首选的治疗措施仍是根治性切除,R0 切除需要切缘距离肿瘤约 1~2cm,由于淋巴结转移率低,不建议常规进行淋巴结清扫,但是因为十二指肠周围解剖关系复杂,肿瘤生长情况又各有不同,具体手术方式的选择尚无定论,根治性切除的手术方案主要有三种:胰十二指肠切除术、楔形切除术和节段切除术。胰十二指肠切除术主要适应证为:肿瘤侵犯十二指肠乳头,胰腺或胰腺十二指肠壁被肿瘤包绕。对于肿瘤体积较小且对胰腺及十二指肠乳头部无明显侵犯时,首选节段性或楔形切除,有研究表明腹腔镜或机器人辅助下的十二指肠间质瘤切除术较开放手术有更好的围手术期效果,虽然节段性或者楔形切除相对简单,但可能会出现严重的术后并发症,如急性胰腺炎、胰瘘、显著失血和吻合口狭窄等。《中国胃肠间质瘤诊断治疗共识(2017年版)》中指出术前治疗的主要适应证包括:巨大的肿瘤(直径10cm),术中破裂或出血的危险导致医源性传播;肿瘤定位于特殊解剖部位,如胃食管交界处、十二指肠、下段直肠等。术前治疗时长一般为6~12个月,术前治疗效果的评估采用Choi标准。对于术后辅助靶向药物治疗根据改良NIH危险度分级,根据分级及基因检测结果选择术后辅助治疗的方案及时长。

(撰稿人:邵胜利　冯永东)

【专家点评】

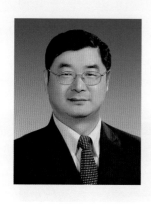

胡俊波

教授,主任医师,博士研究生导师

华中科技大学同济医学院附属同济医院党委副书记、胃肠肿瘤研究所副所长

中华医学会外科学分会胃肠外科学组委员

国家自然科学基金委员会二审专家

湖北省医学会肠外肠内营养学分会副主任委员

　　特殊部位的GIST包括贲门、十二指肠、空肠起始部、低位直肠等,由于涉及重要组织器官的切除或功能的损害,手术难度较高,时机难以把握,因此在这些特殊部位GIST的治疗上应该给予特别的重视和研究。十二指肠GIST的手术方式主要有胰十二指肠切除术、楔形切除术和节段切除术。楔形切除和节段切除术术后并发症的风险相对较低,主要适用于肿瘤体积较小且对胰腺及十二指肠乳头部无明显侵犯的患者;然而对位于降部及水平部的肿瘤,特别是瘤体较大,局部切除后修补困难,或者存在包绕侵犯十二指肠壶腹部或胰头的情况者,选择胰十二指肠切除术可能更为合适。本例患者肿瘤体积巨大,肿瘤主要位于十二指肠远端,与胰头及十二指肠壶腹部关系并不密切,同时患者贫血情况严重,一般情况较差,因此采取十二指肠节段切除更为合适。有报道证实,针对局限性的十二指肠GIST,采取腹腔镜等微创手术方式相对于传统开腹手术可获得更好的术后恢复,但腹腔镜等微创技术在十二指肠GIST的手术适应证方面有待进一步的探究。针对术前评估手术风险较高,手术切除难度较大的病例,在患者一般情况允许的条件下,可酌情先采用术前靶向治疗,以期获得最佳的手术机会。考虑到此例患者术前已存在明显出血征象,且贫血较为严重,在给予有效的输血等支持治疗后决定积极采用外科手术干预是合适的。术后常规行病理检查、进行肿瘤危

险度评级对指导术后靶向药物的使用以改善患者远期预后尤为关键。

【参考文献】

［1］DUCIMETIERE F, LURKIN A, RANCHERE-VINCE D, et al. Incidence of sarcoma histotypes and molecular subtypes in a prospective epidemiological study with central pathology review and molecular testing [J]. PLoS One, 2011, 6 (8): e20294.

［2］VON MEHREN M, JOENSUU H. Gastrointestinal Stromal Tumors [J]. Journal of clinical oncology, 2018, 36 (2): 136-143.

［3］KAWANOWA K, SAKUMA Y, SAKURAI S, et al. High incidence of microscopic gastrointestinal stromal tumors in the stomach [J]. Human pathology, 2006, 37 (12): 1527-1535.

［4］JOENSUU H, VEHTARI A, RIIHIMAKI J, et al. Risk of recurrence of gastrointestinal stromal tumour after surgery: an analysis of pooled population-based cohorts [J]. The Lancet Oncology, 2012, 13 (3): 265-274.

［5］LEE S J, SONG K B, LEE Y J, et al. Clinicopathologic Characteristics and Optimal Surgical Treatment of Duodenal Gastrointestinal Stromal Tumor [J]. Journal of gastrointestinal surgery, 2019, 23 (2): 270-279.

［6］LUPASCU C, ANDRONIC D, MOLDOVANU R, et al. Treatment of gastrointestinal stromal tumors—initial experience [J]. Chirurgia, 2010, 105 (5): 657-662.

［7］POPIVANOV G, TABAKOV M, MANTESE G, et al. Surgical treatment of gastrointestinal stromal tumors of the duodenum: a literature review [J]. Translational gastroenterology and hepatology, 2018, 3: 71.

［8］LI J, YE Y, WANG J, et al. Chinese consensus guidelines for diagnosis and management of gastrointestinal stromal tumor [J]. Chinese journal of cancer research, 2017, 29 (4): 281-293.

［9］CHOI H. Response evaluation of gastrointestinal stromal tumors [J]. Oncologist, 2008, 13 Suppl 2: 4-7.

12 结肠原发 GIST

【关键词】

胃肠间质瘤;结肠肿瘤;外科手术;诊断;治疗

【导读】

结直肠为胃肠间质瘤(gastrointestinal stromal tumor,GIST)相对少发部位,仅占全部 GIST 的 4%~6%,其中原发于结肠的 GIST 更为罕见。结肠 GIST 多发生于成年人,尤以女性多见。最好发于乙状结肠,其次为横结肠。临床症状与发生的部位、肿瘤大小有关,可表现为大便习惯改变、便血或腹痛、肠梗阻等,亦可无明显临床症状,仅在体检时发现。因其发生率低,文献中缺少针对结肠 GIST 的描述与报道,易被临床忽视。

【病例摘要】

患者,男性,52 岁,于 2017 年 10 月因"反复左下腹痛 1 年"就诊于福建医科大学附属协和医院结直肠外科。患者 1 年前无明显诱因出现左下腹疼痛,呈阵发性绞痛,排粪前尤甚,排粪后可缓解,疼痛无向他处放射,与体位无明显关系。无其他不适,未行特殊治疗。1 周前在当地医院查肠镜示:横结肠息肉,乙状结肠黏膜下隆起性病变。为明确诊治,遂转诊至福建医科大学附属协和医院。门诊以"乙状结肠黏膜下隆起性病变待查:GIST 可能"收住院。起病以来,患者饮食正常,体重无明显减轻。

➤ 既往史及家族史

胆囊结石病史 8 年,未行特殊治疗。否认食物及药物过敏史。父母健在,家族中无类似病史。

➤ 体格检查

生命体征平稳。腹部平坦,未见胃肠型及蠕动波。腹肌软,全腹无明显压痛、反跳痛,未触及肿物,Murphy 征阴性,移动性浊音阴性,肠鸣音正常。

➤ 辅助检查

血常规、血生化、凝血功能及肿瘤标志物:未见明显异常。

全腹彩超:下腹腔低回声包块,性质待定,建议进一步检查;脂肪肝;胆囊多发结石;胆囊多发息肉;双肾多发囊肿。

全腹增强 MRI:左下腹见一类圆形异常信号影,考虑结肠间质来源肿瘤;脂肪肝;胆囊多发结石;双肾多发囊肿(图 12-1)。

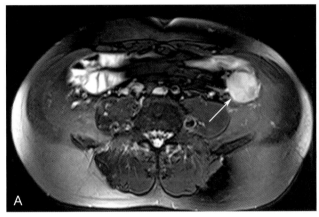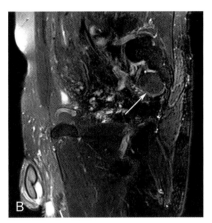

图 12-1　腹部 MRI

A. 横断面;B. 矢状面,左下腹见一类圆形异常信号影,结肠 GIST

超声肠镜:乙状结肠黏膜下隆起性低回声肿物,3.9cm×3.3cm,边界尚清,起源于第四层,可见部分彩色血流,GIST 可能?

➤ 初步诊断

1. 乙状结肠黏膜下肿瘤:GIST 可能
2. 胆囊多发结石
3. 胆囊多发息肉
4. 脂肪肝
5. 双肾多发囊肿

【治疗过程】

(一)病例分析

患者为中年男性,一般状况良好。影像学检查提示乙状结肠肿物,GIST 可能。经评估可完整切除,建议手术切除肿物,明确诊断再行下一步诊治。

(二)治疗方案

于 2017 年 11 月 14 日行"腹腔镜下乙状结肠部分切除术",术中所见:腹腔内无腹水,肝脏、盆腔未见转移瘤。乙状结肠上段肿瘤约 4.0cm×4.0cm,位于黏膜下,突向肠腔,界限清楚,与周围组织无粘连。肠旁、乙状结肠动脉旁、肠系膜下血管根部未见明显肿大淋巴结。手术过程顺利。

(三) 术后病理及基因检测

术后病理:(乙状结肠)胃肠间质瘤,大小 4.0cm×3.8cm×3.5cm,梭形细胞型,核分裂象:5 个 /50HPF;改良 NIH 危险度分级:低危。肠旁淋巴结未见转移(0/8),呈反应性增生(图 12-2)。

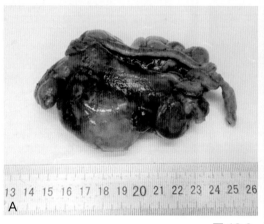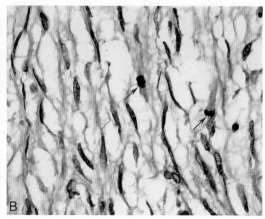

图 12-2　术后病理
A. 肿瘤大体标本;B. HE 染色 ×40 倍,可见核分裂象

免疫组织化学染色:乙状结肠肿瘤:CD117(+),CD34(+),DOG-1(+),SMA(−),desmin(−),Ki-67(Li:约 2%)。

基因检测:c-KIT 基因外显子 9 突变。

【预后】

患者术后 30 小时肛门排气,72 小时进食半流质饮食,术后 6 天顺利出院。术后第 11 天给予伊马替尼治疗,400mg/d。截至 2018 年 12 月已治疗 1 年,患者无明显不良反应,复查未见肿瘤复发转移。

【经验与体会】

手术是局限性原发结直肠 GIST 的主要治疗方法。与恶性肿瘤外科手术原则一样,结直肠 GIST 同样须遵守"无瘤、无菌"手术原则。进行肿瘤的完整切除是结直肠 GIST 长期生存的最重要保证。但不同于结直肠癌,GIST 很少通过淋巴管转移,跳跃性转移更为罕见。因此不需要进行广泛切除或全直肠系膜切除,建议采用节段性结直肠切除术保证切缘阴性即可。以降期及缩小肿瘤为目的的术前治疗可以降低术中医源性肿瘤播散的风险,保存重要脏器功能,对于较大的肿瘤或位于直肠下段的 GIST,术前靶向治疗有重大意义。

(撰稿人:刘星　张逸羿)

【专家点评】

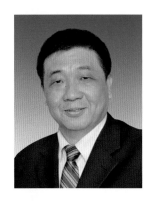

揭志刚
教授,主任医师,博士研究生导师
南昌大学第一附属医院胃肠外科主任
中华医学会外科学分会胃肠外科学组委员
中华医学会肿瘤学分会胃肠肿瘤学组委员
中国医师协会外科医师分会胃肠道间质瘤诊疗专业委员会
副主任委员
中国医师协会结直肠肿瘤专业委员会腹膜肿瘤专业委员会
副主任委员
中国抗癌协会胃肠间质瘤专业委员会常务委员

结直肠为 GIST 相对少发部位,原发于结肠的 GIST 更为罕见。结肠 GIST 多发生在成年人,尤以女性多见。最好发于乙状结肠,其次为横结肠,再次为降结肠,升结肠及盲肠发病率最低。目前结合直肠指诊、内镜、EUS、MRI、CT 等检查手段,诊断结直肠 GIST 并不困难。手术是局限性原发结直肠 GIST 的主要治疗方法,肠段切除即可,无需清扫淋巴结。对于较大的肿瘤或位于直肠下段的 GIST,术前靶向治疗有重大意义,既可增加 R0 切除的概率,又可最大限度地保留功能。术后应完善病理学检查和基因检测,指导辅助治疗的实施。术后诊断为中高危的结直肠 GIST 应服用伊马替尼治疗。2017 版 CSCO 专家共识推荐中危结直肠 GIST 术后伊马替尼辅助治疗 3 年,高复发风险者辅助治疗时间至少为 3 年;发生肿瘤破裂者,可以考虑延长辅助治疗时间。至于低危患者是否需要服药,目前没有证据支持,但是对于中低危交界患者,可以考虑术后服用伊马替尼治疗。

【参考文献】

［1］MIETTINEN M, LASOTA J. Gastrointestinal stromal tumors: pathology and prognosis at different sites [J] . Semin Diagn Pathol, 2006, 23 (2) : 70-83.

［2］SCMIDE K, SANDVIK O M, SCREIDE J A, et a1. Global epidemiology of gastrointestinal stromal tumours (GIST) : A systematic review of population-based cohort studies [J] . Cancer Epidemiol, 2016, 40: 39-46.

［3］FENG F, TIAN Y, LIU Z, et a1. clinicopathological features and prognosis of colonic gastrointestinal stromal tumors: evaluation of a pooled case series [J] . Oncotarget, 2016, 7 (26) : 40735-40745.

［4］JOENSUU H, VEHTARI A, RIIHIMÄKI J, et al. Risk of recurrence of gastrointestinal stromal tumour after surgery: an analysis of pooled population-based cohorts [J] . Lancet Oncol, 2012, 13 (3) : 265-274.

［5］陶珊, 张鹏 . 结直肠胃肠间质瘤临床病理特点与治疗策略探讨 [J] . 临床消化病杂志 , 2018, 30 (3) : 194-197.

［6］DEMATTEO R P, GOLD J S, SARAN L, et al. Tumor mitotic rate, size, and location independently predict recurrence after resection of primary gastrointestinal stromal tumor (GIST) [J] . Cancer, 2008, 112 (3) : 608-615.

13 直肠 GIST

【关键词】

胃肠间质瘤;直肠;分子靶向治疗;耐药;手术治疗

【导读】

直肠 GIST 发病率较低,多发生在中低位直肠。由于直肠解剖位置特殊、盆腔内空间狭小、与诸多盆底重要脏器或结构毗邻、手术治疗常涉及直肠肛门功能保护问题,直肠 GIST 的诊疗缺乏统一的共识与标准。临床上,对于直径较小的直肠 GIST,局部切除既能实现 R0 切除,又能避免盆底重要脏器结构和功能的破坏。然而,对于较大的直肠 GIST,为了实现肿瘤的完整切除,常常需要借助于直肠癌的术式,并常可因局部组织器官的直接破坏或对盆腔自主神经的损伤而造成尿、便以及性功能障碍。在靶向治疗时代,术前靶向治疗可能缩小肿物、实现局部降期、增加完整切除率、提高保肛概率,从而改善患者无病生存率和术后生活质量。

【病例摘要】

患者,男性,38 岁,2017 年 3 月因"体检发现盆腔肿物 2 周"就诊于北京大学人民医院。完善盆腔 MRI(图 13-1)、经直肠超声等检查,考虑盆腔内间叶源性肿瘤伴出血。PET-CT 示:盆腔膀胱、直肠间见一软组织肿块,大小约 9.4cm × 12.2cm × 11.5cm,代谢活跃,倾向恶性病变。经直肠肿物穿刺活检病理示:梭形细胞肿瘤,免疫组织化学染色提示胃肠间质瘤:CD117(+),CD34(+),DOG-1(+),Desmin(−),S-100(−),SMA(−),Ki-67(Li:5%)。穿刺组织基因检测:c-KIT 基因 9 外显子点突变(c.1509-1510insGCCTAT.)。术前评估为可切除性直肠 GIST,但考虑到肿物较大且与周围组织器官关系密切,直接切除有联合脏器切除可能,且难以保留肛门功能,遂决定行术前靶向药物治疗。

从 2017 年 4 月 10 日起,开始口服甲磺酸伊马替尼 400mg/d。服药后每月复查盆腔 MRI,示肿瘤无明显变化。考虑患者术前伊马替尼靶向治疗 2 月余,肿物仍无明显缩小,患者系 c-KIT 外显子 9 突变,该型突变对伊马替尼反应欠佳,建议患者增加剂量至 600mg/d。患者遵医嘱于 2017 年 6 月 28 日开始加量。伊马替尼加量后 2 个月复查盆腔 MRI,示肿物大小较前仍无显著变化(Choi 标准:SD 状态)。加做腹盆腔增强 CT:盆腔内直肠膀胱窝见一巨大类椭圆形实性肿物,考虑 GIST 或其他间叶源性肿瘤,肿物边缘光滑,可见包膜,与精囊、前列腺及直肠分界不清,肿物大小约 11.7cm×8.9cm,密度欠均匀,内见条片形稍高密度影及散在钙化灶(图 13-2)。

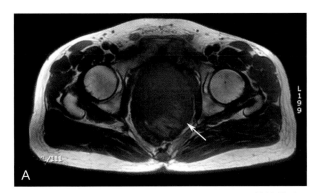
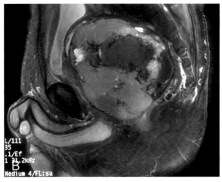

图 13-1　首诊盆腔 MRI 表现

A. 横断面;B. 矢状面

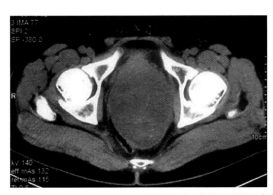
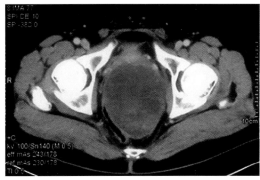

图 13-2　经伊马替尼术前治疗 5 个月后 CT 表现

此后每 2 个月复查盆腔增强 CT 至 2017 年 12 月 6 日,均提示肿物大小及密度较前无显著变化(Choi 标准:SD 状态)。经评估认为患者对伊马替尼药物治疗效果不佳,无法达到缩小肿瘤的目的,建议患者考虑手术切除或者改用苹果酸舒尼替尼(索坦)治疗。患者拒绝手术,于 2017 年 12 月 14 日开始服用索坦 37.5mg/d。舒尼替尼治疗后 1 个月腹盆腔增强 CT 示,肿物大小约 10.7cm×9.6cm,病灶主体平扫 CT 值约 12~40HU,大小及密度较前无明显变化(Choi 标准:SD 状态)。索坦治疗后 4 个月复查腹盆腔增强 CT 示,肿物大小约 9.4cm×7.0cm,较前缩小,CT 值无显著变化(Choi 标准:PR 状态,图 13-3A),继续服用索坦治疗。舒尼替尼治疗后 7 个月复查腹盆腔增强 CT 示,肿物大小(约 9.4cm×7.2cm)及密度较上次检查结果无显著变化(图 13-3B)。评估认为索坦术前治疗目前已连续两次检查结果显示肿瘤不再缩小,治疗效果已最大化,继续用药有继发耐药及肿瘤再次增大可能。建议患者接受手术治疗。患者拒绝手术治疗,要求继续服用索坦。2 个月后(2018 年 9 月 27 日)再次复查胸腹盆腔增强 CT,示肿瘤大小(9.1cm×7.3cm)及密度较前仍无明显变化,患者同意接受手术治疗,遂停止服用舒尼替尼。于 2018 年 10 月 6 日,门诊以"(直肠)胃肠间质瘤,靶向治疗后"收入北京大学人民医院胃肠外科。

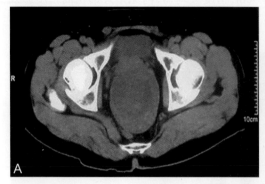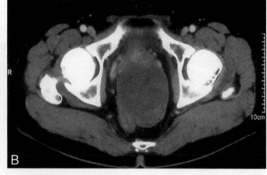

图 13-3　舒尼替尼术前治疗后增强 CT 表现
A. 治疗 4 个月后 CT 表现;B. 治疗 7 个月后 CT 表现

> 既往史及家族史

强直性脊柱炎病史 16 年,确诊后服用柳氮磺吡啶 2 年后停药,疾病控制可;HBV 携带者病史 30 年,未行抗病毒治疗。否认药物过敏史。否认消化道肿瘤家族史。

> 体格检查

腹部平坦,未见胃肠型及蠕动波。全腹无压痛、反跳痛、肌紧张,肝脾未触及,腹部未触及包块。移动性浊音阴性。肠鸣音正常。

直肠指诊:膝胸位进指即可触及盆腔肿物,位于直肠前方偏左,呈外生性生长,质韧,难以评估大小、边界、起源以及起源处距肛缘距离。直肠黏膜光滑,肠腔通畅。退指指套无染血。

> 辅助检查

血常规:白细胞 3.00×10^9/L↓,红细胞 3.64×10^{12}/L↓,血红蛋白 127 g/L↓,血小板 156×10^9/L,中性粒细胞百分比 36.5%↓,淋巴细胞百分比 52.4%↑。

血生化:未见异常。

2017 年 3 月盆腔 MRI 示:盆底直肠膀胱间隙见 T2 较高 T1 较低信号软组织影,直径约 10cm,病变内部信号不均匀,见多发不规则大片状 T1 较高 T2 等信号区,并见气 - 液平面,考虑间叶组织源性肿瘤伴瘤内出血;DWI 序列环周呈高信号,中心大片呈低信号区;病灶推挤膀胱、前列腺及精囊向前上方移位,推挤直肠向后移位,大部分边界清。

2018 年 10 月胸腹盆腔增强 CT(图 13-4):①盆腔见一软组织肿块,大小约 9.1cm × 7.3cm,边界尚清,挤压相邻直肠、前列腺及双侧精囊,局部分界稍欠清,平扫内部密度不均,可见点状及片状稍高密度灶,增强扫描强化不明显;②肝脏大小形态未见异常,表面光滑,肝叶比例协调,肝实质内见小囊状低密度灶,大小约 0.3cm,增强扫描未见强化;③腹腔未见液性密

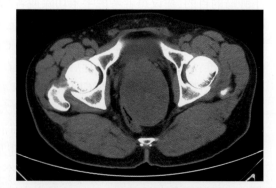

图 13-4　术前腹盆腔增强 CT 表现

度影,腹腔及腹膜后未见明显淋巴结肿大。

➤ 初步诊断

1. 直肠胃肠间质瘤,靶向治疗后
2. 轻度贫血
3. 强直性脊柱炎

【治疗过程】

(一)病例分析

患者为中年男性,以"直肠胃肠间质瘤,靶向治疗后"就诊。目前诊断明确:(直肠)胃肠间质瘤,无远处转移,c-KIT 基因外显子 9 突变,经 2 个月 400mg/d+6 个月 600mg/d 伊马替尼治疗,疗效评估 SD 状态,后更换为 37.5mg/d 舒尼替尼治疗 4 个月,出现 PR 状态;再治疗 5 个月肿瘤未见缩小,术前靶向治疗效果已达最大化,继续术前治疗存在耐药风险,应行外科手术干预,争取 R0 切除,由于肿瘤与周围组织关系仍密切,界限不清,保肛手术难度较大。术后再次完善大体标本病理及基因检测,根据结果指导术后辅助靶向治疗。

(二)治疗方案

积极完善术前评估,停用舒尼替尼约 2 周后,于 2018 年 10 月 11 日行剖腹探查术,术中所见:腹盆腔无积液,肝脏及腹腔内未见转移结节。盆腔腹膜返折以下可及肿物,占据整个盆腔,活动度差。因肿瘤巨大占据整个盆腔,间隙狭窄且粘连严重,经腹直肠分离过程困难,强行保肛难以获得安全切缘。遂决定行肛提肌外腹会阴联合直肠根治性切除术(ELAPE)+乙状结肠永久性造口术。手术过程尚顺利。

标本情况(图 13-5):肿物位于直肠下段侧壁,大小约 9cm×8cm×7cm,累及前列腺后壁,假包膜完整。

(三)术后病理及基因检测

术后病理:①(直肠)胃肠间质瘤,大小约 9cm×8cm×6.5cm,伴广泛变性坏死及出血,结合临床病史符合治疗后表现,残留肿瘤组织中偶见核分裂象(1 个 /50HPF)。前列腺组织未见肿瘤侵犯。②前列腺、尾骨、肛门组织未见肿瘤侵犯,上下切缘、环周切缘净。

免疫组织化学染色:CD117(+),CD34(+),DOG-1(+),Desmin(−),SMA(−),PDGFR(+),SDHB(+),Ki-67(Li:20%)。

基因检测:c-KIT 基因 9 外显子点突变(c.1509-1510insGCCTAT.),11 外显子、13 外显子、14 外显子、17 外显子和 18 外显子未见突变;PDGFRA 基因 12 外显子和 18 外显子未见突变;KRAS 及 BRAF 基因未见突变。

【预后】

患者术后肠道功能恢复良好。患者术后早期有晨勃反应,出院日常生活能力评估量表中控制小便能力可。因术后时间较短,目前暂无随访数据。

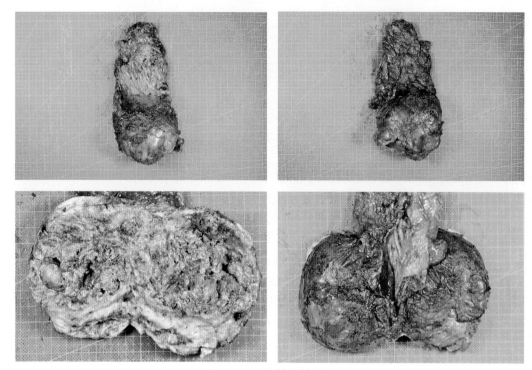

图 13-5　手术切除标本

【经验与体会】

(一) 如何早期发现、及时诊断、精准评估直肠 GIST？

GIST 本身是一种交界性肿瘤，其预后远远优于癌。针对直肠 GIST，早期发现病变无疑意义非凡：不仅可以减少肿瘤发生远处转移的机会，并且早期发现较小病变可以控制手术的范围，避免扩大切除手术以及由此导致的永久性造口和盆底器官功能障碍等问题。该病例因直肠 GIST 行 ELAPE 术式无法保肛令人遗憾，如能早期发现及早治疗，或可避免永久性造口。然而，对于直肠 GIST 这种非黏膜、非浆膜的肌源性病变，临床表现隐匿，主要与肿瘤的大小、所侵犯组织器官相关。直肠小 GIST 通常无临床症状；超过 2cm 者。部分可按其生长方式有相关临床表现，如内生型者出现大便性状和排粪习惯改变、外生型者会压迫和侵犯周围组织导致盆底疼痛等症状。然而，本例患者肿瘤已超过 10cm，仍未引起明显临床症状，可见直肠 GIST 的隐匿性甚至超过直肠癌。因此，临床医生应提高警惕，不要轻易放过任何可疑症状。绝大多数直肠 GIST 位于中低位，约 1/3 可通过直肠指诊发现，因此，我们特别推崇这一简单有效的检查手段。发现直肠肿物后，应积极完善内镜、内镜超声（EUS）、经直肠超声、经阴道超声、CT、MRI 等检查，综合评估判断是否存在多发病变或者远处转移、肿瘤浸润肠壁的深度、肛门括约肌是否累及、区域淋巴结转移、TME 的环周切缘（CRM）情况、毗邻器官是否受累等，其中盆腔 MRI 和超声内镜诊断直肠 GIST 的敏感度和特异度均较高，联合应用可以提高诊断的准确性。

(二) 直肠 GIST 术前活检的适应证是什么？

肿瘤破裂是 GIST 术后复发的独立危险因素，也是强烈的不良预后因素。因此，对于 GIST，我们常倾向于避免术前活检，虽然其并不肯定导致肿瘤破裂。对于术前评估能够完整切除且不会明显影响相关直肠肛门功能者，或者是否活检不影响手术切除范围者，可直接手术切除。《中国胃肠间质瘤诊断治疗共识(2017 年版)》中对于可完整切除的直肠 GIST，术前不推荐进行常规活检。而对于像该病例中肿瘤直径较大、位置较低等情况，为避免联合脏器切除、增加保肛概率而需要进行术前靶向治疗者，应行活检以明确诊断，推荐完善基因检测(至少应包括 *c-KIT* 基因外显子 9、11、13、17 和 *PDGFRA* 基因外显子 12、18)，以指导选择靶向治疗药物。对于直肠 GIST，建议经肛穿刺活检，以减少肿瘤针道腹腔转移和破裂种植的风险。尽管超声内镜引导下细针穿刺活检是共识推荐的首选活检方式，但由于其存在取材不足的问题，对于合适病例，我们并不排斥空芯针穿刺活组织检查(core needle biopsy，CNB)。本例患者肿瘤较大，经直肠超声引导下行 CNB 可以获得更多组织，并明确术前病理诊断和基因突变状态，用于指导术前靶向治疗。

(三) 直肠 GIST 术前治疗患者复查频率、疗效评价标准及手术时机选择

在术前分子靶向治疗期间，应定期(每 2~3 个月)进行动态随访和评估，并推荐使用 Choi 标准或参考 RECIST 标准。RECIST 标准仅考虑肿瘤体积变化因素，然而大小变化并非治疗反应的唯一参数，结合长径和 CT 值综合考虑的 Choi 标准优于 RECIST 标准，对于治疗早期肿瘤体积缩小不明显甚至增大者，更应优先选择 Choi 标准。从这一角度来看，增强 CT 扫描作为疗效评价的手段要优于 MRI。另外，首次复查评估肿瘤未缩小时应缩短复查时间，可每月复查一次，以免延误 PD 的发现，进而错过最佳手术时机。关于术前治疗时限，共识建议伊马替尼术前治疗 6~12 个月施行手术，以免过度延长术前治疗可能引起的继发性耐药。原则上，如果新辅助治疗反应评估获得可 R0 切除的机会、或者在药物治疗效果达到最大反应时，应适时行手术切除。在本病例中，患者经伊马替尼治疗后疾病评估为 SD 状态，无法达到肿瘤缩小降期的目的，更换舒尼替尼治疗后出现 PR 状态，后再次出现维持 SD 状态，遂积极采取手术切除。

(四) 直肠 GIST 外科治疗的手术原则和术式选择

迄今为止，对于确诊的直肠 GIST，外科手术切除仍是根治的唯一方法，靶向治疗不能替代手术切除。直肠 GIST 的手术治疗原则为：①完整切除肿瘤，保证切缘组织学阴性(除断端切缘外，直肠 GIST 切除术还应保证环周切缘阴性)；②GIST 手术不常规行淋巴结清扫，因此，肠系膜上动脉根部结扎并非必要，结扎直肠上动脉已满足肿瘤学需要；③术中绝对避免肿瘤破裂，必须保护肿瘤假性包膜完整；④直肠 GIST 很少大范围浸润直肠，在完整切除前提下，尽量行保留直肠的局部切除手术；⑤如直肠 GIST 与毗邻器官(小肠、子宫、卵巢、膀胱、精囊、前列腺等)紧密粘连或浸润，必要时应将肿瘤连同器官的受累部分整块切除；⑥若未获得 R0 切除，一般不主张追加手术。外科手术切除直肠 GIST 面临的最直接的问题是术式的选择，完整切除和整块切除并获得 R0 切缘是手术切除的目标。直肠 GIST 位于术野狭小的盆腔内，毗邻诸多重要脏器，因此实现根治性切除的同时实现脏器功能保护有一定难度。切除方式的选择取决于肿瘤的大小、位置以及周围侵犯的程度。伊马替尼出现之前，根治性切除如腹会阴

联合切除（abdominoperineal resection，APR）、直肠前切除（anterior resection，AR）为常选方式，但会严重损伤直肠肛门功能，局部切除则可能会增加局部复发的风险。因此，对于直肠尤其是低位直肠 GIST，根治性切除与功能保护之间必须谨慎权衡。在靶向治疗时代，局部切除术成为了直肠 GIST 的主流术式。目前最常用的局部切除方式为经肛切除，包括 TEM 平台、TAMIS 技术等的应用；对于低位直肠后壁的 GIST 也可采用经骶切除（Kraske 术）；女性直肠前壁的 GIST 可采用经阴道切除。但对于高复发风险伴有周围浸润，术前伊马替尼治疗效果不佳的患者，依然需要采取根治性切除方式，如括约肌间切除（intersphincteric resection，ISR）、直肠前切除，如肿瘤距肛缘过近或预计术后肛门功能丧失则应采取腹会阴联合切除。ISR 适用于仅侵及内括约肌的 GIST，能够在保证 R0 切除基础上实现肛门功能的最大程度保全。由于直肠 GIST 极少发生淋巴结转移，因此从肿瘤学角度来说 TSME、TME 并非必要，一般沿肿瘤假包膜达到 R0 切除即可，损伤控制性切除可以减少损伤神经血管束、阴道壁、前列腺、尿道的风险。不过从手术学角度来说，沿直肠系膜的解剖间隙分离进行"膜解剖"手术能够显著减少出血。本例患者，由于肿瘤过大、术前影像学评价及术中探查发现肿物与前列腺、肛提肌等结构难以分离，遂行肛提肌外腹会阴联合直肠切除术（ELAPE），以达到 R0 切除的目的。

（五）术前靶向治疗的治疗反应能否影响术后靶向治疗的决策？

术前治疗反应与术后靶向治疗的药物选择、剂量确定的关系目前尚缺少足够的高级别循证证据，对于此类患者，术后应将复发危险度分级、基因检测结果及术前靶向治疗效果评价相结合，以此来选择术后辅助治疗的方案。本例患者术前经 8 个月的伊马替尼治疗（SD 状态）、4 个月的舒尼替尼治疗（PR 状态）和 5 个月舒尼替尼治疗（维持 SD 状态），且病理学检查结果评价术前治疗效果为 PR。术后标本的二代测序结果显示 c-KIT 外显子 9 突变，未检测到继发突变情况。一般接受过术前治疗的 GIST 患者无论术后肿瘤大小、核分裂象情况如何，均应判定为复发风险高危，应继续接受术后辅助治疗。本例高危复发风险患者，术前舒尼替尼治疗较伊马替尼效果明显，且为 c-KIT 外显子 9 突变，因此我们推荐术后辅助治疗仍选择舒尼替尼 37.5mg/d 治疗，疗程至少 3 年。

（撰稿人：高志冬　甘霖）

【专家点评】

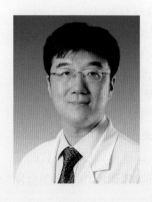

姜可伟

副教授，主任医师，硕士研究生导师

北京大学人民医院胃肠外科副主任

全国医师定期考核外科专业编辑委员会委员

中国医师协会外科医师分会常委兼总干事

中国医师协会外科医师分会上消化道外科医师委员会副主任委员

中国研究型医院学会加速康复外科专业委员会副主任委员

直肠 GIST 发病率较低,临床上不容易见到,且常分散就诊于各医疗中心,治疗上欠缺统一的标准和规范,研究也常常受限于样本量,因此关于直肠 GIST 的诊治有许多问题值得探讨,亟待进一步研究。

直肠 GIST 常无明显临床表现,当出现症状时,结合直肠指诊、内镜、EUS、经直肠超声、MRI、CT 等检查手段,诊断并不困难。由于来源组织层次不同,直肠 GIST 与直肠癌的鉴别较容易,但与其他类型黏膜下肿物的术前鉴别可能有困难。对于可直接局部切除且不显著影响直肠肛门功能的直肠 GIST,建议直接行局部切除;而术前评估直接切除难以获得 R0 切缘或显著影响直肠肛门功能者,可试行术前靶向治疗,以期达到根治与功能兼顾的双重目标。拟行术前靶向治疗者,应行术前活检以明确 GIST 诊断、明确基因突变类型。

直肠 GIST 的治疗,是以外科治疗为主的多学科综合治疗,外科手术完整切除和整块切除直肠 GIST 是实现治愈的最主要手段。最理想的术式是局部切除术,然而,必要时也要毫不犹豫选择腹会阴联合切除等破坏性大的直肠切除术式,根治是直肠 GIST 手术的首要目标。直肠 GIST 由于其特殊的解剖部位,有多种手术入路、途径、手段可供选择,应结合患者具体情况、医者经验和可及设备条件,实施个体化治疗。

通过本病例的诊治,有以下几点值得借鉴。

直肠 GIST 的诊断并不困难,重要的是早期发现、精确评估,临床医师不应轻视直肠指诊等体格检查的重要性,对于可疑病变,应及时完善相关检查。

直肠 GIST 拟行术前靶向治疗者,除需活检明确诊断外,行基因检测是必要的,明确突变类型有助于靶向治疗药物的选择和剂量确定,某些基因检测显示原发耐药的直肠 GIST 可直接决定手术切除。

术前靶向治疗期间应定期(每 2~3 个月)评估治疗效果,优先选用 Choi 标准,在药物治疗效果最大化时,及时手术干预,以免贻误手术治疗的最佳时机。

直肠 GIST 的外科治疗,原则上首选局部切除术式,但如不能保证 R0 切除,则必须选择扩大切除术式,手术的目的是治愈,而不是保肛。

【参考文献】

［1］中国临床肿瘤学会胃肠间质瘤专家委员会. 中国胃肠间质瘤诊断治疗共识 (2017 年版)［J］. 肿瘤综合治疗电子杂志, 2018, 4 (1)：31-43.

［2］叶颖江, 高志冬. 直肠胃肠间质瘤综合诊疗模式［J］. 中国实用外科杂志, 2018, 38 (5)：508-511.

［3］姚宏伟, 张忠涛. 直肠胃肠间质瘤不同手术入路的探索：从 TME 到 TEM 再到 TaTME［J］. 中国实用外科杂志, 2018, 38 (5)：578-581.

［4］李子禹, 李双喜, 季加孚. 胃肠间质瘤术前靶向药物治疗与手术时机选择［J］. 中国实用外科杂志, 2018, 38 (5)：494-497.

［5］JAKOB J, HOHENBERGER P. Neoadjuvant Therapy to Downstage the Extent of Resection of Gastrointestinal Stromal Tumors［J］. Visc Med, 2018, 34 (5)：359-365.

［6］KANEKO M, EMOTO S, MURONO K, et al. Neoadjuvant imatinib therapy in rectal gastrointestinal stromal tumors［J］. Surg Today, 2019, 49 (6)：460-466.

［7］WILKINSON M J, FITZGERALD J E, STRAUSS D C, et al. Surgical treatment of gastrointestinal stromal tumour of the rectum in the era of imatinib［J］. Br J Surg, 2015, 102 (8)：965-971.

14 直肠阴道隔 GIST

【关键词】

直肠阴道隔；胃肠间质瘤；分子靶向治疗；手术治疗

【导读】

GIST 最常见于消化道(95%)，也有少数(5%)原发于腹腔内其他软组织如：大网膜、肠系膜或者后腹膜等，这部分肿瘤被称为胃肠外 GIST（extragastrointestinal stromal tumor，EGIST）。临床上发生于盆底区域（包括直肠、直肠阴道隔、阴道后壁、膀胱前后区域、前列腺前后区域、骶前区）的 GIST，由于其发病位置特殊，其治疗涉及盆底器官组织功能保护的问题，因此需要引起临床医生的关注。

【病例摘要】

患者，女性，33 岁，于 2016 年 4 月 8 日因"发现会阴部肿物 1 年半"就诊。患者于 2014 年 10 月体检发现"左侧阴道内壁囊肿"，无疼痛，无接触性出血，未行治疗。2015 年 10 月时感觉经期阴道左侧坠胀感，行超声检查考虑"左侧前庭大腺囊肿"，予中药治疗，效果不佳。2015 年 11 月自觉肿物增大、向外膨出，伴尿细、排尿不尽感，未见异常分泌物，行妇科超声检查示：阴道壁外口左侧见一囊实性结构，大小约 2.3cm×2.1cm×2.3cm，边界清楚，内透声差，可见密集点状回声。2016 年 2 月自觉肿物增大伴疼痛、会阴区红肿，于外院以"前庭大腺囊肿伴感染"收住院，并行抗感染治疗，自觉症状稍缓解。2016 年 3 月于外院行前庭大腺囊肿切除术，术中发现囊实性肿物，以实性成分为主，考虑肿物性质不明确，遂暂停切除术，行囊性成分穿刺吸取血性液体 3ml，送细菌培养阴性。术后持续有血性渗出，自觉肿物变大，行抗炎治疗后疼痛稍缓解。行超声引导下经会阴穿刺活检术，病理示：梭形细胞肿瘤，细胞中度异型，核分裂象易见(18 个 /50 HPF)，免疫组织化学染色：CD117(+)，CD34(+)，S-100(−)，Ki-67(Li：10%~20%)，ER(−)，PR(−)，考虑胃肠间质瘤(高危)可能性大。穿刺组织基因检测：c-KIT 基因 11 外显子缺失突变(c.1670-1675delGGAAGG.)。术后患者自觉肿块明显增大，疼痛加重。完善盆腔 MRI(图 14-1)：直肠下段与阴道间见类椭圆形混杂软组织信号影，最大截面约 5.7cm×3.7cm,增强扫描见不均匀强化,病变与直肠前壁、阴道后壁均分界不清,邻近组织受压移位;阴道上段梗阻积液。

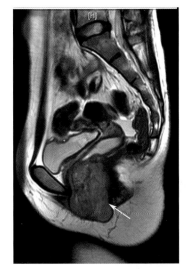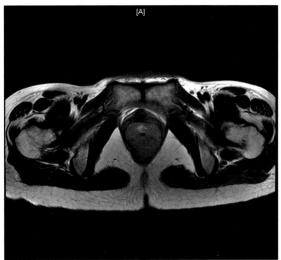

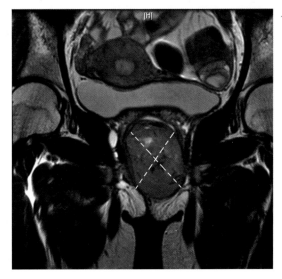

图 14-1　首诊盆腔 MRI 表现

　　完善经直肠超声:直肠下段及肛管前壁距肛门 1cm 处可见不均匀低回声,大小约为 4.3cm×3.7cm,内部回声不均,内部血流丰富、紊乱,可引出动脉频谱;肿瘤位于腹膜反折以下;耻骨直肠肌、肛门外括约肌完整。经腹超声见盆腔不均匀低回声,大小约 5.9cm×4.8cm,与阴道分界不清。经会阴超声见盆腔不均匀低回声,大小约 5.2cm×5.5cm,前方距皮肤约 0.2cm,边界欠清,形态不规则,内血流信号丰富,可引出动脉频谱。完善 PET-CT 示:阴道下段与直肠前壁见类圆形肿物,大小约 5.0cm×3.5cm×5.9cm,密度稍欠均匀,肿物与阴道、直肠前壁均分界不清,局部突向外阴。术前评估为潜在可切除性直肠 GIST,考虑到肿物较大且与周围组织器官关系密切,直接切除有联合脏器切除可能,且难以保全阴道和肛门功能,遂决定行术前靶向药物治疗。患者从 2016 年 4 月 15 日起,开始口服甲磺酸伊马替尼,400mg/d。此后规律复查,伊马替尼治疗 1 个月后复查增强 CT(图 14-2):直肠下段与阴道间可见类圆形混杂密度影,范围大致约 4.2cm×2.5cm×2.6cm,病灶密度不均,其内可见液性密度区,增强扫描实性成分明显强化,病灶局部与直肠前壁及阴道后壁分界不清。对比首诊盆腔 MRI,病灶较前缩小(Choi 标准:PR 状态)。伊马替尼治疗 4 个月后复查增强 CT(图 14-3):直肠下段与阴道间可见类圆形低密度病灶,大小约 3.5cm×2.3cm×1.8cm,增强扫描可见轻度强化,病灶局部与直肠前壁及阴道后壁分界不清。对比前次复查:病灶较前略缩小(Choi 标准:PR 状态)。伊马替尼治疗 6 个月后复查增强 CT(图 14-4):直肠下段与阴道间可见类圆形低密度病灶,大小约 3.9cm×2.1cm×1.9cm,增强扫描可见轻度强化,病灶局部与直肠前壁及阴道后壁分界不清。对比前片,病灶较前无明显改变(Choi 标准:维持

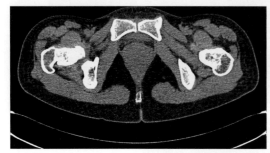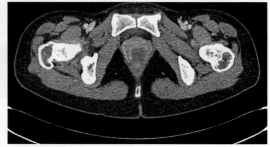

图 14-2　伊马替尼术前治疗 1 个月后增强 CT 表现

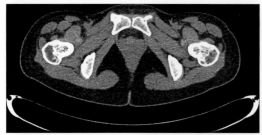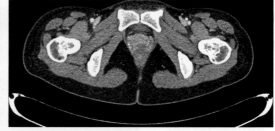

图 14-3　伊马替尼术前治疗 4 个月后增强 CT 表现

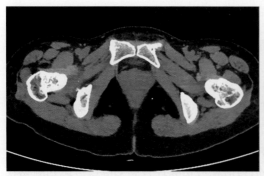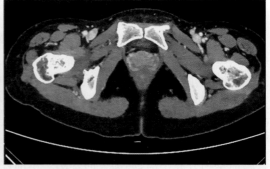

图 14-4　伊马替尼术前治疗 6 个月后增强 CT 表现

PR 状态)。考虑患者术前靶向治疗已进行 6 月余,且药物治疗效果已达最大化,建议患者接受手术治疗。2016 年 11 月 1 日经门诊以"胃肠间质瘤,靶向治疗后"收入北京大学人民医院胃肠外科。

➤ 既往史及家族史

既往体健,无特殊病史。月经正常,已婚未育。否认消化道系统肿瘤家族史。

➤ 体格检查

腹部平坦,未见胃肠型及蠕动波。全腹无压痛、反跳痛、肌紧张,肝脾未触及,腹部未触及包块。移动性浊音阴性。肠鸣音正常。

妇科查体:左侧外阴皮肤见切开活检瘢痕,愈合良好。左侧外阴部皮下可触及肿物,大小约 4cm×3cm,质地韧,活动度欠佳,左侧阴道黏膜受肿物膨隆致外翻,阴道口狭窄,进指困难。截石位:阴道入口 4~9 点位可触及肿物,以 9 点位为著,有接触性出血,未触及上界。

肛门指诊:膝胸位,肛门形态、皮肤未见明显异常。进指距肛门约 2cm 处,可于 7 点位扪及质硬肿物,未及肿物上缘、有触痛。退指指套无染血。

➤ 辅助检查

血常规:白细胞 $4.20×10^9$/L,红细胞 $4.74×10^{12}$/L,血红蛋白 138g/L,血小板 $175×10^9$/L,中性粒细胞百分比 56.6%,淋巴细胞百分比 30.7%。

血生化:未见异常。

盆腔 MRI(图 14-5):直肠下段与阴道间 GIST,与阴道后壁及直肠前壁分界不清,大小约为 3.3cm×2.1cm×1.7cm,与前片比较无显著变化,DWI 未见明显高信号,增强扫描未见明显强化。盆腔少量积液。

➤ 初步诊断

(直肠阴道隔)胃肠间质瘤,靶向治疗后

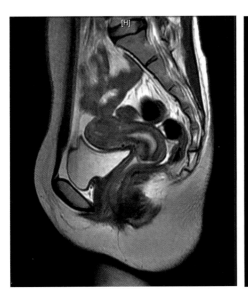
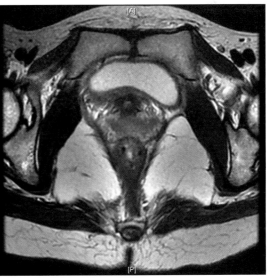

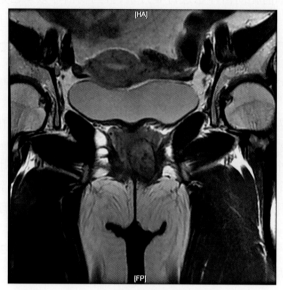

图 14-5　术前盆腔 MRI 表现

【治疗过程】

（一）病例分析

患者为中青年女性,以"胃肠间质瘤,靶向治疗后"就诊。目前诊断明确:胃肠间质瘤,无远处转移。由于肿瘤较大且部位特殊,位于盆底直肠阴道隔,累及阴道及低位直肠,直接切除很难保留肛门及阴道结构,术后势必会影响排粪及性功能,因此先行术前伊马替尼治疗。经 6 个月 400mg/d 的伊马替尼治疗,连续两次疗效评估维持 PR 状态,肿瘤不再缩小,术前靶向治疗效果已达最大化。目前肿瘤可切除,患者一般情况良好,无远处转移,拟行外科手术干预。尽管肿瘤缩小,但与周围组织关系仍密切,界限不清,但术式尽量以局部切除为主,尽量保证 R0 切除的同时保留肛门和阴道功能。术后再次完善大体标本病理及基因检测,根据结果指导术后辅助靶向治疗。

（二）治疗方案

积极完善术前评估,停服伊马替尼 1 周后,于 2016 年 11 月 7 日行"肿物切除术 + 阴道修补术 + 直肠修补术 + 回肠暂时性造口术"。截石位术中探查所见:盆腔一质韧实性肿物,边界可,有假包膜,大小约 3.5cm × 2.5cm,向上侵犯部分阴道后壁,向下与部分直肠前壁粘连。沿肿物边界切除部分受累及的阴道后壁。沿肿物后方潜在间隙锐性分离,切除部分直肠前壁肌层组织,检查直肠内黏膜完整无破损,将肿物完整切除。手术过程顺利。

标本情况(图 14-6):肿物位于直肠阴道隔,向前方侵犯阴道后壁,向后方侵犯直肠前壁,大小约 3.5cm × 2.5cm,质韧,实性,剖面鱼肉样。

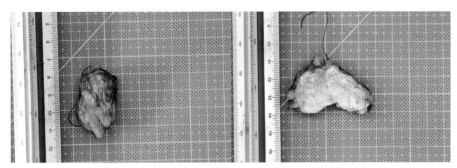

图 14-6　手术切除标本

(三) 术后病理及基因检测

术后病理:梭形细胞肿瘤,伴广泛变性坏死,局灶细胞丰富,中度异型,核分裂象易见(>10 个 /50HPF),大小约 3.5cm×2.5cm×1.5cm,符合胃肠间质瘤靶向治疗后改变。阴道黏膜:小块黏膜组织,另见少许肿瘤成分。直肠切缘:未见肿瘤成分。

免疫组织化学染色:CD117(+),CD34(+),DOG-1(+),S-100(−),SMA(−),CK(−),Vimentin(+),Desmin(−),Ki-67(Li:约 40%)。

基因检测:c-KIT 基因 11 外显子缺失突变(c.1670-1675delGGAAGG.)。

【预后】

患者术后肠道功能恢复良好,术后 10 天出院,无其他严重并发症。术后 3 个月行回肠造口还纳手术。首次手术后继续口服伊马替尼 400mg/d 辅助治疗,截至 2019 年 10 月,随访未见复发征象。

【经验与体会】

(一) 直肠阴道隔部位 EGIST 的一般描述

EGIST 在间质瘤中占比低于 10%,多发于小网膜、大网膜、肠系膜及腹膜后,发生于女性生殖道如外阴、阴道及直肠阴道隔罕见,原发于直肠阴道隔更为罕见。国内外报道不多。关于 EGIST 的组织学起源,学者们认为有几种可能性。最早该类肿瘤被认为起源于胃肠道的 GIST 向外生长,在外力等因素作用下,最终脱离消化道形成所谓的 EGIST,并非真正的 EGIST。后有学者推测 EGIST 可能起源于胃肠道外的间质细胞,而这些间质细胞在肿瘤发生过程中,异常获得 Cajal 间质细胞的表型。现已证实胃肠道外器官如子宫、输卵管、膀胱、乳腺、胆囊及胰腺等也存在 Cajal 间质细胞。因此,较多学者认为 EGIST 源于胃肠道外 Cajal 间质细胞的肿瘤性转化,且有文献报道正常生理状态下,女性阴道壁也存在细胞形态、表型及功能与胃肠道起搏细胞相同的 Cajal 细胞。

国内外报道的 EGIST 发生于阴道或直肠阴道的病例资料(表 14-1)

表 14-1　国内外报道 EGIST 发生于阴道或直肠阴道的病例情况

作者(发表时间)	年龄(岁)	肿瘤部位	肿瘤大小(cm)	治疗方式	核分裂象(个/50HP)	CD117	CD34	c-KIT 突变	随访时间
NASU 等 (2004)	54	直肠阴道	8.5	手术	1~2	+	+	ND	13 个月
CEBALLOS 等 (2004)	75	阴道后壁	4.5	手术	12~15	+	+	ND	7.5 年
WEPPLER 等 (2005)	66	直肠阴道	8	伊马替尼	> 5	+	+	ND	ND
TAKANO 等 (2006)	38	阴道	7	手术	1~2	+	+	ND	1 年
LAM 等 (2006)	36	阴道	4	ND	15	+	+	第 9 号	2 年
LAM 等 (2006)	48	阴道	6	ND	12	+	+	第 11 号	10 年
LAM 等 (2006)	61	阴道	8	ND	16	+	+	第 11 号	ND
NAGASE 等 (2007)	42	直肠阴道	3.5	手术	<1	+	+	ND	4 年
NAGASE 等 (2007)	66	阴道	5	手术+伊马替尼	2~3	+	+	ND	6 个月
ZHANG 等 (2009)	42	直肠阴道	8	手术	10	+	+	ND	11 个月
MOLINA 等 (2009)	56	直肠阴道	5	手术+放疗	>25	+	+	ND	ND
VAZQUEZ 等 (2012)	29	直肠阴道	7	手术+伊马替尼	10	+	+	第 11 号	2 年
MELENDEZ 等 (2014)	80	直肠阴道	6	手术+伊马替尼	5	+	+	ND	22 个月

(二) EGIST 的诊断及鉴别诊断

据报道,阴道 EGIST 的 MRI 表现为分叶状卵圆形长 T1、稍长 T2 信号肿块,信号较均匀。增强扫描肿块呈明显较均匀强化,其强化程度与阴道壁基本一致。而本例直肠阴道隔 EGIST 的 MRI 表现为结节状肿块,T1WI 呈低信号,T2WI 呈稍低信号,增强扫描呈渐进性强化。本例 T2WI 呈稍低信号与上述不符,可能是由于肿瘤发生凝固性坏死导致。

EGIST 与 GIST 病理学特征相似。肉眼观:通常为境界欠清的结节,肿瘤直径 2~10cm,切面灰白、灰红色,实性,质地细腻,鱼肉状,常缺乏平滑肌瘤质韧、编织状结构,有时可有明显的坏死、出血及囊性变,瘤组织常侵犯周围组织。镜检:绝大多数瘤细胞为梭形,呈束状交错、漩涡状排列,部分可由上皮样细胞构成,呈弥漫片状或小梁状排列,或出现神经鞘瘤常见的栅栏状排列。

GIST 本身可向平滑肌方向分化,易被误诊为平滑肌源性肿瘤。对于女性生殖道,EGIST 更需要与平滑肌瘤、平滑肌肉瘤鉴别。在组织学上,平滑肌细胞胞质常呈较强嗜酸性染色,EGIST 细胞胞质呈稍淡嗜酸性染色;平滑肌肉瘤细胞具有更明显的多形性和异型性。免疫组织化学染色检测显示,95%GIST 表达 CD117(c-KIT 蛋白)、90% 表达 DOG-1、60%~70% 表达 CD34。DOG-1 可表达于 c-KIT 阴性的 GIST 及 *PDGFRA* 突变的 GIST。最近有报道称免疫组织化学染色检测 PKC-θ 的表达对于 CD117 和 DOG-1 双阴性 GIST 的诊断意义重大。此外,30%~40%GIST 表达 SMA,1%~2% 表达 desmin,5% 表达 S-100。相反,平滑肌肿瘤几乎全部表达 desmin、SMA 及 H-Caldesmon,一般不表达 CD117、CD34 和 DOG-1。尽管 H-Caldesmon 的表达对于向平滑肌方向分化非常特异,但约 80%GIST 也表达 H-Caldesmon。神经鞘瘤一般弥漫表达 S-100 而不表达 CD117 和 CD34。需要注意的是,CD34、CD117 和 DOG-1 免疫组织化学染色标记阳性的软组织肿瘤并非一定是 GIST。一组 775 例软组织标本的微阵列检测结果显示,少数平滑肌肉瘤、滑膜肉瘤及黑色素瘤也罕见表达 CD117、DOG-1 及 CD34。有文献报道,女性生殖系统的平滑肌肉瘤和子宫内膜间质肉瘤可弥漫表达 CD117,但这些肿瘤均不存在 c-KIT 基因突变。因此,c-KIT 分子基因检测在 GIST 或 EGIST 病理诊断中具有重要的鉴别意义。c-KIT 或 *PDGFRA* 基因突变是 GIST 发病中的关键性机制。约 80% 的 GIST 存在 c-KIT 基因突变,其中 80% 和 15% 分别发生于 11 及 9 号外显子,<2% 发生于 13 和 17 号外显子突变。而 *PDGFRA* 基因突变 GIST 仅约 30% 中无 c-KIT 基因突变。EGIST 中约 44% 病例存在 c-KIT 基因突变,多为 11 号外显子。

(三) EGIST 的生物学行为

由于 EGIST 少见,目前尚无明确、统一的标准评估其生物学行为。GIST 的生物学行为因发生部位而不同,通常越靠近胃肠道远端,其恶性潜能越高。而 EGIST 被认为与发生于胃肠道远端的 GIST 类似,一般比发生于胃肠道的 GIST 具有更高的恶性潜能。此外,有研究结果显示,与 GIST 相反,EGIST 的生物学行为与肿瘤大小无相关性,可能与大多数 EGIST 发现时均已较大有关。Reith 等的研究结果显示,EGIST 恶性潜能的危险因素包括高细胞密度、核分裂象 >2 个 /50HPF 及坏死。少于 2 个危险因素的患者仅 5% 预后较差,而 2 个或多于 2 个危险因素的患者中 95% 具有较差的预后。尽管该研究中 EGIST 多位于肠系膜和腹膜后腔,但基于 Reith 等的标准,本例患者的组织学特征(较高细胞密度和核分裂象)均属于具有较差的生物学行为的类型。

(四) EGIST 的治疗策略

完整的手术切除是 EGIST 的首选治疗方式。GIST 很少发生淋巴结转移,通常不需常规清扫淋巴结,但适当扩大切除范围是恰当的。GIST 的放、化疗效果均不明显。酪氨酸激酶抑制剂的辅助治疗有效。EGIST 手术治疗的彻底性与疾病预后密切相关,推荐行病灶的整块完整切除。在部分患者中,因周围组织广泛粘连或播散,也仅行姑息性手术以达到明确诊断或减瘤缓解症状的目的。必要时可在术前进行分子靶向药物治疗,以减小肿瘤体积,降低手术风险,减少术中破裂出血风险较大的肿瘤发生医源性播散的可能性。因 EGIST 较为少见,现无 EGIST 肿瘤恶性风险评估的统一标准,故 EGIST 的恶性风险评估比照 GIST 进行。

本例患者肿瘤直径约 10cm,镜下核分裂象 4~6 个 /50HPF,发生在阴道直肠隔,根据 Joensuu 对 GIST 切除后的危险度分级,本例属高危。中高危复发风险患者术后需辅助治疗。目前推荐伊马替尼作为辅助治疗的一线药物。一般主张初始推荐剂量为 400mg/d,持续用药 1 年并随访。

(五) EGIST 术后如何随访?

因 EGIST 术后可出现腹膜和肝脏转移,中、高危患者应该每 3 个月进行 1 次 CT 或 MRI 检查,持续 3 年,然后每 6 个月 1 次,直至 5 年;5 年后每年随访 1 次。低危患者应每 6 个月进行 1 次 CT 或 MRI 检查,持续 5 年。由于肺部和骨骼转移发生率相对较低,建议至少每年 1 次胸部 X 线检查,在出现相关症状情况下推荐进行 ECT 骨扫描,必要时进行全身 PET-CT 检查。

(撰稿人:高志冬　甘霖)

【专家点评】

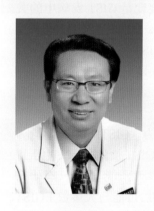

叶颖江
教授,主任医师,博士研究生导师
北京大学人民医院胃肠外科主任
中华医学会外科学分会结直肠外科学组委员
中国临床肿瘤学会胃肠间质瘤专家委员会主任委员
中国抗癌协会胃肠间质瘤专业委员会副主任委员
中国医师协会外科医师分会多学科综合治疗专业委员会共同主任委员
中国医师协会外科医师分会结直肠外科医师委员会副主任委员

EGIST 是发生于胃肠道以外的原发性 GIST,发病率低,临床上较少见,且相关研究欠缺,治疗上缺少统一的规范和标准。EGIST,特别是位于盆底区域(如直肠阴道隔、阴道后壁、膀胱前后区域等)的 GIST,由于症状隐匿、不易诊断,因此首次就诊时肿瘤体积往往较大,直径常大于 5cm。盆底区域解剖结构复杂,发生于此区的 GIST 可能来源于多个器官和组织,难以判断肿瘤起源,这一直是此区 GIST 须解决的一个临床问题。我们中心曾对这一区域 GIST 进行研究显示,来源于直肠的最为常见,占 68.0%,其后依次是前列腺及膀胱后方区域 (12.0%)、阴道后壁(8.0%)、直肠阴道隔(4.0%)、骶前区(4.0%)、膀胱(4.0%)。术前影像学检查有助于检出肿物、判断起源及毗邻关系,其中 MRI 对肿瘤原发部位判断准确性最高。对于 EGIST,外科手术仍为首选的治疗方式,手术治疗的彻底性与疾病预后密切相关,推荐行病灶的整块、完整切除。然而,对于盆底区域 GIST,因为涉及器官保留和功能保护等问题,需要多学科专家协作组的充分讨论,制订以外科为主的多学科综合治疗。

通过本病例的诊治,有以下几点值得借鉴。

（1）EGIST 发病率较低，通常起病隐匿，临床症状不同于消化道 GIST，需要有一定的临床诊断警惕性。

（2）对于术前诊断肿瘤来源存在困难的 EGIST，选择合适的检查手段对于诊断有一定帮助。

（3）对于需要多脏器切除或者功能保护的 EGIST，应行术前伊马替尼治疗，穿刺活检有助于明确诊断，并进行基因检测，指导治疗。

（4）一般认为 EGIST 生物学行为更具侵袭性，通常都需要伊马替尼治疗。

（5）术前治疗期间应定期（每 2~3 个月）评估治疗效果，优先选用 Choi 标准，在药物治疗效果最大化时（一般不超过 6 个月，或者连续两次评估肿瘤不再退缩），及时手术干预，以免贻误手术治疗的最佳时机。

（6）术后应完善病理学检查并再次基因检测，评估有无继发突变等少见情况，指导辅助治疗的实施。

【参考文献】

［1］ DIMOFTE M G, PORUMB V, FERARIU D, et al. EGIST of the greater omentum-case study and review of literature [J] . Rom J Morphol Embryol, 2016, 57: 253-258.

［2］ ZHANG W, PENG Z, XU L. Extragastrointestinal stromal tumor arising in the rectovaginal septum: report of an unusual case with literature review [J] . Gynecologic Oncology, 2009, 113: 399-401.

［3］ 中国临床肿瘤学会胃肠间质瘤专家委员会 . 中国胃肠间质瘤诊断治疗共识 (2017 年版) [J] . 肿瘤综合治疗电子杂志 , 2018, 4 (1) : 31-43.

［4］ 张舒玮 , 高志冬 , 叶颖江 . 盆底区域胃肠间质瘤 27 例临床病理学特征和预后分析 [J] . 中国实用外科杂志 , 2018, 38 (5) : 541-545.

［5］ APOSTOLOU K G, SCHIZAS D, VAVOURAKI E, et al. Clinicopathological and Molecular Factors, Risk Factors, Treatment Outcomes and Risk of Recurrence in Mesenteric and Retroperitoneal Extragastrointestinal Stromal Tumors [J] . Anticancer Res, 2018, 38 (4) : 1903-1909.

［6］ YÜKSEL Ö H, AKAN S, YILDIRIM Ç, et al. Extraintestinal gastrointestinal stromal tumor of undetermined origin: Is the mass resection a wrong approach？A case report and review of the literature [J] . Arch Ital Urol Androl, 2015, 87 (2) : 177-178.

［7］ REITH J D, GOLDBLUM J R, LYLES R H, et al. Extra gastrointestinal (soft tissue) stromal tumors: an analysis of 48 cases with emphasis on histologic predictors of outcome [J] . Mod Pathol. 2000, 13 (5) : 577-585.

［8］ JOENSUU H, VEHTARI A, RIIHIMÄKI J, et al. Risk of recurrence of gastrointestinal stromal tumour after surgery: an analysis of pooled population-based cohorts [J] . Lancet Oncol, 2012, 13 (3) : 265-274.

病理篇

15 具有高核分裂象的小 GIST

【关键词】

胃肠间质瘤;核分裂象;预后;

【导读】

胃肠间质瘤(gastrointestinal stromal tumor,GIST)的起源及发病机制已基本阐述清楚,然而 GIST 的高复发转移率仍是困扰临床医师的难题。大部分 GIST 分级标准主要是依据肿瘤大小、核分裂象数以及肿瘤部位为主要参数而制定的,但这些标准尚不能精确地预测 GIST 的复发概率。学界广泛认为原发灶的大小和核分裂象是判断肿瘤恶性程度和决定术式的重要指标,其中核分裂象占更高的参考权重。临床上在 GIST 的诊疗过程中发现,肿瘤体积小但核分裂象数目高的情况并不罕见,华中科技大学同济医学院附属协和医院对该类患者进行了单中心的病例回顾,269 例肿瘤最大径小于 2cm 的病例中,有 14 例伴有高核分裂象,约占 5%。此类患者的诊疗应更加重视基因检测和辅助治疗等情况,进行综合评估。

【病例摘要】

患者,男性,49 岁。于 2016 年 12 月因"间断呃逆 3 年余,加重 6 个月"就诊于当地医院。行电子胃镜检查示:慢性糜烂性胃炎伴溃烂;胃体隆起。超声胃镜示:胃体可疑固有肌层低回声隆起。予护胃抗酸治疗,患者呃逆症状好转。患者为明确胃部隆起性病变性质,前往华中科技大学同济医学院附属协和医院胃肠间质瘤专病门诊就诊。门诊以"胃体隆起:胃肠间质瘤?"收治入院。

➤ 既往史及家族史

高血压三年余,最高血压 180/100mmHg,规律服药,平素血压控制良好;否认食物及药物过敏史;父母已故,家族中无类似病史。

➤ 体格检查

腹部平坦,未见胃肠型及蠕动波。腹部外形正常,全腹柔软,无压痛反跳痛,无肌紧张,腹部未触及包块,肝脾肋下未及,肠鸣音正常。

➤ 辅助检查

血常规:未见明显异常。

血生化:总胆红素 23.2μmol/L↑,直接胆红素 9.4μmol/L↑,总蛋白 49.5g/L↓,球蛋白 12.7g/L↓,钠 139mmol/L,钾 3.37mmol/L↓,钙 1.97mmol/L↓,磷 0.83mmol/L↓。

肿瘤标志物:各项指标未见异常。

全腹部三维 CT:①胃腔充盈一般,胃底大弯侧可见一软组织密度结节影向腔外突出,直径约 1.5cm,考虑胃肠间质瘤;②肝脏大小及形态可,未见明显转移灶;③余腹腔未见明显转移灶(图 15-1)。

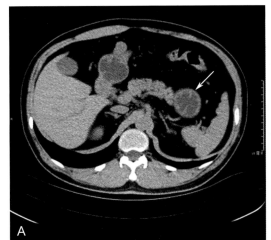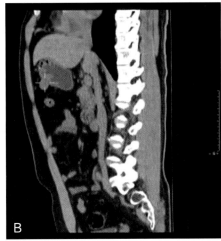

图 15-1　腹部 CT 提示胃底大弯侧软组织密度影
A. 横断位;B. 矢状位

电子超声胃镜:胃体后壁见一扁平隆起,表面光滑;胃体病灶处见一类圆形低回声病灶,凸向腔外生长,边界清楚,内部回声均质,最大切面 1.5cm×1.6cm,起源于固有肌层深层,周边未见肿大淋巴结,超声弹力成像质硬(图 15-2)。

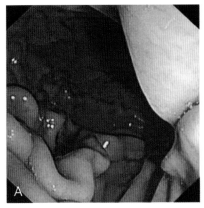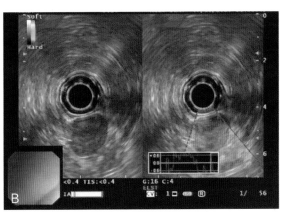

图 15-2　超声胃镜提示胃体低回声病灶,最大切面约 1.5cm×1.6cm
A. 胃镜;B. 超声内镜

➤ 初步诊断

1. (胃体)胃肠间质瘤
2. 慢性浅表性胃炎伴糜烂
3. 高血压3级　很高危

【治疗过程】

(一) 病例分析

患者为中年男性,以"发现胃部隆起"就诊。术前检查完善,目前诊断为:(胃体)胃肠间质瘤。影像学检查示肿瘤大小约1.5cm,边界清楚,未见明显转移灶。根据《胃肠间质瘤规范化外科治疗专家共识(2015年版)》,该患者为大小<2cm的局限型胃GIST,影像学检查无不良因素,可定期内镜或影像学随访,严密观察。与患者及家属沟通治疗方案,患者与家属要求行外科手术治疗。

(二) 治疗方案

于2016年12月行"腹腔镜联合胃镜下胃肿物局部切除术",术中先行胃镜定位后再行腹腔镜准备,可见胃体后壁近胃窦处一直径1cm隆起性病变,肝脏及其他脏器未及明显异常,遂行胃肿物局部切除术,手术过程顺利。

(三) 术后病理

术后病理:①(胃体)胃肠间质瘤(肿块大小2.0cm×1.5cm;梭形细胞为主;核分裂象>10个/50HPF;改良NIH危险度分级:高危);②胃体手术切缘切片上未见肿瘤累及,胃小弯侧淋巴结(5枚)、大弯侧淋巴结(6枚)切片上未见肿瘤组织转移(图15-3)。

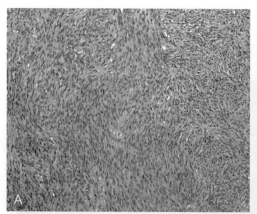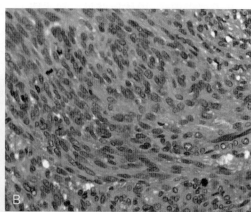

图15-3　术后病理HE染色

A. 100×;B. 400×

免疫组织化学染色:CD117(+),CD34(+),DOG-1(+),SMA(−),S-100(−),Ki-67(>10%)。
基因检测:患者拒绝。

【预后】

患者于术后第 11 天恢复出院。术后 27 天开始伊马替尼靶向治疗,400mg/d。截至 2019 年 6 月,随访 29 个月,患者无明显不良反应,未发现明显肿瘤复发转移迹象。

【经验与体会】

（一）（胃）小 GIST 是否手术治疗更好?

外科手术切除是 GIST 最主要和最有效的治疗手段,但并非所有胃部的小 GIST 都适合手术治疗。目前学界针对胃 GIST 的手术治疗的肿瘤大小截点存在着争议,部分学者支持较小的胃 GIST（<2cm）不用手术治疗,仅需定期复查,当发现疾病进展时再进行手术也能取得很好疗效。根据《胃肠间质瘤规范化外科治疗中国专家共识（2018 版）》,<2cm 的胃 GIST,伴随临床症状者,可考虑手术治疗;无症状的拟诊 GIST,应根据其内镜和内镜超声表现确定是否具有进展风险。内镜超声下的不良因素为边界不规整、溃疡、内部强回声和异质性。对于无不良因素的患者,可定期进行内镜或影像学随访。

本例中患者因发现胃部隆起就诊,考虑胃 GIST 可能性大,肿瘤原发于胃体,肿瘤大小较小,胃镜超声下无不良因素,根据指南可暂不行手术切除,定期影像学随访。与患者及家属沟通后,患者表明手术意愿故行手术治疗。但术后病理发现该患者核分裂象 >10 个 /50HPF,根据改良 NIH 危险度分级为高度复发风险患者。对于该患者而言,手术治疗获益更大。因此对于小的胃 GIST 要参照各项指南,综合分析各项检查指标慎重决定是否行手术治疗,如何甄别不同复发风险的小 GIST 值得我们进一步探讨。

（二）小 GIST 是不是都适合内镜下切除?

胃肠间质瘤手术方式的选择一直是学界讨论的热点。应用各种内镜技术以及双镜联合技术治疗 GIST 是近几年才提出来的治疗方案。对于如何为患者选择适合的治疗方式,目前还存在争议。虽然不同中心都有关于内镜及双镜联合技术治疗 GIST 的报道,但是都存在样本量较小和随访时间较短的问题。所以在选择治疗方案时,要全面考虑肿瘤的大小、部位、生长方向、浸润情况和切除后功能影响等多个因素,内镜下切除以及双镜联合技术等应在经验丰富的内镜中心进行。

根据《胃肠间质瘤规范化外科治疗中国专家共识（2018 版）》,位于食管远端的 GIST,根据大小、位置和性质,在有经验的单位可以开展内镜下剜除术、经黏膜下隧道内镜切除及经左开胸肿瘤切除等不同术式。

（三）体积越小的胃 GIST 预后会更好吗?

目前认为,原发灶的大小和核分裂象是判断肿瘤恶性程度和选择手术术式的重要指标,但任何单一因素均不能可靠地对复发风险进行评估。现有指南并不能准确评估肿瘤体积小但核分裂象数目高的 GIST 预后情况,2016 年美国国立综合癌症网络（NCCN）指出,直径

<2cm 的 GIST,即使合并高核分裂象数,转移或肿瘤相关死亡率也不足 4%;华中科技大学同济医学院附属协和医院长达 13 年的随访研究也发现,本中心 14 例体积小、核分裂象数目高的患者术后均没有复发。而有少数文献报道这类病例预后相对较差,复发风险甚至和高危组类似。因此评价此类胃肠间质瘤的预后应参考各类指南,综合各项参数,如基因检测和辅助治疗效果,进行系统性评估。

(撰稿人:曾祥宇)

【专家点评】

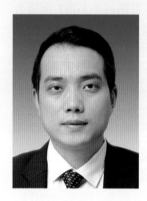

李 勇

教授,主任医师,博士研究生导师

广东省人民医院普外科行政副主任、普外一区行政主任

中国临床肿瘤学会胃肠间质瘤专家委员会常务委员

中国医师协会外科医师分会肿瘤外科医师委员会青年委员会副主任委员

广东省医师协会减重与代谢病工作委员会主任委员

NCCN 指南将胃来源直径小于 2cm 的 GIST 定义为"小 GIST",该类型的 GIST 作为一组特殊的分类主要源于其独特的生物学行为。随着人们健康意识的提高,以及影像学、内镜技术的发展,近年来其发病率逐渐升高。鉴于此,该类肿瘤值得引起大家的关注。

不论 NCCN 指南,还是我国的专家共识,对于小 GIST 的治疗推荐均是:如果超声内镜下没有高风险特征(如不规则边界、囊性空腔、溃疡、强回声病灶和异质性),患者只需每 6~12 个月进行一次超声内镜复查随访,无需接受手术治疗。但该推荐在临床操作实践中存在一定的干扰因素,包括①超声内镜检查具有主观性,诊断准确性受操作医生的影响较大;②患者对于疾病的焦虑严重影响生活质量,且随访的时间、经济成本以及患者的依从性往往导致不能完全按照指南推荐的方式进行随访;③随着微创技术的发展,部分外科医生认为可以通过微创手术治疗的方式彻底切除病灶,代价相对较小。而更为重要的原因在于,并非所有的小 GIST 均为良性生物学行为表现,笔者回顾性分析了来自 CN-GIST(广东省人民医院,华中科技大学同济医学院附属协和医院,中山大学附属肿瘤医院,南方医科大学南方医院)1998 年至 2015 年间接受了手术治疗(内镜或手术)的小 GIST 数据共计 273 例,发现根据改良 NIH 危险度分级诊断标准,中危患者为 7 例(2.5%),高危患者为 10 例(3.6%)。

目前尚不推荐内镜技术用于小 GIST 的治疗,但不可否认该技术的微创性,尤其是肿瘤位于贲门等特殊部位,该技术可最大限度地保留功能,因此笔者认为在具备一定技术条件的单位可将内镜技术作为临床研究项目开展。而腹腔镜技术目前无疑是治疗小 GIST 的主流治疗方案,传统腹腔镜技术进行楔形切除即可完成大部分小 GIST 的治疗。对于特殊部位的

GIST（贲门附近），笔者团队开展了腹腔镜经胃腔贲门肿瘤切除，取得了良好的疗效，推荐有经验的医疗中心可针对特殊部位肿瘤开展此技术。

根据改良 NIH 危险度分级标准，给予小 GIST 患者相应的术后辅助治疗及随访。

【参考文献】

［1］MIETTINEN M, MAKHLOUF H, SOBIN L H, et al. Gastrointestinal stromal tumors of the jejunum and ileum: a clinicopathologic, immunohistochemical, and molecular genetic study of 906 cases before imatinib with long-term follow-up [J]. American Journal of Surgical Pathology, 2006, 30 (4): 477-489.

［2］CHIEN C H, CHIEN R N, YEN C L, et al. The Role of Endoscopic Ultrasonography Examination for Evaluation and Surveillance of Gastric Subepithelial Masses [J]. Chang Gung Med J, 2010, 33 (01): 73-81.

［3］沈坤堂，高晓东. 小和微小胃肠间质瘤的评估与内镜治疗 [J]. 中华胃肠外科杂志，2015 (4): 328-331.

［4］叶颖江，高志冬，王杉. 小胃肠道间质瘤的诊断和治疗策略 [J]. 中华消化外科杂志，2013, 12 (4): 245-248.

［5］李冰，齐志鹏，周平红，等. 内镜全层切除术治疗胃底部小及微小胃肠间质瘤价值探讨 [J]. 中国实用外科杂志，2017, 37 (11): 1281-1285.

［6］VON MEHREN M, RANDALL R L, BENJAMIN R S, et al. Soft Tissue Sarcoma, Version 2. 2018, NCCN Clinical Practice Guidelines in Oncology [J]. J Natl Compr Canc Netw, 2018, 16 (5): 536-563.

16 核分裂象极高的GIST

【关键词】

胃肠间质瘤;预后因素;核分裂象;极高危

【导读】

GIST的分级标准直接影响着GIST治疗策略的选择,前期的GIST分级标准主要是依据肿瘤大小、核分裂象数、肿瘤部位以及肿瘤破裂等主要参数而制定的,但这些标准尚不能精确地预测GIST的复发概率。目前学界普遍认可核分裂象权重较高,现有的改良NIH危险度分级不能对患者复发及预后提供个体化依据,尤其忽视了高核分裂象患者的预后。由此可以看出,仅仅依靠肿瘤常规的病理特征,对GIST进行危险度分级显然是不够的。理想评估标准的最终目的是为了揭示GIST的生物学本质并用以指导临床合理的治疗。目前诸多评估标准尚不能合理预测GIST复发风险,从而使得临床治疗面临一定困境,尤其是对于那些具有极高复发风险的患者。

【病例摘要】

患者,女性,64岁。于2015年9月因"黑便伴上腹不适半月余"就诊于当地医院。电子胃镜检查示:胃体巨大溃疡(胃癌可能)并胃窦隆起性病变。患者为求进一步诊疗,遂前往华中科技大学同济医学院附属协和医院就诊,门诊以"胃占位性病变"收入。

➤ 既往史及家族史

既往体健,否认食物及药物过敏史;父母健在,家族中无类似病史。

➤ 体格检查

生命体征平稳,贫血貌,皮肤黏膜无黄染。腹部平坦,未见胃肠型及蠕动波。腹部外形正常,全腹柔软,无压痛反跳痛,无肌紧张,膈下可触及一实性包块,质软,移动度差,肝脾肋下未及;肠鸣音正常。

➤ 辅助检查

血常规:白细胞 9.21×10^9/L,红细胞 2.82×10^{12}/L ↓,血红蛋白 77g/L ↓,血小板 495 ×

10^9/L ↑,中性粒细胞百分比 78.9% ↑,淋巴细胞百分比 15.5% ↓。

血生化:各项指标未见异常。

肿瘤标志物:未见异常。

电子超声胃镜:内镜下见胃体小弯侧巨大溃疡,底覆污秽苔,超声扫描显示胃体小弯侧巨大低回声占位病灶,病灶大部分凸向腔外,切面大小约 8cm×8cm,与肝脏界限清晰,腹腔内未见明显肿大淋巴结(图 16-1)。

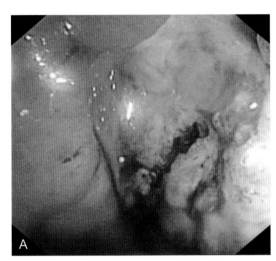
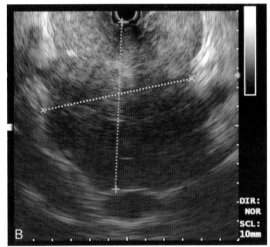

图 16-1　超声胃镜提示胃体小弯侧巨大低回声病灶,切面约 8cm×8cm

A. 胃镜;B. 超声内镜

上腹部增强 CT:肝胃间隙见大小约 11.2cm×11.4cm 软组织肿块影,呈多发分叶状,密度不均,考虑间叶源性肿瘤可能性大(图 16-2)。

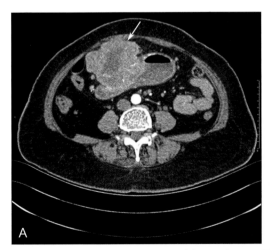
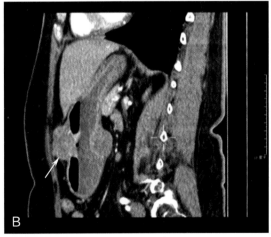

图 16-2　腹部 CT 提示肝胃间隙巨大分叶状软组织肿块影

A. 横断位;B. 矢状位

➤ 初步诊断

1. 胃恶性肿瘤:胃肠间质瘤?
2. 消化道出血
3. 中度贫血

【治疗过程】

(一)病例分析

患者为中老年女性,以"黑便伴上腹部不适"就诊。目前诊断考虑:(胃)胃肠间质瘤。影像学检查示肿瘤位于胃体小弯侧,瘤体较大,专科讨论考虑到:①患者黑便症状较重,中度贫血;②内镜检查见肿瘤表面破溃;③肿瘤组织与周围组织界限清晰,腹腔内未见明显肿大淋巴结,下一步进行手术治疗,综合肿瘤部位、大小等因素,开放手术更合适。患者中度贫血,一般情况尚可,ECOG 评分 2 分,NRS(2002)评分 4 分,故行肠内营养支持,纠正贫血后立即行外科手术治疗。

(二)治疗方案

于 2015 年 9 月行剖腹探查,术中探查见:胃大弯靠近幽门处一大小约 13cm×12cm 的巨大肿块,形状不规则,呈明显分叶状,未见明显转移灶。遂行"远端胃切除术 + 区域淋巴结清扫",术中失血约 200ml,手术过程顺利。

(三)术后病理

术后病理:①(远端胃)胃肠间质瘤(肿块大小:13cm×9cm,呈分叶状,细胞异型性明显),局部出血坏死;核分裂象:85 个 /50HPF;改良 NIH 危险度分级:高危。②胃体及幽门手术切缘切片上未见肿瘤累及,胃小弯侧淋巴结(12 枚)、大弯侧淋巴结(12 枚)切片上未见肿瘤组织转移(图 16-3)。

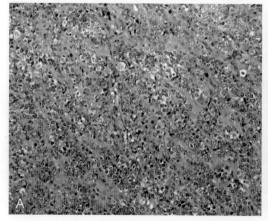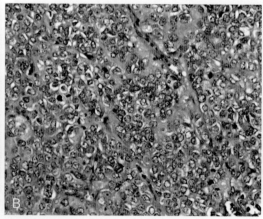

图 16-3 术后病理 HE 染色
A. HE 100×;B. HE 200×

免疫组织化学染色:CD117(+),CD34(局灶 +),DOG-1(+),SMA(−),S-100(−),Ki-67(Li:30%)(图 16-4)。

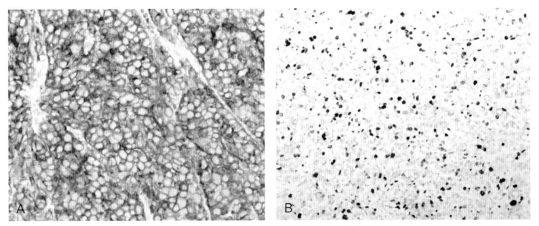

图 16-4　术后病理免疫组织化学染色
A. CD117(+)200 × ;B. Ki-67 100 ×

基因检测:c-KIT 基因外显子 11 发生突变,突变类型为 1702_1728del27。

【预后】

患者于术后第 13 天恢复出院。术后第 14 天给予伊马替尼靶向治疗,400mg/d。截至 2019 年 6 月,随访 45 个月,患者服药期间出现水肿、白细胞减低(2 度)等不良反应,未行特殊治疗症状缓解,复查全腹部增强 CT 未发现明显肿瘤复发转移迹象(图 16-5)。

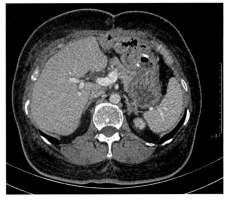

图 16-5　术后 45 个月复查 CT

【经验与体会】

(一)"极高危"胃肠间质瘤的认识

越来越多的临床医师意识到,现有的 GIST 危险度分级标准仍有缺陷,并不能很好地指导临床实施个体化治疗。有学者根据核分裂象对高危患者进行了亚组分析,发现核分裂象越高,患者预后更差。更加暴露了现有分级标准缺乏对于患者个体化指导的缺陷。

近年来,基于前期的临床研究结果及分级标准,国外学者从高危 GIST 中分出了一类具有极高复发风险的患者,称为极高危 GIST,其具有恶性程度高、极易发生复发或转移的特性,这类 GIST 患者更应该引起临床医师的关注。

(二)高核分裂象患者伊马替尼辅助治疗的疗程该如何选择?

伊马替尼用于 GIST 的辅助治疗后,明显延长了 GIST 患者术后无复发生存期。然而,

3年的辅助治疗并不能保证GIST患者的长期生存获益,仍有部分患者在停药后2年内复发。目前认为,长期使用伊马替尼能有效预防敏感突变患者在治疗期间复发,伊马替尼辅助治疗3年与5年的随机对照试验正在进行。辅助治疗的时间有不断延长的趋势,对于高危复发风险的患者,合适的辅助治疗时间需要根据患者各项信息,重视基因分型实施个体化方案。

所以关于GIST术后的辅助治疗疗程,迄今为止国际上尚未达成统一的意见。对GIST而言,最佳辅助治疗疗程目前仍在探索中,兼顾肿瘤的恶性特征及基因亚型,实施更精准的个体化诊疗才是未来的趋势和方向。

（撰稿人：熊振）

【专家点评】

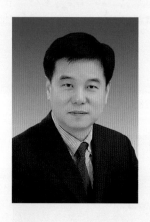

陶凯雄

教授,主任医师,博士研究生导师

华中科技大学同济医学院附属协和医院普外科主任、胃肠外科主任

中华医学会外科学分会胃肠外科学组委员

中国研究型医院学会机器人与腹腔镜外科专业委员会副主任委员

中国研究型医院学会结直肠肛门外科专业委员会副主任委员

中国临床肿瘤学会胃肠间质瘤专家委员会常务委员

湖北省医学会腹腔镜外科分会主任委员

肿瘤大小、部位、核分裂象及肿瘤是否破裂等指标是影响GIST预后的重要因素。目前,用于判断GIST术后复发危险度的常用标准包括改良NIH危险度分级,AFIP标准以及等高热线图等,其中,改良NIH危险度分级应用最为广泛。

近年来,随着对GIST的了解越来越深入,极高危GIST逐渐成为国内外学者关注的焦点。2015年Maki等学者提出,极高危GIST的特征应至少包含以下标准一项：①肿瘤直径>10cm；②核分裂象数>10/50HPF；③肿瘤直径>5cm以及核分裂象数>5/50HPF；④术前及术中肿瘤破裂。但事实上,此类标准并不全面,未纳入基因突变类型,也未包含极高核分裂象的患者,其预测能力有限。因此,建立包含基因突变类型、核分裂象、大小、部位等项目的更精准的GIST预测模型是目前亟待解决的问题。

【参考文献】

[1] FLETCHER C D, BERMAN J J, CORLESS C, et al. Diagnosis of gastrointestinal stromal tumors: A

consensus approach [J] . Human Pathology, 2002, 33 (5) : 459-465.

［2］李健 , 党运芝 , 高静 , 等 . 延长伊马替尼辅助治疗时间对中高度复发肠间质瘤的疗效观察 [J] . 中华胃肠外科杂志 , 2013, 16 (3) : 216-220.

［3］史恩溢 , 侯英勇 , 谭云山 , 等 . 局限性胃肠道间质瘤危险程度分级标准的应用与评价 [J] . 中华病理学杂志 , 2007, 36 (10) : 649-653.

［4］张云 , 曹晖 . 分子靶向治疗胃肠间质瘤的进展 [J] . 中华消化外科杂志 , 2009, 8 (6) : 478-480.

［5］沈朝勇 , 张波 . 对极高危胃肠间质瘤的认识 [J] . 中华胃肠外科杂志 , 2016, 19 (11) : 1226-1229.

17 神经纤维瘤病 1 型合并 GIST

【关键词】

胃肠间质瘤;神经纤维瘤病 1 型;野生型;多原发;基因检测

【导读】

神经纤维瘤病 1 型(neurofibromatosis type 1,NF1),或者称为 von recklinghausen 病,是一种常染色体显性遗传疾病。这类疾病的患者体内容易生成各种类型的肿瘤,其中也包括 GIST。NF1 的患者合并 GIST 主要发生在十二指肠、空肠和回肠,多原发、基因突变为 *c-KIT* 和 *PDGFRA* 野生型是其最为显著的特点。

病例 1

【病例摘要】

患者,女性,51 岁,于 2018 年 1 月因"体检发现胆囊结石半年余"就诊于浙江大学医学院附属邵逸夫医院。患者平素无腹痛、腹胀、呕血、黑便和体重下降。

➤ 既往史及家族史

既往体健,否认食物及药物过敏史;2016 年 8 月因颈部神经鞘瘤在浙江大学医学院附属邵逸夫医院行手术切除,术后病理为:(左侧颈部)神经鞘瘤,免疫组织化学染色 S-100(+),CD34(-)。家族中无类似病史。

➤ 体格检查

视诊腹部平坦,未见胃肠型及蠕动波;全腹部无压痛,无反跳痛,无肌紧张,触诊未触及肿块;叩诊无移动性浊音;听诊肠鸣音正常。

➤ 辅助检查

血常规、血生化、相关肿瘤标志物:未见明显异常。

大便常规:隐血 +++ ↑。

肝胆 B 超:胆囊充满型结石,慢性胆囊炎。

全腹部增强 CT:①胆囊多发结石,胆囊炎;②小肠多发结节,富血供,需考虑胃肠间质瘤、神经鞘瘤或血管球瘤等可能;③降主动脉旁结节,考虑神经源性肿瘤;④双下腹壁皮下结节,请结合临床(图 17-1)。

上腹部 MRI 平扫 +MRCP(图 17-2):①胆囊多发结石,胆囊炎;②腹膜后主动脉右旁结节占位,神经鞘瘤可能。

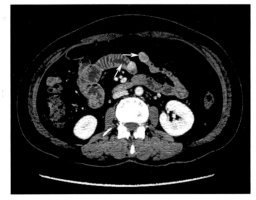

图 17-1 腹部 CT 提示小肠多发富血供结节

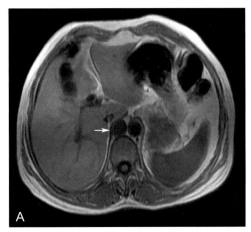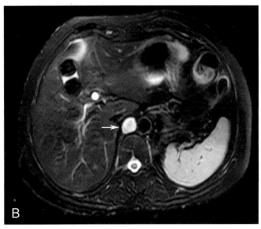

图 17-2 MRCP 提示主动脉右侧结节

A. T1 ;B. T2

腰椎 MRI 平扫(图 17-3):①腰椎退行性改变,L_3/L_4、L_4/L_5 椎间盘变性膨出,L_5/S_1 椎间盘变性突出,后方椎管变窄;②S_1 腰化可能,L_5 椎体局部黄髓化;③约 T_{11}~T_{12} 水平脊柱前缘占位,神经源性肿瘤首先考虑;④骶尾部后方肌肉信号影,请结合临床。

肠镜:所见回肠末段,结肠、直肠黏膜未见明显异常。

胃镜:慢性浅表 - 萎缩性胃炎,胃体胃角胃窦为主;十二指肠球部炎症。

➢ 初步诊断

1. 小肠多发肿物,GIST ?
2. 胆囊结石伴慢性胆囊炎
3. 神经鞘瘤?
4. 颈部神经鞘瘤术后

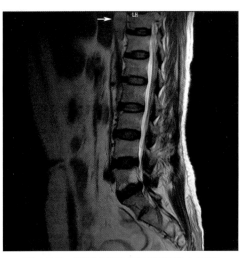

图 17-3 腰椎 MRI 提示胸椎前方结节

5. 慢性浅表萎缩性胃炎

6. 十二指肠球部炎症

【治疗过程】

(一) 病例分析

患者为中年女性,既往有颈部神经鞘瘤病史。此次 CT 发现小肠多发富血供肿物。大便隐血 +++。其他检查无明显异常。由于胃镜和肠镜排除了胃、十二指肠球部及降部、结直肠引起消化道出血的情况,故可能因小肠肿瘤引起。对于多原发的 GIST 的治疗,NCCN、ESMO 和国内指南均未给出明确的答案。在经过科室内部讨论以及和家属深入交流后决定行手术探查。

(二) 治疗方案

入院评估身体基本情况,明确无手术禁忌证后。患者接受了腹腔镜探查,胆囊切除术 +多发小肠肿瘤切除术。术中见胆囊正常大小,壁略有增厚,与周围组织稍粘连。小肠浆膜面可见多发肿块,主要位于近段空肠,边界清楚。腹腔内腹膜、大网膜、盆腔和肝脏未见明显肿块。具体肿块位置为:距离屈氏韧带 10cm(直径 1.5cm)、20cm(直径 0.4cm)、30cm(直径 0.8cm)、110cm(直径 0.6cm)、115cm(直径 1.5cm)、170cm(直径 1.5cm)、180cm(直径 0.5cm)、190cm(直径 0.3cm)、200cm(直径 0.4cm)。由于为多发肿块,所以术中采用小肠局部切除缝合,未采用小肠肠段切除,手术过程顺利。

(三) 术后病理及基因检测

详细病理结果见图 17-4。

| 病历号/A | 姓名: | 性别: 女 | 年龄: 51岁 |
| 病人来源: | 床位号: | 送检科室: | 检查科室:病理科 |

病理所见:
常规组织病理学检查

检查描述:
免疫组化L片:Kappa(+)、Lambda(+)。
A片:S-100(+)、DOG1(-)。
I片:CD117(+)。
F片:CD34(+)、CD117(+)、DOG1(+)、S-100(-)、Desmin(-)、SMA(-)、Ki-67(低增殖活性)。

诊断结论:
1、慢性胆囊炎,胆石症
2、(小肠肿瘤1)胃肠间质瘤,极低危险度分级(大小1.5*1.2*1cm,核分裂2个/50HPF),累犯粘膜下层至浆膜层
3、(小肠肿瘤2)胃肠间质瘤(大小0.2*0.2*0.2cm,肿瘤共约8个高倍视野,未见明确核分裂),累犯肌层
4、(小肠肿瘤3)胃肠间质瘤,极低危险度分级(大小1*0.7*0.6cm,核分裂0-1个/50HPF),累犯肌层至浆膜层
5、(小肠肿瘤4)胃肠间质瘤,极低危险度分级(大小1.2*0.7*0.5cm,核分裂0-1个/50HPF),累犯粘膜下层至浆膜层
6、(小肠肿瘤5)胃肠间质瘤,低危险度分级(大小2.1*1.6*1.2cm,核分裂约3个/50HPF),累犯粘膜下层至浆膜层
7、(小肠肿瘤7)胃肠间质瘤(大小1.5*1*0.9cm,核分裂0-1个/50HPF),累犯粘膜下层至浆膜层
8、(小肠肿瘤7)胃肠间质瘤(大小0.4*0.3*0.2cm,肿瘤共约16个高倍视野,未见明确核分裂),累犯粘膜下层至浆膜层
9、(小肠肿瘤8)胃肠间质瘤(大小0.1*0.1*0.1cm,肿瘤共约2个高倍视野,未见明确核分裂),累犯浆膜层
10、(小肠肿瘤9)胃肠间质瘤(大小0.4*0.2*0.2cm,肿瘤共约12个高倍视野,未见明确核分裂)累犯肌层至浆膜层
11、(小肠肿瘤11)炎性息肉伴多量浆细胞浸润

图 17-4 术后病理检测详细结果

基因检测：*c-KIT* 野生型；*PDGFRA* 野生型；*BRAF* 野生型；*SDHA* 野生型；*SDHB* 野生型；*SDHC* 野生型；*SDHD* 野生型；*NF1*（100%）外显子 18，c.2034G>A，p.P678P；*NF1*（47%）外显子 7，c.702G>A，p.L234L；*NF1*（41%），外显子 2，c.611G>C。

【预后】

患者术后 7 天顺利出院。患者术后未进行靶向药物治疗，定期随访。截至 2018 年 9 月，患者无明显不良反应，胸部 CT 和全腹部 CT 未见 GIST 复发迹象。

病例 2

【病例摘要】

患者，女性，69 岁，因"间断黑便两年，发现胃底及十二指肠降段占位 1 周"于 2016 年 11 月入院检查治疗。患者两年前无明显诱因出现间断黑便，就诊于当地医院，予禁食补液治疗后好转，院外规律口服云南白药，自述服药期间，未出现黑便。10 天前无明显诱因再次出现柏油样黑便，伴乏力，无心悸发汗，无恶心呕吐，无腹痛、腹泻等其他不适。遂就诊于北京大学人民医院急诊科，急查大便隐血（+）、血红蛋白 96g/L、血小板及凝血功能无异常，遂以"消化道出血（原因待查）"收入消化内科。完善检查行腹部 CT 示：①肝多发囊肿；②胃底后壁占位，十二指肠降段占位，GIST 可能。行胃镜及内镜超声检查提示（图 17-5）：十二指肠肿物伴溃疡形成——考虑 GIST，慢性浅表性胃炎，胃隆起——考虑 GIST 或平滑肌瘤。为求进一步诊治，遂以"胃及十二指肠占位（GIST？）"转入胃肠外科继续治疗。患者近半年体重下降 10kg 左右。

> ➤ 既往史及家族史

高血压病史 23 年，长期口服硝苯地平缓释片，血压控制良好；23 年前于外院行左肾切除术，术后病理报告为良性肿瘤（具体不详）。否认糖尿病、冠心病等其他慢性病史。否认药物过敏史。否认胃肠道肿瘤家族史。患者母亲患有 NF1。

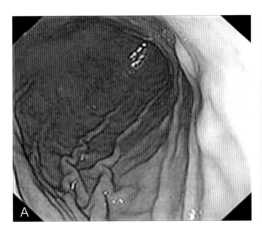
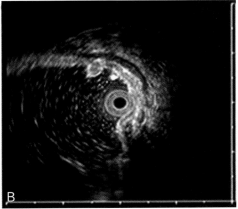

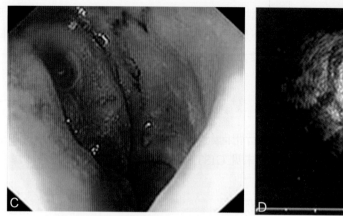
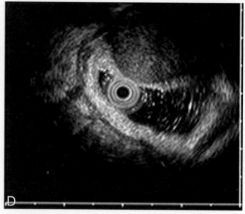

图 17-5 超声胃镜

A、B. 胃体低回声隆起,大小约 0.6cm×0.3cm;

C、D. 十二指肠球部与降部交界处低回声隆起,大小约 2.0cm×2.5cm。

➤ 体格检查

全身皮肤散在分布的牛奶咖啡斑和神经纤维瘤(图 17-6),巩膜及皮肤黏膜无黄染、苍白,全身淋巴结未及肿大。腹部平坦,未见胃肠型及蠕动波。腹软,无压痛、反跳痛、肌紧张,未及腹部包块,肝脾肋下未触及,移动性浊音阴性,肠鸣音正常。

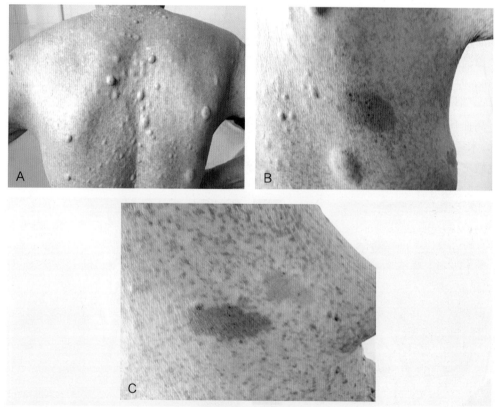

图 17-6 皮损表现

A. 皮肤表面可见多处神经纤维瘤;B、C. 腋下及全身散在的牛奶咖啡斑

➤ 辅助检查

血常规:白细胞 8.61×10⁹/L,中性粒细胞百分比 62.2%,淋巴细胞百分比 25.8%,红细胞 3.08×10¹²/L↓,血红蛋白 83g/L↓,血细胞比容 26.0%↓,血小板 346×10⁹/L。

血生化:白蛋白 38.8g/L↓,空腹血糖 7.31mmol/L↑,余未见异常。

肿瘤标志物:无异常。

全腹部增强 CT(图 17-7):①胃底大弯侧见一类圆形等密度结节突出腔外,大小约 1.8cm×1.8cm,边界清,增强扫描可见明显强化;十二指肠降段另见一团块状软组织密度影突出腔外,大小约 3.9cm×3.4cm,边界清,内见结节状钙化,增强扫描可见明显略不均匀强化;影像诊断为胃底及十二指肠降段占位,考虑 GIST。②肝内多发类圆形低密度灶,大者位

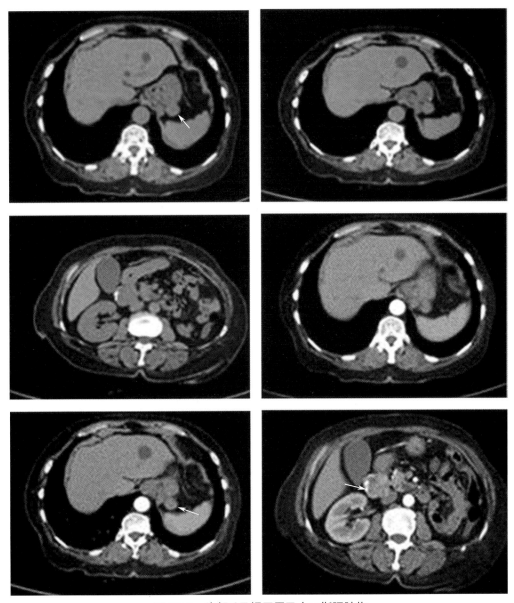

图 17-7　腹部 CT 提示胃及十二指肠肿物

于 S2 段,大小约 2.5cm×2.4cm,增强扫描未见明显异常强化,影像诊断为肝多发囊肿。③左肾未见显示。④扫及范围内胸腹部多发皮下软组织结节,大者位于平 11 胸椎水平右背侧胸壁下,边界清,大小约 2.1cm×1.5cm,内密度均匀,增强扫描可见强化。

➤ 初步诊断

1. 胃及十二指肠肿物(GIST？)
2. 消化道出血
3. 1 型神经纤维瘤病
4. 肝脏囊肿
5. 轻度贫血
6. 高血压病
7. 左肾切除术后

【治疗过程】

(一)病例分析

患者为老年女性,以"消化道出血"就诊。入院后结合病史、临床表现及辅助检查结果,临床诊断为胃及十二指肠肿物,GIST 可能性大。腹部增强 CT 未见明显腹膜和肝转移灶,病变局部条件可,未见与周围重要脏器及神经血管粘连、浸润,术前评估为可切除性肿物。患者一般状态良好,心、肺、肝、肾等重要生命脏器功能良好,常规实验室检查未见明显手术禁忌证,应行外科手术治疗,并根据术后病理学检查及分子检测结果指导术后进一步治疗。

(二)治疗方案

于 2016 年 11 月 30 日行剖腹探查术,术中探查所见:腹腔内少量淡黄色腹水,腹腔内轻度粘连,予以松解,肝脏大小正常,肝表面可见多发囊肿样改变,未及转移结节。胆囊大小正常,胆总管不粗,胰头不大,质软,脾大小正常。胃窦大弯侧可及浆膜下肿物,大小约 1.4cm,边界清楚,十二指肠降部侧后壁可及一大小约 3cm×2.5cm 浆膜下肿物,呈外生型生长,血供丰富,质脆,未累及胆管及胰头。自屈氏韧带 5cm 处以远至约 80cm 处小肠,可见 12 处 0.2~1.4cm 小结节,边界尚清,质韧,最大者位于距屈氏韧带约 80cm 小肠。未及明显肿大淋巴结。小肠系膜、大网膜、结肠未及肿物。Douglas 腔未及结节。术中诊断为胃及十二指肠肿物(GIST 可能)、小肠多发肿物,决定行胃部分切除+十二指肠部分切除+小肠部分切除术。考虑到十二指肠肿物较大,肿物局部切除后局部缝合可能导致管腔狭窄,因此决定加行胃窦切断,胃空肠吻合术(Billroth Ⅱ式)。手术过程顺利,术中出血约 100ml。

手术切除标本情况:胃黏膜下肿物位于胃窦大弯侧,直径约 1.4cm,边界清楚,黏膜未累及。十二指肠肿物位于降部,直径约 3cm,累及黏膜,可见"脐凹"征,表面可见出血。小肠肿物位于自屈氏韧带 5cm 至 80cm 处,未累及黏膜,最大者直径约 1.4cm,边界清楚。

(三)术后病理及基因检测

术后病理:1.(胃、十二指肠及空肠)胃肠间质瘤:(胃肿瘤大小:1.8cm×1.8cm×1.4cm,核分裂象 5 个 /50HPF,改良 NIH 危险度分级:低危;十二指肠肿瘤大小:3.5cm×3.3cm×2.9cm,

核分裂象 10 个 /50HPF,改良 NIH 危险度分级:高危;空肠肿瘤大小:直径在 0.2~0.6cm 之间,核分裂象 <5 个 /50HPF,改良 NIH 危险度分级:极低危)。2.(肠系膜)淋巴结未见肿瘤转移(0/1)。

免疫组织化学染色:(胃)CD117(+),DOG-1(+),CD34(+),Desmin(−),S-100(−),SOX10(−),Ki-67(Li:5%+);(十二指肠)CD117(+),DOG-1(局灶 +),CD34(−),Desmin(−),SMA(−),S-100(−),SOX10(−),p53(−),Ki-67(Li:20%+);(空肠)CD117(+),DOG-1(+),CD34(−),Desmin(−),S-100(−),SOX10(−),Ki-67(Li:2%+)。

基因检测:胃部肿瘤检测出 *c-KIT* 基因外显子 11 点突变,其他部位肿物并未检测出任何 *c-KIT* 基因(包括第 9、11、13 和 17 号外显子)及 *PDGFRA* 基因(包括第 12 和 18 号外显子)的突变。

【预后】

患者于术后 12 天恢复出院。由于家庭经济条件等原因术后未行伊马替尼靶向治疗。截至 2018 年 10 月,规律随访 22 个月,患者术后病情平稳,未发现明显肿瘤复发转移迹象。

病例 3

【病例摘要】

患者女性,58 岁,4 天前上楼时突然昏迷,后排黑便。遂就诊于当地医院,行胃镜检查提示浅表性胃炎,十二指肠多发隆起病变。今为求进一步诊治,就诊于中国医科大学附属盛京医院。门诊以"十二指肠占位"收入。病来无发热,有恶心无呕吐,无反酸嗳气,近期饮食睡眠差,小便正常,大便差,未排气,无明显消瘦。

> 既往史及家族史

患者既往曾诊断皮肤神经纤维瘤病,并有神经纤维瘤病家族史,其兄弟姐妹及母亲均有神经纤维瘤病表现,但未发现胃肠间质瘤。余无特殊,否认食物及药物过敏史,无输血史。

> 体格检查

贫血貌,结膜略苍白,皮肤及巩膜无黄染。皮肤可见多发大小不一结节并伴有褐斑(见图 17-8)。腹平坦,对称,未见胃肠型及蠕动波,无压痛及反跳痛。肝脾肋下未触及,包块未触及,肝区压痛阴性,Murphy 征(−)。移动浊音阴性,肠鸣音正常。

> 辅助检查

血常规:血红蛋白 52g/L↓,余未见明显异常。

血生化及肿瘤标志物:未见异常。

胃镜检查:浅表性胃炎;十二指肠多发隆起病变。

增强 CT:十二指肠及空肠起始段多发占位,考虑胃肠间质瘤或神经纤维瘤。

> 初步诊断

1. 上消化道出血

2. 十二指肠及小肠多发占位,胃肠间质瘤?

3. 神经纤维瘤病

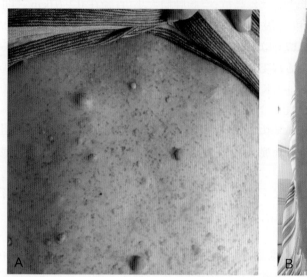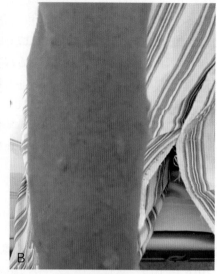

图 17-8 皮损改变

A. 背部神经纤维瘤样皮损；B. 前臂神经纤维瘤样皮损

【治疗过程】

（一）临床诊治经过

患者入院后完善检查给予手术治疗，术中探查见自十二指肠至回盲部小肠可见数枚肿物，突出腔外生长，十二指肠较大病变位于球部与降部交界部前壁，约 2cm×2cm，外生型，包膜完整，小肠较大病变位于距屈氏韧带约 40cm 处，约 5cm×5cm，约占肠腔 4/5，另有两处约 1cm×1.5cm 大小病变位于距屈氏韧带约 15cm 处。术中诊断为消化道多发肿物，行十二指肠肿物切除＋十二指肠修补＋远端胃切除＋胃空肠结肠前 Roux-Y 吻合术＋小肠部分切除术＋肠壁肿物切除术。术中顺利（手术切除标本见图 17-9）。

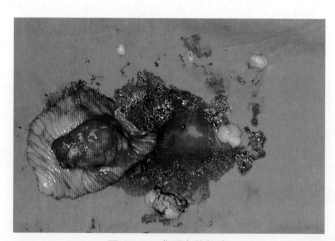

图 17-9 术后大体标本

(二) 术后病理及基因检测

术后病理:(小肠)胃肠间质瘤(改良 NIH 危险度分级:高危)。

免疫组织化学染色:CD117(+),CD34(+),DOG-1(+),SMA(−),S-100(−),Ki-67(Li:<5%),未见明显核分裂。

基因检测:野生型。

【预后】

术后恢复顺利,考虑 NF1 型病例发病机制与常规 GIST 发病机制不同,术后未予伊马替尼治疗,定期复查腹部 CT,至今未见肿瘤复发转移。

【经验与体会】

(一) NF1 相关 GIST 的发病率

神经纤维瘤病 1 型(neurofibromatosis type 1,NF1)又称为 von Recklinghausen 病,是一种常见的常染色体显性遗传性疾病,普通人群发病率约 1/3000,主要临床表现为皮肤牛奶咖啡斑块、多发性神经纤维瘤及其引起的腹盆腔内脏损害。散发性 GIST 在人群中的发病率为 1~2/10 万,但在 NF1 患者中,GIST 的发病率显著增加。根据瑞典国家癌症登记机构的流行病学调查,NF1 患者发生 GIST 的概率可高达 7%。日本学者对 95 例临床无 GIST 相关症状的 NF1 患者进行全腹部 CT 扫描,发现了 6 例 GIST,其发病率也佐证了上述数据。还有研究者指出,NF1 相关 GIST 因体积较小,往往缺少特异性的临床表现,存在漏诊的可能,且接近 50% 的 NF1 相关 GIST 是偶然发现的,故在 NF1 患者中,GIST 的真实发病率可能较上述比例更加高,可达散发性 GIST 的 200 倍以上。

(二) NF1 相关 GIST 的发病机制

散发 GIST 绝大部分是由于 *c-KIT* 或 *PDGFRA* 基因外显子上的点位突变所致。然而,大多数研究指出,NF1 相关 GIST 通常缺乏 *c-KIT* 和 *PDGFRA* 基因外显子点位的突变,属于传统意义上的野生型 GIST,这类 GIST 占所有 GIST 患者的 1%~2%;也有少量文献报道,约 3.9%~8% 的 NF1 相关 GIST 患者可检测出 *c-KIT* 基因突变,4% 可检测出 *PDGFRA* 基因突变。神经纤维瘤病 1 型是由于位于第 17 号染色体(17q11.2)上的 *NF1* 基因发生了突变,导致其编码的神经纤维瘤病蛋白(neurofibromin)表达缺失。neurofibromin 是 Ras 激酶的负调控蛋白,它的表达缺失会激活原癌基因 *Ras* 的活性,从而促进细胞的增殖。关于 *NF1* 突变诱发 GIST 的潜在分子机制目前尚未完全阐明。有研究指出,*NF1* 基因突变导致的 *Ras* 激活可进一步激活其下游的 MEK-MAPK 通路,而 MEK-MAPK 通路的激活导致了其产物 ETV1 表达的上调。ETV1 是 GIST 形成通路上的一个重要的调控因子,可影响 DNA 的转录和 KIT 蛋白的表达,最终导致了 ICC 多克隆的增生以及多灶性 GIST 的产生。

（三）NF1 相关 GIST 的鉴别诊断

相对于散发性 GIST，多发性 GIST 在临床上较为罕见，但仍可以大致分为三类。第一类是散发性多发 GIST，第二类是家族性多发 GIST，第三类则是 NF1 相关 GIST。所以，在临床遇到多发性 GIST 的时候，需要对这三者进行鉴别诊断。散发性多发 GIST 是由于体细胞突变所致，大多局限于一个脏器如胃或者小肠，肿瘤数量较少且少见 ICC 细胞的增殖。家族性多发 GIST 是由于 c-KIT 基因的遗传突变所致，肿瘤往往弥漫性分布于消化道全程，可见 ICC 细胞的广泛增殖。NF1 相关 GIST 在合并皮肤牛奶咖啡斑等消化道外表现的同时，肿瘤往往数量较多且多局限于空肠，镜下可见大量的骨骼肌纤维和中等量的 ICC 细胞增殖。

（四）NF1 相关 GIST 的手术治疗策略

NF1 相关 GIST 的一大临床特点是多数病例呈惰性生长，表现为 GIST 的核分裂象很低。德国的一项单中心回顾性研究表明，对于 R0-R1 切除的 NF1 相关 GIST 患者，中位生存期可达 66 个月之久。因此对于 NF1 相关 GIST 来讲，最佳的治疗方案应当行手术切除。NF1 相关 GIST 的另一个临床特点是其可能合并结肠癌、直肠癌等其他消化道恶性肿瘤，因此在术前应该行胃镜、肠镜及全腹增强 CT 检查充分评估腹腔内病变情况，以免遗漏其他部位的消化道恶性肿瘤。虽然相对于散发 GIST 来说，NF1 相关 GIST 的预后较好，但在手术过程当中，需对照术前影像学资料充分探查腹腔，逐一切除肿瘤，特别是对于十二指肠及近端空肠等肿瘤好发部位，更需仔细探查，以免遗漏影像学上不可见的微小病灶，从而导致肿瘤的早期复发。

（五）NF1 合并 GIST 的靶向药物疗效

对于复发转移性 NF1 相关 GIST，靶向药物治疗是否有效，不同的作者有不同的结论。大部分作者认为，由于 NF1 相关 GIST 缺乏 c-KIT 和 PDGFRA 的突变，因此这一类患者对于一线靶向药物伊马替尼并不敏感。当然，也有些个案报道持相反的观点。截至目前，有少数研究报道称，在 NF1 相关 GIST 患者中，检测出了 c-KIT 基因外显子的点位突变，对于这部分患者，靶向治疗应当能获得临床疗效。韩国作者 Lee 等报告了一个 65 岁的 NF1 患者罹患小肠 GIST 合并肝脏和腹膜的转移，手术后的治疗使用 400mg/d 伊马替尼，达到了部分缓解的效果，到文章投稿为止持续了近 2 年的时间。因此，关于 NF1 相关 GIST 的靶向药物治疗，目前尚无明确定论，仍需更多的基础研究及临床试验来探索这一议题。

（六）野生型的十二指肠 GIST 也可表现出侵袭性

既往报告 NF1 相关 GIST 通常起病隐匿，无明显临床症状，复发风险多为低危。病例 2 和病例 3 中，患者以消化道出血就诊，GIST 虽为野生型，其病理却提示为高危险度，并具有侵袭表现特点，与既往文献报道绝大多数的野生型 GIST 隐匿的临床表现特点并不相同。十二指肠处高危险度野生型 GIST 的表现，提示我们在 NF1 相关 GIST 中，即使为野生型 GIST 亦可表现为高危险度等临床特征。我们猜测可能十二指肠处病变发生较其他病变早，历时较长所致，抑或是其他处野生型 GIST 为十二指肠 GIST 转移可能。

（撰稿人：钱浩然　高志冬　李杨　陈鑫莹）

【专家点评】

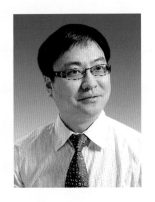

李　健

教授，主任医师，博士研究生导师

北京大学肿瘤医院消化肿瘤内科行政副主任、药物临床试验机构副主任

中国医师协会外科医师分会胃肠道间质瘤诊疗专业委员会副主任委员

中国临床肿瘤学会胃肠间质瘤专家委员会副主任委员

中国抗癌协会胃肠间质瘤专业委员会常务委员

NF1 GIST 是个罕见的 GIST 亚组，本文提到的三个病例很有价值，包括了典型的小肠多发性 GIST 合并神经纤维瘤，同时基因检测未见 *c-KIT* 突变，还包括更加少见的合并 *c-KIT* 突变的疑似 NF1 GIST。同时本文对 NF1 的临床病理特征进行了概述，对此这里不再重复介绍。

由于该类亚组非常罕见，绝大多数临床医生很难遇到该类疾病，也容易忽略其存在，因此，在临床诊治患者时，笔者有几点建议：①遇到多发性，特别是小肠多发性间质瘤的患者需要考虑到 NF1 可能性；②遇到典型皮下多发结节的非 GIST 就诊患者，需要考虑到神经纤维瘤可能，建议应对腹盆腔进行常规 CT 检查，并叮嘱患者定期体检；③如可能，建议对每一位患者询问神经纤维瘤家族史与牛奶咖啡斑情况。

NF1 GIST 总体恶性程度偏低，笔者所遇的几例 NF1 病例均接受了手术根治，并未见复发。然而 GIST 未复发不代表绝对安全，由于 NF1 基因突变多为胚系突变，因此，该类患者群体在数年之后可能会发生第二次 GIST 或其他消化道肿瘤，对 NF1 GIST 患者的随访是需要终生进行的。

由于极少合并 *c-KIT* 或 *PDGFRA* 基因突变，临床常用的酪氨酸激酶抑制剂（Tyrosine kinase inhibitors，TKIs）基本对 NF1 GIST 缺乏针对性的有效治疗，如果确认未见 *c-KIT/PDGFRA* 突变，伊马替尼术后辅助往往是不推荐的；如果一旦出现复发，同时失去根治手术机会，可选择抗血管生成药物如舒尼替尼或瑞戈非尼尝试控制肿瘤发展。对发展较慢同时缺乏有效药物治疗的患者，有时减瘤手术具有一定延缓肿瘤发展的作用，建议在多学科讨论的基础上个体化选择。

【参考文献】

［1］REYNOLDS R M, BROWNING G G, NAWROZ I, et al. Von Recklinghausen's neurofibromatosis: neurofibromatosis type 1 [J] . Lancet, 2003, 361 (9368) : 1552-1554.

［2］BREMS H, BEERT E, DE RAVEL T, et al. Mechanisms in the pathogenesis of malignant tumours in neurofibromatosis type 1 [J]. Lancet Oncol, 2009, 10 (5): 508-515.

［3］ZOLLER M E, REMBECK B, ODE′N A, et al. Malignant and benign tumors in patients with neurofibromatosis type 1 in a defined Swedish population [J]. Cancer, 1997, 79 (11): 2125-2131.

［4］NISHIDA T, TSUJIMOTO M, TAKAHASHI T. Gastrointestinal stromal tumors in Japanese patients with neurofibromatosis type I [J]. J Gastroenterol, 2016, 51 (6): 571-578.

［5］ANDERSSON J, SIHTO H, MEIS-KINDBLOM J M, et al. NF1-associated gastrointestinal stromal tumors have unique clinical, phenotypic, and genotypic characteristics [J]. Am J Surg Pathol, 2005, 29 (9): 1170-1176.

［6］MIETTINEN M, FETSCH J F, SOBIN L H, et al. Gastrointestinal stromal tumors in patients with neurofibromatosis 1: a clinicopathologic and molecular genetic study of 45 cases [J]. Am J Surg Pathol, 2006, 30 (1): 90-96.

［7］BASU T N, GUTMANN D H, FLETCHER J A, et al. Aberrant regulation of ras proteins in malignant tumour cells from type 1 neurofibromatosis patients [J]. Nature, 1992, 356 (6371): 713-715.

［8］HUSS S, ELGES S, TRAUTMANN M, et al. Classification of *KIT/PDGFRA* wild-type gastrointestinal stromal tumors: implications for therapy [J]. Expert Rev Anticancer Ther, 2015, 15 (6): 623-628.

［9］KANG D Y, PARK C K, CHOI J S, et al. Multiple gastrointestinal stromal tumors: Clinicopathologic and genetic analysis of 12 patients [J]. Am J Surg Pathol, 2007, 31 (2): 224-232.

［10］MUSSI C, SCHILDHAUS H U, GRONCHI A, et al. Therapeutic consequences from molecular biology for gastrointestinal stromal tumor patients affected by neurofibromatosis type 1 [J]. Clin Cancer Res, 2008, 14 (14): 4550-4555.

［11］WANG Y P, LI Y, SONG C. Metachronous multiple gastrointestinal stromal tumors and adenocarcinoma of the colon: A case report [J]. Oncol Lett, 2014, 8 (3): 1123-1126.

［12］HAKOZAKI Y, SAMESHIMA S, TATSUOKA T, et al. Rectal carcinoma and multiple gastrointestinal stromal tumors (GIST) of the small intestine in a patient with neurofibromatosis type 1: a case report [J]. World J Surg Oncol, 2017, 15 (1): 160.

［13］KINOSHITA K, HIROTA S, ISOZAKI K, et al. Absence of c-kit gene mutations in gastrointestinal stromal tumours from neurofibromatosis type 1 patients [J]. Journal of Pathology, 2004, 202 (1): 80.

［14］YANTISS R K, ROSENBERG A E, SARRAN L, et al. Multiple gastrointestinal stromal tumors in type I neurofibromatosis: a pathologic and molecular study [J]. Mod Pathol, 2005, 18 (4): 475-484.

［15］CHENG S P, HUANG M J, YANG T L, et al. Neurofibromatosis with gastrointestinal stromal tumors: insights into the association [J]. Dig Dis Sci, 2004, 49 (7-8): 1165-1169.

［16］LEE J L, KIM J Y, RYU M H, et al. Response to Imatinib in *KIT* and *PDGFRA*-Wild Type Gastrointestinal Stromal Associated with Neurofibromatosis Type 1 [J]. Digestive Diseases & Sciences, 2006, 51 (6): 1043-1046.

［17］中国临床肿瘤学会胃肠间质瘤专家委员会. 中国胃肠间质瘤诊断治疗共识 (2017 年版) [J]. 肿瘤综合治疗电子杂志, 2018, 4 (1): 31-43.

18 琥珀酸脱氢酶缺陷型 GIST

【关键词】

胃肠间质瘤;琥珀酸脱氢酶;野生型;转移;舒尼替尼

【导读】

琥珀酸脱氢酶(succinate dehydrogenase,SDH)又称为线粒体呼吸链复合物Ⅱ,位于线粒体内膜上,由 A、B、C、D 4 个亚单位构成,在三羧酸循环中催化琥珀酸盐氧化为延胡索酸盐,并参与电子传递。SDH 复合物中任何一个亚单位的缺陷均会导致 SDH 复合物功能障碍,进而导致琥珀酸盐的堆积,使致瘤反应和血管生成反应相关信号通路异常激活,促使 SDH 缺陷相关肿瘤的发生,胃肠间质瘤(gastrointestinal stromal tumor,GIST)便是其中最常见的一种。同 c-KIT/PDGFRA 基因突变型 GIST 相比,SDH 缺陷型 GIST 在临床病理表现、治疗及预后等方面均有其特殊性。

【病例摘要】

患者,女性,24 岁,于 2015 年 9 月因"呕血 3 小时、便血 3 天"就诊于当地医院。行腹部 CT 示:①胃多发高密度影肿块,考虑肿瘤性病变,胃 GIST？②肝脏多发低密度影,肝内血管瘤可能(图 18-1)。胃镜示:胃体 - 胃角 - 胃窦可见数个大小不一的球形及半球形隆起,呈串珠样排列,胃窦处最大一个约为 7.0cm×7.0cm,表面糜烂。穿刺活检示:镜下可见数小团梭形细胞;免疫组织化学染色示:CD117(+),CD34(+),DOG-1(+),SMA(−);因组织量较少未行基因检测。结合免疫组织化学染色及临床病史,符合(胃)胃肠间质瘤,当地医院给予口服伊马替尼(格列卫)治疗,400mg/d。

2015 年 12 月复查腹部 CT 示:①胃多发肿块,胃 GIST 可能,较 3 个月前肿瘤大小无明显变化;②肝内稍低密度影,考虑肝脏多发血管瘤(图 18-2)。当地医生考虑患者为胃 GIST 靶向治疗后疾病稳定,决定维持当前治疗方案。2016 年 3 月 19 日复查腹部 CT 示:①胃窦、

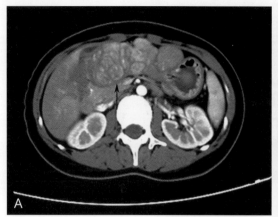
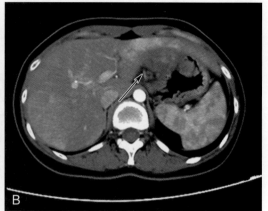

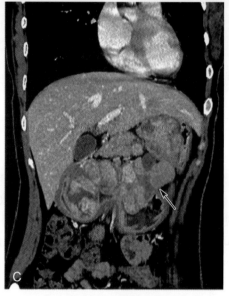

图 18-1 首诊 CT
A、B. 横断位;C. 冠状位

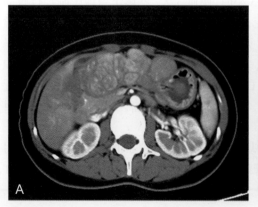
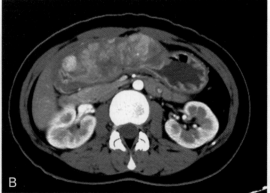

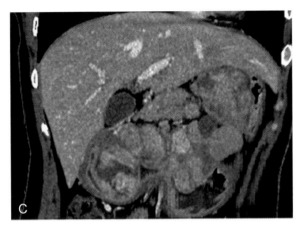

图 18-2　服药 3 个月复查 CT
A、B. 横断位；C. 冠状位

胃小弯、侧壁及肝胃间区多发富血供肿块,考虑为胃肠间质瘤;②盆腔左侧团块灶,考虑为左侧卵巢肿瘤;③肝内稍低密度影,考虑肝脏多发血管瘤。肿瘤大小较 3 个月前明显增大并出现肝胃间隙转移,患者为求进一步治疗,遂前往华中科技大学同济医学院附属协和医院胃肠间质瘤专病门诊就诊,门诊以"(胃)胃肠间质瘤靶向治疗后,肝脏多发占位,左侧卵巢占位"收入。

➤ 既往史及家族史

既往体健,否认药物过敏史;父母健在,家族中无类似病史。

➤ 体格检查

生命体征平稳,皮肤黏膜无黄染、无苍白。腹部平坦,未见胃肠型及蠕动波。上腹部及右下腹轻度压痛,剑突下可及一包块,约拳头大小,边界不清,无反跳痛,无肌紧张;肠鸣音正常。

➤ 辅助检查

血常规:白细胞 3.13×10^9/L ↓,红细胞 3.02×10^{12}/L ↓,血红蛋白 98g/L ↓,血小板 282×10^9/L,中性粒细胞百分比 38.88% ↓,淋巴细胞百分比 42.4%。

血生化:肌酐 36.0μmol/L ↓,尿素氮 2.88mmol/L ↓,余未见异常。

肿瘤标志物:均未见异常。

全腹部增强 CT:① 胃体 - 胃小弯侧壁 - 胃窦及肝胃间区见多发软组织密度影,部分呈串珠状排列,左右径约为 12cm,前后径约为 4.4cm,胃窦较大者约 4.5cm×3.8cm,胃窦部较大的肿物囊性变明显,胃腔阻塞;增强呈明显强化,肝左动脉、胃左动脉、胃十二指肠动脉分支参与血供;考虑为胃 GIST,伴肝胃间隙转移。②肝内散在结节状稍低密度影,大者位于右后叶上段,长径 1.8cm,增强呈渐进性强化;需鉴别于肝转移瘤与肝血管瘤,建议进一步行 MRI 增强扫描。③左侧附件区见块状软组织密度影,约 3.7cm×3.1cm,增强呈轻度不均匀强化,不排除左侧卵巢肿瘤性病变。建议进一步行 MRI 检查。④腹腔腹膜后小淋巴结增多(图 18-3)。

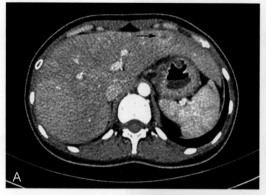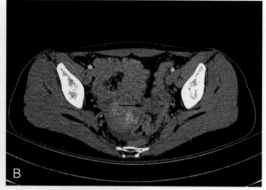

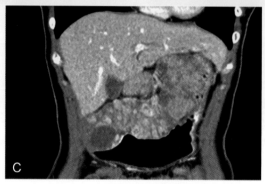

图 18-3　2016 年 3 月增强 CT

A、B. 横断位；C. 冠状位

妇科 B 超：左卵巢见 2.4cm×1.9cm 极低回声，内似见网状分隔，考虑为囊性病变，性质待查。

➢ 初步诊断

1. 胃巨大胃肠间质瘤伴肝胃间隙转移，格列卫靶向治疗后
2. 肝脏占位病变：转移瘤？肝血管瘤？
3. 卵巢占位：转移瘤？卵巢囊肿？
4. 轻度贫血

【治疗过程】

（一）病例分析

　　患者为年轻女性，以"消化道出血"就诊。当地医院诊断为胃 GIST，经过 6 个月的伊马替尼靶向治疗后出现肿瘤进展，考虑为伊马替尼原发耐药。目前诊断为胃多发 GIST 术前治疗后伴进展（肝脏、附件转移可能），虽然手术有风险，但患者一般情况良好，ECOG 评分 1 分，预期可行满意减瘤手术。遂给予对症治疗，纠正贫血后行手术治疗，术后结合基因检测结果决定下一步治疗方案。

(二) 治疗方案

于 2016 年 4 月 1 日行"腹腔镜下腹腔探查＋远端胃切除（Roux-en-Y）＋肝脏肿瘤切除＋左侧卵巢切除术"，术中所见：胃体及胃窦多发不一结节，约 8~10 个，最大者 6cm×6cm，其中胃窦一结节囊性变显著；胃周多发肿大淋巴结，肝脏表面可及多个大小不一结节，最大者位于左外叶，大小约 1.5cm×1.0cm；左侧卵巢偏大，呈坏死样组织。

(三) 术后病理及基因检测

术后病理：（胃 GIST 格列卫治疗后）①（远端胃及部分肝脏）胃肠间质瘤（胃肿瘤大小：14cm×4cm；肝脏肿瘤大小：0.8cm×0.5cm 及 1.3cm×1.1cm；核分裂象：10 个 /50HPF）（图 18-4）；胃体断端及幽门断端、肝脏手术切缘未见肿瘤累及。②肝总动脉旁淋巴结（3/7）、小弯侧淋巴结（6/22）、大弯侧淋巴结（2/18）肿瘤转移。③（左侧）卵巢滤泡囊肿（图 18-5、图 18-6）。

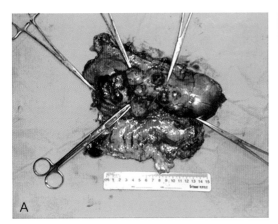
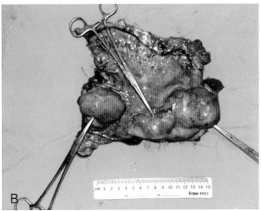
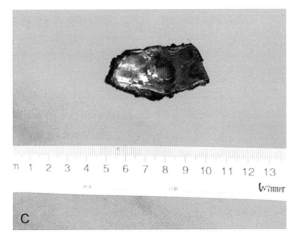

图 18-4　术后标本大体观

A、B. 胃肿瘤；C. 肝脏转移瘤

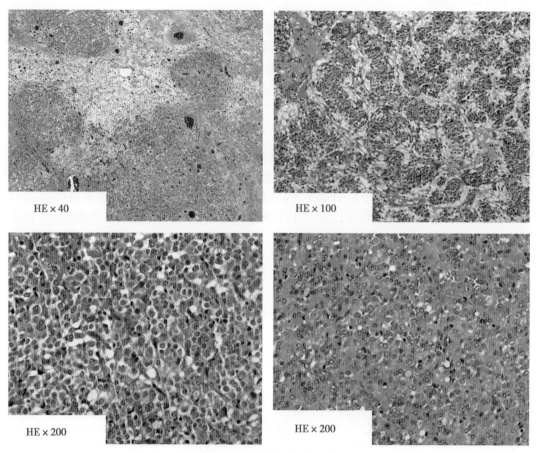

图 18-5　原发肿瘤 HE 染色

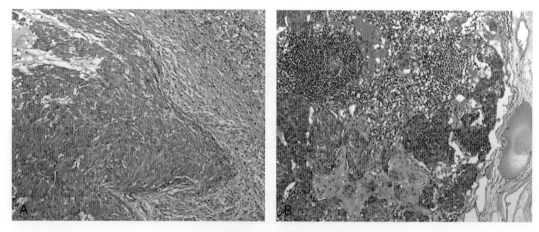

图 18-6　肝脏及淋巴结转移灶 HE 染色
A. 肝脏(100×);B. 淋巴结(100×)

免疫组织化学染色:(胃)CD117(+),CD34(+),DOG-1(+),SMA(−),S-100(−),Ki-67

（Li：5%），SDHB（-）；（肝）CD117（+），CD34（-），DOG-1（+），SMA（-），S-100（-），Ki-67（Li：5%），
SDHB（-）（图 18-7）。

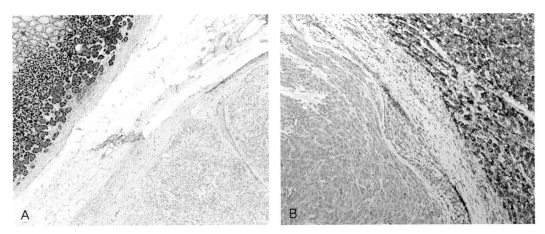

图 18-7　SDHB 免疫组织化学染色
A. 原发灶（40×）；B. 肝脏转移灶（100×）

基因检测：*c-KIT* 基因外显子 9、11、13、17 以及 *PDGFRA* 基因外显子 12、18 均为野生型。

【预后】

患者术后 7 天恢复出院。患者目前诊断为：野生型（胃）胃肠间质瘤伴肝脏及淋巴结多
发转移。2017 年行病例筛查时 MDT 团队分析认为其符合 SDH（-）表现，行免疫组织化学
染色示：SDH（-），结合指南变更给予舒尼替尼（索坦）靶向治疗，37.5mg/d。截止到 2018 年
6 月，随访 25 个月（图 18-8），患者无明显不良反应，肝脏转移病灶完全缓解，其余部位未发现
明显复发转移迹象。

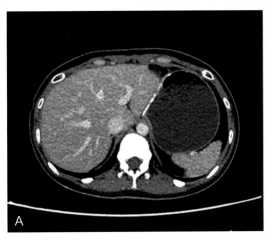
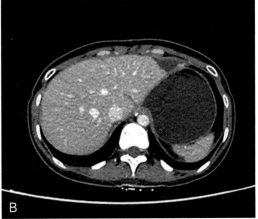

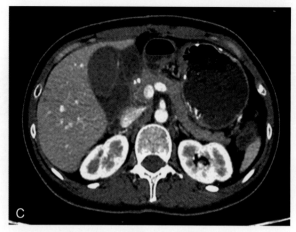

图 18-8　术后 25 个月复查 CT

【经验与体会】

（一）野生型 GIST 有哪些？ SDH 缺陷型有哪些特点？

野生型 GIST 缺乏 *c-KIT* 和 *PDGFRA* 基因突变,但常伴有其他基因的结构或表达异常,如琥珀酸脱氢酶(*SDH*)基因、*BRAF* 基因、1 型神经纤维瘤病(*NF1*)基因突变以及多种基因融合等异常,不同突变类型的野生型 GIST 在临床表现、流行病学特点以及病理特征等方面存在差异。

野生型 GIST 中约有 20%~40% 表现为 *SDH* 缺陷,该类患者常有以下特点:以年轻人多见、肿瘤多原发于胃部、肿瘤进展相对缓慢、淋巴结转移发生率较高、预后差异较大。此外琥珀酸脱氢酶缺陷型 GIST 常伴有胰岛素样生长因子 1 受体(IGFIR)表达上调,故对舒尼替尼更敏感,可能成为该型 GIST 的治疗靶点。华中科技大学同济医学院附属协和医院陶凯雄教授团队对 *SDH* 缺陷型 GIST 进行总结发现 *SDH* 缺陷型 GIST 是一种特殊亚型 GIST,其生物学行为及治疗方案与普通型有别;对于无 *c-KIT* 或 *PDGFRA* 突变的 GIST,尤其是肿瘤原发胃部的年轻患者,推荐进行 SDHB 免疫组织化学染色检查;该型患者可以考虑对可见的肿大淋巴结进行清扫,该型患者通常对伊马替尼耐药,可能对舒尼替尼有更高的反应率。

因此对于首诊的胃肠间质瘤患者,术前活检和基因检测对于其疾病的诊疗、危险度评价有着重要价值。我们建议对于术前活检的患者一定要跟内镜医师、病理医生充分沟通,在确保安全的情况下多取组织,行基因检测。

（二）野生型 GIST 术后靶向治疗应该如何选择？

此患者为 *SDH* 缺陷型 GIST,属于野生型 GIST 中的一种。野生型 GIST 能否从伊马替尼辅助治疗中获益存在争议,但一些小样本研究发现,*SDH* 缺陷型的 GIST 患者通常对伊马替尼耐药,对舒尼替尼有更高的反应率。此患者术前采用伊马替尼治疗无效进而导致肿瘤进展,术后果断更换舒尼替尼治疗,取得较好疗效。因此我们建议对于野生型 GIST,尤其是伴有其他基因的结构或表达异常如 *NF1*、*BRAF*1 等的患者,在经济条件允许的情况下考虑二代测序,根据其结果选择合适的靶向药物。

(撰稿人:刘炜圳　杨明)

【专家点评】

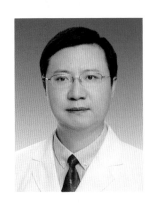

张　波

教授,主任医师,博士研究生导师

四川大学华西医院普外科主任

中国临床肿瘤学会胃肠间质瘤专家委员会副主任委员

中国抗癌协会胃肠间质瘤专业委员会常务委员

中国医师协会外科医师分会胃肠道间质瘤诊疗专业委员会委员

四川省医师协会外科医师分会胃肠间质瘤学组组长

　　SDH 缺陷型 GIST 几乎只发生于胃,并且呈多灶性,易发生肝脏和淋巴结转移,基因遗传学上缺乏 *c-KIT* 和 *PDGFRA* 基因的突变。大多数患者都存在涉及 *SDH* 不同亚基基因的体系突变,在免疫表型上都表现为 *SDH* 的表达缺失,因此,通过免疫组织化学检测 SDH 缺失是识别 *SDH* 缺陷型 GIST 最为有效的方法。此外,组织学上,*SDH* 缺陷型 GIST 多为条索状或实性、片巢状排列的上皮样瘤细胞,呈丛状或多结节状穿插于平滑肌间生长,或可与梭形瘤细胞混合出现,细胞呈轻至中度异型,核分裂象多见,并常伴有淋巴管侵犯或区域淋巴结转移。

　　治疗方法上,外科手术完整切除和区域淋巴结清扫是 *SDH* 缺陷型 GIST 最重要的治疗方式,由于此类 GIST 患者多对伊马替尼耐药,而一些小样本研究显示其对舒尼替尼反应性较佳,因此术后可选择舒尼替尼进行靶向治疗。即使存在转移灶,此类 GIST 临床过程也趋于惰性,核分裂象的多少与肿瘤发生转移的风险并无明确关系,即使发生肝转移也可生存较长时间,因此不建议使用常规危险度评估标准(核分裂象数和肿瘤大小)评估该亚型 GIST 的恶性潜能。

　　此外,通过本病例的诊治,有以下几点值得借鉴:

　　1. GIST 患者在拟行术前治疗前除了需活检明确诊断外还应行基因检测,并根据基因检测结果确定伊马替尼的初始剂量。

　　2. 在术前治疗期间,应定期(每 2~3 个月)评估治疗效果,推荐使用 Choi 标准或参考 RECIST1.1 版标准(表 18-1)。对于伊马替尼治疗后肿瘤进展的患者,应综合评估病情,有可能切除进展病灶者,可考虑停用药物,及早手术干预。

　　3. GIST 很少发生淋巴结转移,一般情况下不必行常规清扫,但在存在病理性肿大淋巴结的情况下,需考虑 *SDH* 缺陷性 GIST 的可能,并切除病变淋巴结。

表 18-1　改良 RECIST1.1 评估标准

疗效	Choi 标准	RECIST1.1 标准
完全缓解（CR）	所有可测量病灶和不可测量病灶全部消失，无新病灶	所有目标病灶消失
部分缓解（PR）	肿瘤最长径之和缩小 10%或肿瘤密度下降（Hu）15%，无新病灶	基线病灶长径总和缩小 ≥ 30%
疾病稳定（SD）	非 CR/PR/PD，肿瘤相关症状无加重	缩小未达 PR 或增加未达 PD
疾病进展（PD）	肿瘤最长径之和增加 10%，或肿瘤密度（Hu）改变不符合 PR 标准；出现新病灶；瘤内新生结节或原瘤内新生结节体积增加	病灶长径总和增加 ≥ 20% 或出现新病灶

【参考文献】

［1］BOIKOS S A, PAPPO A S, KILLIAN J K, et al. Molecular subtypes of *KIT/PDGFRA* wild type gastrointestinal stromal tumors: a report from the National Institutes of Health Gastrointestinal Stromal Tumor Clinic [J]. JAMA Oncol, 2016, 2 (7): 922-928.

［2］LIU W, ZENG X, WU X, et al. Clinicopathologic study of succinate-dehydrogenase-deficient gastrointestinal stromal tumors: A single-institutional experience in China [J]. Medicine (Baltimore), 2017, 96 (32): e7668.

［3］WANG Y M, GU M L JI F. Succinate dehydrogenase-deficient gastrointestinal stromal tumors [J]. World J Gastroenterol, 2015, 21 (8): 2303-2314.

［4］MIETTINEN M, LASOTA J. Succinate dehydrogenase deficient gastrointestinal stromal tumors (GISTs) -a review [J]. Int J Biochem Cell Biol, 2014, 53 (8): 514-519.

［5］中国临床肿瘤学会胃肠间质瘤专家委员会. 中国胃肠间质瘤诊断治疗共识 (2017 年版) [J]. 肿瘤综合治疗电子杂志, 2018, 4 (1): 31-43.

［6］成元华, 张钟凤, 祝和芬, 等. 琥珀酸脱氢酶缺陷型胃肠道间质瘤的临床病理特征观察 [J]. 中华病理学杂志, 2016, 45 (3): 153-158.

19 伴淋巴结转移的 *c-KIT* 突变型 GIST

【关键词】

淋巴结转移；*c-KIT*；基因突变；伊马替尼；血药浓度；术前活检

【导读】

GIST 的淋巴结转移较少，特别是在成人 GIST 患者中罕见。但其在儿童患者中发生率较高，且常见于 *SDH* 缺陷型患者。中国 GIST 诊治专家共识及 NCCN 指南均推荐，GIST 手术不必常规行淋巴结清扫。目前 GIST 淋巴结转移与其预后的关系尚不十分明确，本例介绍一例 *c-KIT* 基因突变、伴淋巴结转移的胃 GIST 病例，以供大家参考。

【病例摘要】

患者，女性，59 岁，2017 年 1 月 8 日因"间断腹胀、腹痛 1 周余"就诊于当地医院，行腹部 CT 示：胃充盈欠佳，胃壁增厚。胃镜检查示：胃小弯侧巨大新生物，胃肿瘤可能。患者为求进一步诊治，于 2017 年 4 月 10 日至华中科技大学同济医学院附属协和医院胃肠外科就诊，患者自诉起病来不伴黑便、发热等症状，门诊以"胃占位性病变"收治入院。

➤ 既往史及家族史

既往 2 型糖尿病史 10 余年，使用药物控制良好，余无特殊。否认手术史外伤史，否认食物药物过敏史；父母已故；家族中无类似疾病史。

➤ 体格检查

患者皮肤黏膜苍白，未见黄疸，未触及浅表淋巴结肿大。腹部平坦，未见腹壁静脉曲张，未见胃肠型及蠕动波；腹软无抵抗，肝脾肋下未触及，未触及明显腹部包块，Murphy 征（–），移动性浊音（–），肠鸣音约 5 次 /min。双下肢轻微水肿。

➤ 辅助检查

血常规：白细胞 5.93×10^9/L，红细胞 3.70×10^{12}/L↓，血红蛋白 97g/L↓，血小板 341×10^9/L，

中性粒细胞百分比 49.00%,淋巴细胞百分比 37.60%。

血生化:总蛋白 61.3 g/L↓,白蛋白 34.8 g/L↓,ALT10U/L,AST14U/L。余指标均在正常范围内。

肿瘤标志物:未见明显异常。

全腹部增强三维 CT:①胃底 - 胃体小弯侧胃壁不均匀增厚,多发溃疡形成,浆膜面稍模糊毛糙,肝胃韧带区见少许淋巴结,其中一枚增大淋巴结边缘模糊,长径约 1.1cm;所见多考虑胃癌,影像学分期 T3-4aN1Mx。②肝右后叶见边缘模糊的类圆形稍低密度影,直径约 1.1cm,强化不明显;不除外转移瘤,建议 MRI 检查。③子宫及双侧附件区未见明显异常密度影。④腹盆腔及腹膜后未见肿大淋巴结。

肝脾增强 MRI:①肝脏 S6-S7 段交界见直径约 1.2cm 的类圆形长 T1 长 T2 信号影,中央 T2 信号更高,DWI 呈环状弥散受限,增强扫描边缘强化,考虑肝转移瘤。②增强扫描动脉期肝内散在小结节状、小片状明显强化影,余各期呈等信号,多考虑一过性灌注异常。③胃底 - 胃体小弯侧胃壁不均匀增厚,可见宽大溃疡,浆膜面欠光整,胃小弯侧见少许淋巴结,考虑胃癌,建议结合内镜检查结果分析。④肝门及腹膜后未见明显肿大淋巴结(图 19-1)。

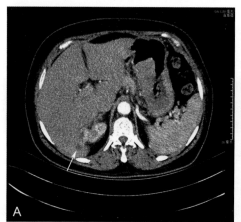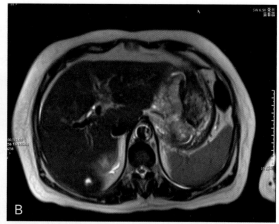

图 19-1　腹部影像学提示肝脏转移灶
A. CT 图像;B. MRI 图像

电子胃镜:胃小弯侧和前后壁可见巨大新生物,表面溃烂,高低不平,苔污秽,取 5 块组织行活检,质软。余未见异常(图 19-2)。

胃体黏膜活检:(胃体黏膜活检组织) 胃肠间质瘤。免疫组织化学染色示:DOG-1(+),CD117(+),CD34(+),S-100(-),PCK(-),CK8/18(-),LCA(-),Syn(-),SDHB(+),Ki-67(Li:30%)。建议手术完整切除肿块后再进一步行病理检查。

➤ 初步诊断

1.(胃)胃肠间质瘤伴肝转移

2. 轻度贫血

3. 2 型糖尿病

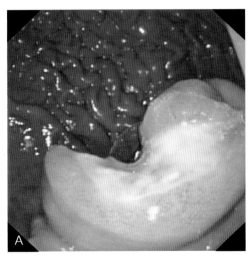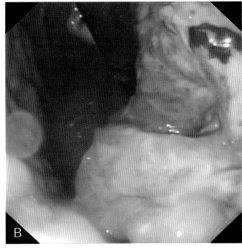

图 19-2　电子胃镜示胃小弯侧和前后壁可见巨大新生物,表面溃烂

【治疗过程】

(一) 病例分析

患者为老年女性,因"间断腹痛、腹胀 1 周余"入院。入院后完善相关检查,腹部 CT 提示胃癌可能性大(影像学分期 T3-4aN1Mx),可能伴有淋巴结转移并不除外肝脏转移;继而进行肝脾 MRI 检查,结果也提示胃癌伴肝脏转移瘤可能;活检提示胃部原发肿瘤为胃肠间质瘤。目前,患者诊断较为明确:(胃体)胃肠间质瘤伴肝转移。经评估,原发瘤及转移瘤均可完整切除。并且患者目前一般情况尚可,能耐受手术,故考虑对该患者行手术治疗,一并切除胃部原发瘤及肝脏转移瘤,并根据术后进一步病理检查结果及基因检测结果指导术后药物靶向治疗。

(二) 治疗方案

于 2017 年 1 月 21 日剖腹探查,术中发现:胃小弯胃体可见一大小约 5cm×6cm 的隆起肿物,与周围组织界限清楚,遂行胃部分切除术切除胃部肿瘤;后游离右半肝肝周韧带,充分暴露病灶,发现病灶位于肝右后叶肾上极上方,直径约 2cm,质地稍硬。沿病灶外缘 1.5cm 处用电刀划出预切线,然后离断肝实质,切除肿瘤。术中出血约 200ml,两处肿瘤均完整切除,手术过程顺利。

(三) 术后病理及基因检测

术后病理:

1. (胃体)GIST 伴间质黏液变,胃周淋巴结(1/9)切片上见肿瘤转移,两侧手术切缘上未见肿瘤累及(肿块大小 8.5cm×8cm×5cm,核分裂象 >10 个 /50HPF)。

2. (肝脏)转移性胃肠间质瘤伴淋巴组织反应性增生,结合病史、形态学及免疫组织化学染色,符合胃来源,肝手术切缘未见肿瘤累及(图 19-3)。

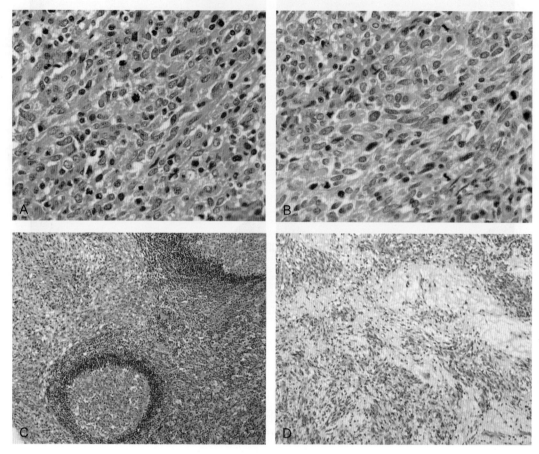

图 19-3　术后病理
A. 原发灶；B. 肝转移；C. 淋巴结转移；D. 黏液变

免疫组织化学染色示胃原发灶：CD117（+），DOG-1（+），S-100（-），Ki-67（Li：30%），SDHB（+）。肝脏转移灶：CD117（+），DOG-1（+），SDHB（+），Ki-67（Li：30%）。

基因检测：胃原发病灶及肝转移瘤均为 *c-KIT* 基因外显子 11 发生突变，突变类型为 c.1673_1674insTCC；*PDGFRA* 基因外显子 12、18 为野生型。

【预后】

患者术后恢复顺利，于术后第 12 天出院。患者术后 1 个月开始使用伊马替尼辅助治疗，400mg/d，期间出现了眼眶周围严重水肿，双上肢散在皮疹以及腹泻等不良反应，进行利尿、抑酸护胃等相应对症支持治疗后，不良反应仍未缓解。2017 年 5 月监测伊马替尼血药浓度为 2 423.2ng/ml，遂建议患者减量至 300mg/d，不良反应随之减轻，患者可以耐受。两周后监测伊马替尼血药浓度为 1 548.3ng/ml，患者遂服用伊马替尼 300mg/d 至今。截至 2018 年 7 月，随访 18 个月，患者未出现肿瘤复发或转移迹象。

【经验与体会】

(一) 淋巴结转移是否是 GIST 疾病发展的晚期事件?

GIST 的转移途径主要是血运转移至肝脏或经腹膜直接播散,淋巴结转移则相对少见。针对原发 GIST 的危险度评估有许多分级分期标准,如 NIH 危险度分级、AFIP 标准以及目前应用最广泛的改良 NIH 危险度分级等,这些标准均未将淋巴结转移作为评估的参数。而在 2009 年公布的美国癌症联合委员会(American Joint Committee on Cancer,AJCC)TNM 分期系统中,首次将淋巴结转移作为评估 GIST 生物学行为及预后的因素,并且只要伴有淋巴结转移即归为Ⅳ期,这与传统认识发生了较大的冲突,也存在着很多争议。部分学者认为,淋巴结转移是 GIST 发病过程中一个较为晚期的事件,发生在血液转移之后,一旦出现,病情往往出现进展或局部侵犯或远处转移。这可能也是 AJCC 将淋巴结转移归为Ⅳ期的原因之一。也有部分学者认为,不同于消化道上皮源性的肿瘤,淋巴结转移在 GIST 病程中的地位尚不十分明确,有部分伴有淋巴结转移的患者不出现或较晚才出现肝脏转移,因此淋巴结转移在 GIST 病程中未必是晚期事件。

国外一项研究分析了美国国立癌症研究所数据库(The Surveillance,Epidemiology,and End Results)中 2004 年至 2014 年伴有淋巴结转移的 GIST 患者预后情况,发现伴有远处转移的患者更有可能出现淋巴结转移。并且,该研究还发现淋巴结转移对于原发 GIST 患者的总生存期并无影响;而对于伴有远处转移的患者来说,淋巴结转移是一个独立的预后危险因素,同时伴有远处转移和淋巴结转移的患者,其总生存期明显短于仅有淋巴结转移的患者。本例患者确诊时同时发现了肝脏转移及淋巴结转移,术后遵循医嘱规范地行靶向药物治疗,截至 2018 年 7 月,该患者未出现肿瘤复发或转移迹象。

(二) 应当根据血药浓度来调整伊马替尼剂量

B2222 试验的药物动力学研究发现,对于晚期 GIST 患者,当伊马替尼的血浆谷浓度水平低于 1 100ng/ml 时,伊马替尼的治疗效果会明显降低。因此,保持一定的血浆药物浓度,对于伊马替尼的疗效至关重要。

伊马替尼在大多数患者中有着良好的耐受性。其常见的不良反应包括水肿、胃肠道反应、白细胞减少、贫血、皮疹等;大多数为轻至中度,通过对症治疗即可改善或恢复正常。但是对于部分患者,在标准剂量的伊马替尼治疗中可能出现严重的不良反应。本例患者服用伊马替尼 400mg/d 期间,出现了一系列局部及全身不良反应,经对症支持治疗后仍未缓解,严重影响了生活质量。NCCN 指南指出,对于出现严重不良反应的患者,可以考虑暂时停药或减量至 300mg/d。因此,在监测了血药浓度后,我们建议患者先减量至 300mg/d。随后,伊马替尼血浆药物浓度降至 1 548.3ng/ml,不良反应也随之改善。随访至今 18 个月,并未发现肿瘤复发或转移迹象。

因此,针对患者的个体情况,进行伊马替尼血浆药物浓度监测,定制个性化药物剂量方案,或许是 GIST 辅助治疗更为合理的选择。

(撰稿人:李承果)

【专家点评】

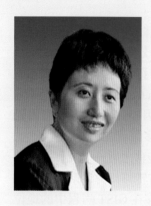

周 烨

副教授,副主任医师

复旦大学附属肿瘤医院胃外科副主任

中国抗癌协会胃肠间质瘤专业委员会常务委员

中国临床肿瘤学会胃肠间质瘤专家委员会委员

中国医师协会外科医师分会胃肠道间质瘤诊疗专业委员会委员

　　胃肠间质瘤作为软组织肉瘤的一种,其淋巴结转移率较低,常规不要求行淋巴结清扫术。但是,对于年轻女性的多结节性胃 GIST,SDHB(−),若同时伴有肾上腺肿瘤或肺软骨瘤,考虑为 Carney 三联征或 Carney Stratakis 综合征者,由于其淋巴结转移多常见,可考虑行淋巴结清扫术,术前 CT 或术中发现淋巴结肿大者,也建议行淋巴结清扫术。由于此类患者的生物学行为较好,其预后不能用常见的危险度评估标准,有些患者尽管出现了淋巴结或肝转移等,其预后也较其他类型的 GIST 更好。但是,在非 SDHB 缺陷型 GIST 中,淋巴结转移是预后的独立危险因素。此患者为 c-KIT 外显子 11 突变的 GIST 患者,因而不属于 SDHB 缺陷型 GIST 患者,且不仅有淋巴结转移,同时也出现了肝转移,应积极地进行靶向治疗。

【参考文献】

［1］中国临床肿瘤学会胃肠间质瘤专家委员会 . 中国胃肠间质瘤诊断治疗共识 (2017 年版) [J] . 肿瘤综合治疗电子杂志 , 2018, 4 (1) : 31-43.

［2］DEMATTEO R P, LEWIS J J, LEUNG D, et al. Two hundred gastrointestinal stromal tumors: recurrence patterns and prognostic factors for survival [J] . Ann Surg, 2000, 231 (1) : 51-58.

［3］汪明 , 曹晖 , 金鑫 , 等 . 胃肠道间质瘤淋巴结转移的临床及病理特征分析 [J] . 外科理论与实践杂志 , 2011, 3 (16) : 298-300.

［4］VON MEHREN M, RANDALL R L, BENJAMIN R S, et al. Soft Tissue Sarcoma, Version 2. 2018, NCCN Clinical Practice Guidelines in Oncology [J] . J Natl Compr Canc Netw, 2018, 16 (5) : 536-563.

［5］孔梅 , 王艳丽 , 许林杰 , 等 . 小肠的恶性胃肠道间质瘤伴淋巴结转移病理分析 [J] . 中华病理学杂志 , 2009, 9 (38) : 617-620.

［6］陶凯雄 , 张鹏 . 胃肠间质瘤精准诊疗与全程化管理 [M] . 武汉 : 湖北科学技术出版社 , 2018, 8: 40-41.

［7］GAITANIDIS A, EL LAKIS M, ALEVIZAKOS M, et al. Predictors of lymph node metastasis in patients with gastrointestinal stromal tumors (GIST) [J] . Langenbecks Arch Surg, 2018, 403 (5) : 599-606.

［8］王超 , 高志冬 , 申占龙 , 等 . 腹腔镜手术与开腹手术行食管胃结合部胃肠间质瘤切除的疗效比较 [J] . 中华胃肠外科杂志 , 2015, (9) : 881-884.

20 D842V突变型GIST

【关键词】

D842V突变;达沙替尼;巨大GIST;舒尼替尼;病理

【导读】

PDGFRA 基因位于人类第4号染色体上,属于Ⅲ型酪氨酸激酶受体家族。D842V突变是 *PDGFRA* 基因编码活化环结构域的第18号外显子(Exon18)上的一种点突变,会导致 *PDGFRA* 结构异常,进而致使其下游信号通路的传导出现异常,最终导致GIST的发生。D842V突变是 *PDGFRA* 基因最常见的一种突变形式,约占所有GIST患者的6%。与其他突变类型相比,D842V突变的GIST患者在疾病的发生发展和治疗过程中有其独特之处,需要引起临床医师的着重关注。

【病例摘要】

患者,男性,55岁,2018年7月11日无明显诱因出现中腹部剧烈刀割样疼痛,伴有坠胀感,遂就诊于当地医院。当地医院行腹部超声检查,提示:中上腹腔巨大团块影。患者为求进一步治疗,遂于7月12日就诊于华中科技大学同济医学院附属协和医院胃肠外科,门诊以"腹部包块待查"收治入院。

➢ 既往史及家族史

既往高血压病史10余年,最高血压约为170/90mmHg,使用药物控制良好,其余系统无特殊。30年前因扁桃体炎行扁桃体切除术。无输血史,否认食物药物过敏。父母已逝,家族中无类似病史。

➢ 体格检查

患者呈急性面容,皮肤黏膜苍白,未见黄疸,浅表淋巴结未触及肿大,双下肢不肿。腹部饱满,可见手术瘢痕,无静脉曲张,未见胃肠型及蠕动波;腹部稍硬,有压痛但无反跳痛,中上腹可触及一形状不规则的较大肿物,质地稍硬,大小不易估计,活动性差;肝脾肋下未触及;Murphy征(-),移动性浊音(-);肠鸣音约6次/min。

➤ 辅助检查

血常规:白细胞 $11.87 \times 10^9/L$↑,红细胞 $4.42 \times 10^{12}/L$,血红蛋白 151g/L,血小板 $220 \times 10^9/L$,中性粒细胞百分比 71.60%,淋巴细胞百分比 19.40%。

血生化:空腹血糖 6.91mmol/L↑,总蛋白及白蛋白水平正常,肝肾功能及电解质未见异常。

超敏 C 反应蛋白:29.54mg/L↑。

肿瘤标志物:糖类抗原 72-4 9.93U/ml↑,余未见异常。

凝血功能:未见异常。

腹主动脉 CTA:①腹主动脉轻度粥样硬化表现;腹主动脉主干可见钙化及非钙化斑块,管腔轻度狭窄;主要分支(腹腔干、肠系膜上动脉及肾动脉)未见明显狭窄或局限性扩张。②胃体大弯侧可见不均质肿块,大小约 $12.4cm \times 5.9cm \times 16.4cm$,与胃体分界不清;胃左、胃右及胃网膜右动脉似发出分支供血上述肿块,动脉期肿块内可见迂曲增粗血管显影,并与胃右静脉相连通,胃右静脉增粗,门静脉部分早期显像,提示动静脉瘘。

全腹部及盆腔增强 CT:①中上腹腔见一大小约 $12.4cm \times 5.9cm \times 16.4cm$ 不规则软组织肿块影,增强扫描呈明显不均匀强化,胃左、胃右动脉及胃网膜右动脉似发出分支供血上述肿块,动脉期肿块内可见迂曲增粗血管显影,并与胃右动脉相连通,胃右静脉增粗,门静脉部分早期显像,提示动静脉瘘,肿块局部与胃大弯侧胃壁及邻近肠管分界欠清,其周围脂肪间隙清晰,未见明显肿大淋巴结,上述多考虑为肿瘤性病变:胃肠间质瘤?②肝脏、胆囊、脾脏、胰腺及双肾未见明显异常密度影;③乙状结肠冗长;④膀胱充盈良好,壁尚光滑;⑤腹腔及腹膜后未见明显肿大淋巴结(图 20-1)。

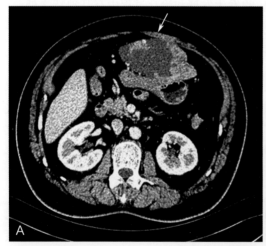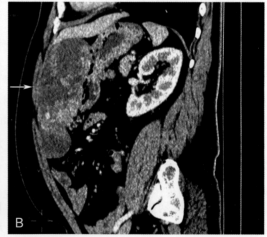

图 20-1　术前全腹部及盆腔增强 CT
A. 横断位;B. 矢状位

电子胃镜:胃底部散在糜烂,胃窦部可见多发糜烂,余未见明显异常(图 20-2)。

电子结肠镜:未见明显异常。

➤ 初步诊断

1. 腹部包块:(胃)胃肠间质瘤?

2. 高血压病 2 级　很高危
3. 腹主动脉轻度粥样硬化
4. 浅表糜烂性胃炎

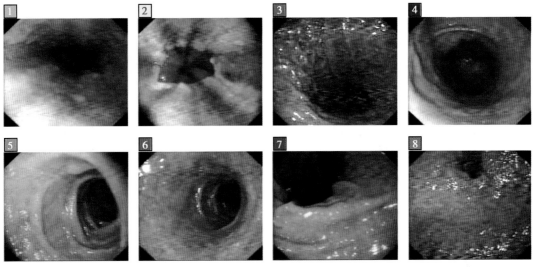

图 20-2　电子胃镜检查

【治疗过程】

(一) 病例分析

患者为中年男性,以急性刀割样腹痛起病,既往有 10 余年的高血压病史,需要警惕腹主动脉瘤,入院后遂急诊行腹部 CTA 检查,排除了腹主动脉瘤破裂可能。腹部增强 CT 提示患者中上腹腔有一大小约 12.4cm×5.9cm×16.4cm 肿物,与胃关系密切,考虑为(胃)胃肠间质瘤。行电子胃镜检查,提示患者胃腔内仅有部分糜烂。建议患者取活检以明确病变性质,患者拒绝。

该肿块位于胃大弯侧,虽体积较大,但并未侵及周围脏器,经评估后预计可获得完整切除,切除后造成严重并发症的风险也较低,遂决定行手术切除。由于患者为"熊猫血",血型比较少见,应当在做好充分准备后尽早手术,避免肿瘤破裂造成出血和播散。手术切除肿瘤后,再根据病理检查结果及基因检测结果指导术后辅助靶向治疗。

(二) 治疗方案

进行充分的术前准备后,于 2018 年 7 月 20 日行剖腹探查,术中发现腹腔内粘连严重,上腹部可见一大小约 16cm×18cm 的囊实性肿物,形状不规则,与胃窦大弯侧及大网膜关系密切,但未侵犯其他脏器。在松解腹腔内粘连,充分暴露肿块后,行胃部分切除术,完整切除肿块。术中出血约 50ml,手术过程顺利(图 20-3)。

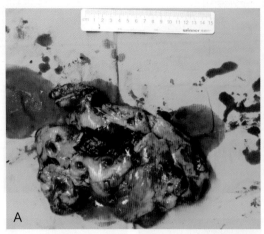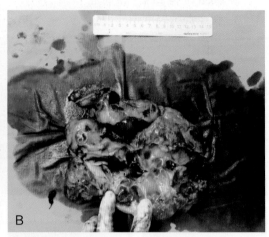

图 20-3 大体标本

A. 大体图;B. 剖开图

（三）术后病理及基因检测

术后病理:(胃)胃肠间质瘤伴囊性变。细胞形态为上皮样细胞 - 梭形细胞混合型。肿瘤最大径 19cm,核分裂象 0~1 个 /50HPF,改良 NIH 危险度分级:高危。手术切缘未见肿瘤细胞累及。

免疫组织化学染色:CD117(-),CD34(+),DOG-1(+),SMA(-),S-100(-),SDHB(+),Ki-67(Li<2%)。

基因检测:*PDGFRA* 基因外显子 18 发生突变,突变类型为 c.2525A>T(p.D842V)(图 20-4)。

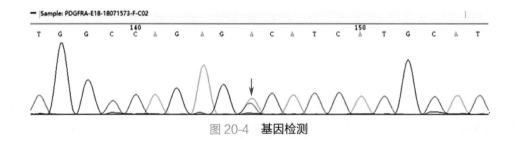

图 20-4 **基因检测**

【预后】

患者术后恢复顺利,于术后第 10 天出院。出院后即开始使用达沙替尼 50mg/d 至今。期间出现轻度眶周水肿等不良反应,患者可耐受。截至 2019 年 4 月,随访 9 个月,患者未出现肿瘤复发及转移迹象(图 20-5)。

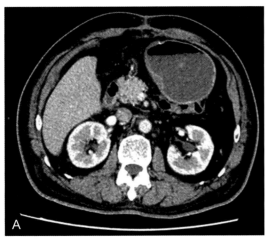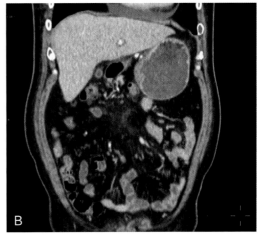

图 20-5　术后复查 CT 未见肿瘤复发及转移

A. 横断位；B. 冠状位

【经验与体会】

在 GIST 患者中,约有 5%~15% 伴有 *PDGFRA* 基因突变,而 D842V 突变是 *PDGFRA* 基因最常见的一种突变形式。大部分 D842V 突变的患者在分子表型上也表现为 CD117 阳性,但少部分表现为 CD117 弱阳性、部分阳性或阴性。2018 版《ESMO/EURACAN 临床实践指南》及《中国胃肠间质瘤诊断治疗共识(2017 年版)》均指出,对于 CD117(-)、DOG-1(+)的患者,建议行 *KIT/PDGFRA* 基因突变检测以明确诊断。本例患者术后病理免疫组织化学染色示 CD117(-)、DOG-1(+),为进一步明确诊断并指导术后靶向治疗,遂建议患者基因检测。最终证实其为 *PDGFRA* 基因 18 外显子的 D842V 突变。

D842V 突变引起酪氨酸激酶受体的活化环结构改变,使得伊马替尼无法结合到酪氨酸激酶上,不能抑制其活性,因此这一类患者对于伊马替尼原发耐药。国内外指南均指出,对于 D842V 突变的患者,不建议术后使用伊马替尼辅助治疗。但是仍有一些研究报道,伊马替尼对于部分 D842V 突变的患者是有一定效果的。Sheima Farag 等认为 GIST 并非单克隆的肿瘤,D842V 突变的患者也可能携带有 *PDGFRA* 基因的其他突变形式,如 D842Y、D842 删失突变等,这些突变对于伊马替尼是敏感的。因此,他们主张对于晚期的 D842V 突变的GIST 患者,在缺乏有效治疗措施的时候,可以尝试使用伊马替尼等 TKI 药物进行治疗。

达沙替尼是第二代的酪氨酸激酶抑制剂,可有效抑制编码酪氨酸激酶的 *BCR-ABL* 和*SRC* 基因家族,并且对 *c-KIT* 和 *PDGFRA* 基因也具有一定的抑制作用。有研究表明,达沙替尼用于伊马替尼和舒尼替尼治疗失败的 GIST 病例,6 个月的无复发生存率为 21%,证实其对部分伊马替尼耐药的患者是有效的。病例 1 中患者出院后即开始服用达沙替尼治疗,治疗效果目前仍在进一步观察当中。舒尼替尼系多靶点药物,在作用机制上不仅能够通过抗血管形成发挥间接抗肿瘤作用,还可以直接抑制肿瘤细胞增殖,广泛应用于多种实体瘤。病例 2 患者临床获益与文献报道不符,可能与舒尼替尼的直接抑制肿瘤细胞增殖作用,或抗血管生成治疗后肿瘤微环境的免疫表型转化有关。

值得注意的是,近年来,针对 D842V 突变的靶向药物的研究取得了较大进展。ripretinib(DCC-2618)是一种新型的广谱 *KIT/PDGFRA* 抑制剂,研究表明,ripretinib 血药浓度 ≥ 100mg/dl 时,对于多线治疗耐药的 GIST 患者有效,并且患者具有良好的耐受性。avapritinib 是 D842V 突变 GIST 药物治疗领域的另一关注焦点,作为一种广谱 *KIT/PDGFRA* 的抑制剂,avapritinib 的作用靶点是上述基因的激酶活化环区域。Ⅰ期试验结果显示,avapritinib 用于治疗 15 例 *PDGFRA* 突变患者和 13 例 *c-KIT* 突变 GIST 患者,分别有 14 例和 5 例出现了影像学可评估的病灶缩小,并且患者表现出较好的耐受性。提示 avapritinib 可能对 *PDGFRA* 突变患者有卓越的疗效,预示着其良好的应用前景。

(撰稿人:张鹏)

【专家点评】

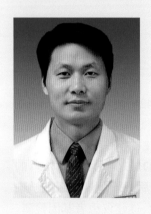

蔡开琳

教授,主任医师,博士研究生导师

华中科技大学同济医学院附属协和医院人事处处长、胃肠外科副主任、内镜中心副主任

中华医学会外科学分会营养支持学组委员

中华医学会消化内镜学分会内镜外科学组委员

中国医师协会外科医师分会微创外科医师委员会委员

湖北省医学会腹腔镜外科分会常务委员兼内镜外科学组组长

D842V 突变是 *PDGFRA* 基因最常见的一种突变形式,约占到所有 *PDGFRA* 基因突变的 60%。与 *KIT* 基因突变的 GIST 患者不同,D842V 突变型 GIST 几乎只发生于胃,肿瘤细胞通常表现为上皮样形态,核分裂象常较少。而且,原发性 D842V 突变患者对 TKI 类药物耐药,就使得这一部分患者并不能从伊马替尼等靶向治疗中获益。D842V 突变患者耐药性的深入分子机制目前尚不十分明确。目前 D842V 突变的 GIST 患者的首选治疗策略仍是手术完整切除,不建议术后给予伊马替尼辅助治疗。新型 *KIT/PDGFRA* 抑制剂 avapritinib 在 *PDGFRA* 基因 D842V 突变的晚期 GIST 治疗中取得了卓越疗效,有望成为治疗 D842V 突变型 GIST 的一线药物。此外,备受关注的 VOYAGER 研究初步显示在 avapritinib 对比瑞戈非尼三线或四线治疗转移性 GIST,avapritinib 组未能达到优效的 PFS(中位 PFS 4.2 vs 5.6 个月),但获得了更高的客观缓解率(17% vs 7%)。进一步的数据需要等待后续的发布。

【参考文献】

[1] 中国临床肿瘤学会胃肠间质瘤专家委员会.中国胃肠间质瘤诊断治疗共识(2017 年版)[J].肿瘤综合

治疗电子杂志, 2018, 4 (1) : 31-43.

[2] JOENSUU H. Adjuvant therapy for high risk gastrointestinal stromal tumour: considerations for optimal management [J] . Drugs, 2012, 72 (15) : 1953-1963.

[3] CASALI P G, ABECASSIS N, ARO H T, et al. Gastrointestinal stromal tu-mours: ESMO-EURACAN Clinical Practice Guidelines for diagnosis, treatment and follow-up [J] . Ann Oncol, 2018, 29 (Supplement_4) : iv267.

[4] 杜春燕, 师英强, 周烨, 等 . 胃肠道间质瘤 C-kit 及 PDGFRA 基因突变及其临床意义 [J] . 中华胃肠外科杂志, 2008, 11 (4) : 371-375.

[5] EVANS E K, GARDINO A K, KIM J L, et al. A precision therapy against cancers driven by KIT/PDGFRA mutations [J] . Sci Transl Med, 2017, 9 (414) . pii: eaao1690.

[6] DEMETRI G D, VON MEHREN M, ANTONESCU C R, et al. NCCN Task Force report: update on the management of patients with gastrointestinal stromal tumors [J] . J Natl Compr Canc Netw, 2010, 8 Suppl 2: S1-S41.

[7] 陶凯雄, 张鹏 . 胃肠间质瘤精准诊疗与全程化管理 [M] . 武汉 : 湖北科学技术出版社, 2018.

[8] FARAG S, SOMAIAH N, CHOI H, et al. Clinical characteristics and treatment outcome in a large multicentre observational cohort of PDGFRA exon 18 mutated gastrointestinal stromal tumour patients [J] . Eur J Cancer, 2017, 76: 76-83.

[9] INDIO V, ASTOLFI A, TARANTINO G, et al. Integrated Molecular Characterization of Gastrointestinal Stromal Tumors (GIST) Harboring the Rare D842V Mutation in PDGFRA Gene [J] . Int J Mol Sci, 2018, 19 (3) : 732.

[10] HEINRICH M C, GRIFFITH D, MCKINLEY A, et al. Crenolanib inhibits the drug-resistant PDGFRA D842V mutation associated with imatinib-resistant gastrointestinal stromal tumors [J] . Clin Cancer Res, 2012, 18 (16) : 4375-4384.

[11] HEINRICH M, JONES R L, VON MEHREN M, et al. Clinical activity of BLU-285 a highly potent and selective KIT/PDGFRA inhibitor designed to treat gastrointestinal stromal tumor (GIST) [J] . Oral presentation at: Connective Tissue Oncology Society (CTOS) 2017 Annual Meeting. November 8-11, 2017.

21 腹腔巨大囊性GIST

【关键词】

胃肠间质瘤;巨大;显著囊性变

【导读】

GIST 大体病理特点多为规则、质软的实质性肿块。虽然有部分 GIST 呈囊性变,但极少 GIST 发现时即为显著囊性变,实性部分仅占极低比例。这类呈显著囊性变的 GIST 术前诊断较为困难,而且也难以使用现行的危险度分级标准评估其术后复发风险及恶性程度。

【病例摘要】

患者,女性,70 岁,于 2010 年 6 月 10 日因"触及左上腹肿块 1 年"就诊于当地医院,查 B 超提示腹腔巨大占位,遂来复旦大学附属中山医院门诊就诊,查腹盆腔增强 CT 示肝胃间巨大囊实性肿块影,倾向恶性肿瘤,胃壁来源可能大。

➤ 既往史及家族史

既往体健;否认药物过敏史;父母健在,家族中无类似病史。

➤ 体格检查

生命体征平稳,皮肤黏膜无黄染、无苍白。左上腹隆起,未见胃肠型及蠕动波。腹软,无压痛、反跳痛,左上腹触及巨大肿块,约 20cm×15cm,质硬,表面光滑,边缘不规则,较固定;肝脾肋下未及。移动性浊音(−),肠鸣音正常。直肠指诊:肠壁光滑,未及明显肿块。

➤ 辅助检查

腹盆腔增强 CT:肝胃之间巨大囊实性肿块影,形态不规则,边缘可见钙化,内见斑片状较高密度影,大小约 13.7cm×15.2cm,增强后强化不明显,与胃小弯侧部分胃壁分界欠清,胃受压移位明显,肝脏表面光滑,各叶比例均匀,肝实质密度未见异常,动态增强后未见异常强化灶,肝内血管分布均匀,走向自然,未见狭窄或充盈缺损;脾脏未见肿大,密度均匀;胆囊壁光滑,未见局限性增厚,胆管未见扩张;胰腺及双侧肾脏无殊;后腹膜未见肿大淋巴结;腹腔内无积液(图 21-1)。

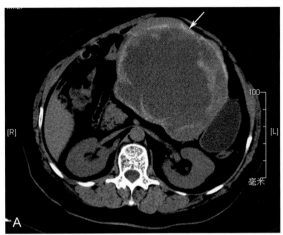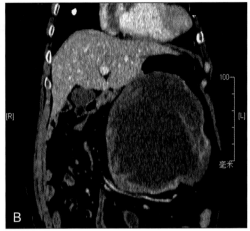

图 21-1　腹盆腔 CT 示肝胃间巨大囊实性肿块

A.水平位;B.冠状位

胃镜:可见胃窦部小弯侧巨大黏膜下隆起。

➤ 初步诊断

腹腔巨大囊实性占位

【治疗过程】

(一)病例分析

患者为老年女性,以"触及左上腹肿块 1 年"就诊,CT 提示肝胃之间巨大占位,胃镜见胃窦部小弯侧巨大黏膜下隆起,建议先行内镜下穿刺活检明确诊断,但患者肿块显著囊性变,穿刺可能无法取得足够组织行病理检测。在细致评估患者术前影像,并和患者及家属反复沟通后,决定行剖腹探查术。

(二)治疗方案

于 2010 年 6 月 13 日行"胃巨大肿瘤切除术",术中见:胃窦部小弯侧直径 15cm 巨大肿瘤,质硬,界清,包膜完整,未侵犯周围脏器,胃周淋巴结未见明显肿大。分离肿块与周围大网膜等组织粘连,于胃小弯侧距肿瘤 2cm 处钳闭器钳闭小弯侧,完整切除肿瘤,残端包埋缝合满意,无张力,血供好,检查术野无出血,清点器械敷料无误,逐层缝合切口。

(三)术后病理及基因检测

术后病理:(胃)胃肠间质瘤,上皮样细胞为主型,细胞丰富密集,明显异型,散在少量瘤巨细胞,灶性坏死,核分裂象难见,形态学提示为低度恶性胃肠间质瘤(图 21-2)。

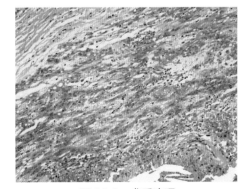

图 21-2　术后病理

免疫组织化学染色:CD117(+),CD34(+),DOG-1(+),CK(-),desmin(-),calre(-),CK5/6(-),NES(+),S-100(-),SMA(-),HBME-1(-),Ki-67(Li:1%)。

基因检测:*c-KIT*基因第11外显子第559位密码子GTT(Val)突变为GAT(Ala);*c-KIT*基因第9、13、17外显子及*PDGFRA*基因第12、18外显子无突变。

【预后】

患者于术后第9天恢复出院,术后未服甲磺酸伊马替尼靶向治疗。术后第1年,每3个月复查腹盆腔增强CT;术后1年起,每6个月复查腹盆腔增强CT,截至2018年6月,随访96个月,无明显复发转移征象。

【经验与体会】

(一)胃肠间质瘤囊性变的原因

胃肠间质瘤在以下几种情况下可发生囊性变:①原发性的囊性GIST;②恶性GIST的囊性变;③GIST的肝脏或胰腺转移灶;④GIST接受甲磺酸伊马替尼治疗后。恶性GIST囊性变是因为肿瘤生长过快,内部供血不足,导致坏死、液化,通常恶性程度高,边界不清晰,包膜欠完整,可侵犯周围脏器,预后较差;而原发性囊性GIST囊性结构占主体,主要为膨胀性生长,有假包膜,较少侵及周围脏器,预后较好。

(二)原发性囊性GIST的诊疗难点

原发性囊性GIST的术前诊断较为困难,仅依靠影像检查易误诊为腹腔其他囊性肿瘤,如淋巴管瘤、胰腺假性囊肿、恶性肿瘤的囊性变等。同时,囊性GIST因实性组织所占比例低,穿刺较难获得足够组织,并且存在致肿瘤破裂播散的风险。手术目前是唯一既能明确诊断又可进行根治的治疗方式,但囊性GIST实性组织占比低,核分裂常不活跃,术后是否应依据肿瘤大小行靶向治疗亦存在争议。

（撰稿人:薛安慰）

【专家点评】

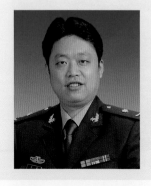

吴 欣

副主任医师
中国人民解放军总医院第一医学中心普通外科
中国医师协会外科医师分会胃肠道间质瘤诊疗专业委员会委员
中国抗癌协会胃肠间质瘤专业委员会委员
中国医师协会微无创医学专业委员会委员
中国人民解放军普通外科专业委员会转化医学学组常务委员

GIST 是一种典型的实性肿瘤,可以有小灶的囊性变,但以囊性区为主的病例临床就很少见。囊性 GIST 是以囊性结构为主的 GIST,其包膜完整,边界清楚,不侵犯周围脏器,并且囊性结构占肿瘤大小的 75% 以上。有研究认为其有可能是由于外生性生长模式导致的乏血供引起,或可能因肿瘤与胃肠腔相通(例如胃肠道黏膜溃疡可能导致胃肠液进入瘤腔,并随后诱发脓肿样形成)。其囊壁厚度相对均匀,恶性生物学行为较少。而 GIST 囊性变则与其有所不同,通常出现在恶性 GIST 的囊性变,或 GIST 的肝脏等转移灶,或 GIST 接受 TKI 药物治疗后的病例中。肿瘤恶性程度高,展现出与囊性 GIST 截然不同的肿瘤学特性,由于生长过快导致内部坏死液化而呈囊性变,可侵犯周围脏器,可有肝转移,并且预后往往较差。

由于囊性 GIST 一般体积较大,且与周围脏器毗邻关系复杂,术前诊断较为困难,主要依靠影像学检查,但需要与腹腔其他囊性肿瘤,如淋巴管瘤、胰腺假性囊肿等相鉴别。这类影像诊断困难的病例,我们可以参考北京大学肿瘤医院唐磊教授提出的依据血供、肿物黏膜特征与伴发特征的三步法来诊断与鉴别 GIST,对于临床诊断与外科评估非常实用。当然,还有一部分病例只有通过手术探查和术后病理才能明确诊断和肿瘤来源。

手术通常采用开腹手术方式,完整切除与避免肿瘤破裂是我们应当遵循的原则。病理上,囊性 GIST 在形态学和免疫组织化学染色方面与实性 GIST 相似,但核分裂象相对较少,基因突变也较少,原因可能是囊性成分占据使得肿瘤细胞的量不足或者可能就是囊性 GIST 一个独特的特征。

改良 NIH 危险度分级是目前应用最广泛的评估标准,其中肿瘤大小及核分裂象是最重要的两个指标。然而,对于囊性 GIST,肿瘤大小难以客观评估,瘤体的大小未必代表肿瘤实质区的大小,当前的诸多评估标准可能无法对这类肿瘤的预后做出准确的分级判断。不过,从临床实际工作中和文献报道中,囊性 GIST 往往表现为惰性生物学行为,手术完整切除后往往可获得较好预后。对于是否需要服用 TKI 药物,由于缺少循证医学证据,还有一定的争论。

【参考文献】

[1] BECHTOLD R E, CHEN M Y, STANTON C A, et al. Cystic changes in hepatic and peritoneal metastases from gastrointestinal stromal tumors treated with Gleevec [J]. Abdominal imaging, 2003, 28 (6): 808-814.

[2] SUN K K, XU S, CHEN J, et al. Atypical presentation of a gastric stromal tumor masquerading as a giant intraabdominal cyst: A case report [J]. Oncology letters, 2016, 12 (4): 3018-3020.

[3] WANG L, LIU L, LIU Z, et al. Giant gastrointestinal stromal tumor with predominantly cystic changes: a case report and literature review [J]. World journal of surgical oncology, 2017, 15 (1): 220.

22 多原发 GIST

【关键词】

胃肠间质瘤;多发;手术

【导读】

GIST 一般为单发肿瘤,多发 GIST 通常见于家族性 GIST 或出现在一些综合征中,如 1 型神经纤维瘤病、Carney 综合征。原发的多发散发 GIST(multiple sporadic GIST)较为罕见,术前影像学检查或内镜检查有时难以发现,可能存在漏诊甚至误诊,因此临床上要警惕有多发的可能。且目前多发 GIST 的发病机制和病理危险度分级方案亦无定论,治疗方案存在争议。这里我们分享两例多原发胃肠间质瘤患者,我们将从临床表现、相关检查、外科治疗以及病理学诊断方面分享经验。

病例 1

【病例摘要】

患者,男性,80 岁,近 1 个月无明显诱因反复出现黑便,伴轻微腹痛、腹胀,无呕血,服用"胃药"(具体不详)后可稍缓解。昨日患者再次出现黑便,为求进一步治疗,遂至四川大学华西医院胃肠外科就诊,门诊以"上消化道出血待查"收治入院。

➤ 既往史及家族史

既往无特殊病史,无家族性肿瘤病史。

➤ 体格检查

入院查体:生命体征平稳,腹部饱满,全腹柔软,无压痛及反跳痛,腹部未触及包块,双下肢无水肿。

➤ 辅助检查

腹部增强 CT 示:胃贲门部及胃体分别可见两处大小分别为 5cm 和 3cm 左右、混杂密度肿块影,两处肿块增强扫描均呈现不均匀强化,考虑 GIST 可能(图 22-1)。

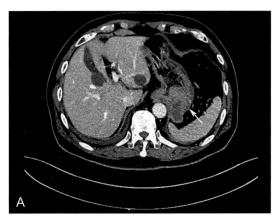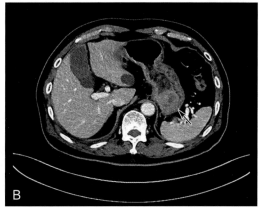

图 22-1　术前腹部 CT 示胃部肿瘤

A. 胃底贲门部；B. 胃体部

实验室检查：血红蛋白 85g/L↓，钠 126.3mmol/L↓，钾 2.93mmol/L↓，氯 95.6mmol/L↓，C- 反应蛋白 75.30mg/L↑，前列腺特异性抗原 39.150ng/ml↑，其余实验室结果均在正常范围内。

➤ 初步诊断

1. 胃多发肿物：胃肠间质瘤？
2. 中度贫血
3. 低钾血症

【治疗过程】

（一）病例分析

患者为老年男性，一月来反复出现黑便，腹部 CT 检查提示贲门及胃体两处肿瘤，从 CT 检查来看，考虑 GIST 可能，有手术指征，建议患者行外科手术切除胃部肿物，明确肿瘤性质并指导术后治疗。患者目前一般情况不佳，应及时纠正贫血及水电解质失衡，完善相关术前检查，及早手术治疗。

（二）治疗方案

完善术前准备后，患者于全麻下行开腹根治性胃肿瘤切除术。术中发现：腹腔内无腹水，盆底腹膜光滑，肝脏见囊肿，未扪及实性结节，胰腺脾脏未扪及异常，小肠及其系膜未见异常，贲门近胃底大弯侧及前壁见两个较大的包块，大小分别为 5cm×4cm×4cm 和 3cm×3cm×3cm，起源于胃壁黏膜下，向胃腔内外生长，呈哑铃型，两处肿瘤其间有正常胃壁组织间隔（图 22-2）。距肿瘤边缘 2cm 处完整切除肿瘤，术中冷冻病理示胃梭形细胞肿瘤。胃壁浆膜面还见一直径 1cm 外生性结节，一并切除（图 22-3）。手术顺利，术后予以肠外营养、禁食、补液等对症支持治疗，术后恢复良好，顺利出院。

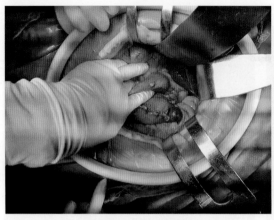

图 22-2　术中所见

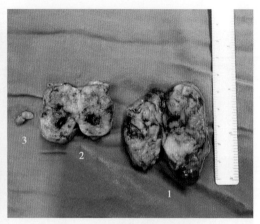

图 22-3　术后剖视肿瘤标本

（三）术后病理及基因检测

术后病理：送检三处均为胃肠间质瘤（见图 22-3），其中：胃肿瘤 1 大小 5.2cm×4.5cm×3.0cm，核分裂象约 3 个 /50HPF，梭形细胞型，肿瘤内可见大片坏死；肿瘤 2 大小 3.5cm×2.5cm×2.0cm，核分裂象约 6 个 /50HPF，上皮细胞型；肿瘤 3 大小约 0.6cm×0.5cm×0.4cm，核分裂象约 1 个 /50HPF，上皮细胞型。改良 NIH 危险度分级：肿瘤 1、2 为中风险，3 为极低风险。

免疫组织化学染色：CD117（+），DOG-1（+），VIM（+），SMA（-），SDHB（+），Caldesmon（+），DES（-），S-100（-），Ki-67（Li：约 10%）。

【预后】

术后患者接受伊马替尼辅助治疗，截至末次随访（术后 10 个月）未见复发转移征象。

【经验与体会】

GIST 发病无特异性症状，大部分患者因腹胀、腹痛、消化道出血等常见消化道症状就诊，完整切除肿瘤是 GIST 主要的治疗方法，伊马替尼治疗已经极大改善了 GIST 的预后。GIST 一般为单发肿瘤，散发多病灶 GIST 罕见。多发 GIST 的临床症状、治疗与一般单发 GIST 无异。当前对于原发多发 GIST 的发病机制仍不明确，根据疾病表现的不同，可将原发多发 GIST 分为三类，即：①家族性多发 GIST：此类 GIST 有明确家族史，多为胚系突变所致，年轻发病，多见于小肠，伴有肠道 Cajal 细胞增生；② 1 型神经纤维瘤病（type 1 neurofibromatosis，NF1）和 Carney 三联征相关 GIST：此类 GIST 通常不伴有 *KIT* 和 *PDGFRA* 的突变，免疫组织化学染色可见 CD34、CD117、DOG-1 阴性；③原发多发散发型 GIST：一般为体细胞突变，临床表现与常见 GIST 无异，多见于高龄患者。本例患者结合病史、查体及病理结果，初步诊断为多发散发 GIST，此类肿瘤常见于胃和小肠中，甚至同时并发于胃和小肠。本例患者病理尤为特殊性，肿瘤 1 和肿瘤 2、3 细胞形态学不同，前者为梭形细胞型，后两者为上皮细胞型。细胞形态学不同提示肿瘤细胞学来源可能不同。遗憾的是，我们目前尚未获得患者多个肿瘤基因检测结果。目前临床对于原发多发 GIST 病理危险度分级尚未统一,改良 NIH 危险度分级和 AFIP 标准均未明确多发 GIST 病理危险度分级标准,临床中一般取危险度分级较高的肿瘤作为患者最终危险度级别。

实际临床中对于多发 GIST,一般采用排除法诊断。首先应判断患者是否为原发转移,再根据几种多发 GIST 的临床特点结合病理学结果最终做出诊断。目前手术完整切除肿瘤仍是多发 GIST 主要治疗方法,同时根据术后危险度分级,决定患者是否接受伊马替尼辅助治疗。

<h2 style="text-align:center">病例 2</h2>

【病例摘要】

患者,男性,49 岁,主因"体检发现胃肿物 14 天"于 2017 年 5 月 15 日就诊于河北医科大学第四医院。无反酸、胃灼热,无恶心、呕吐,无腹痛、腹泻,查超声胃镜示:胃腔空虚,胃底可见隆起,约 1.5cm,黏膜完整,上距贲门齿状线约 4~5cm。超声:7.5~12MHz 探查病变处,第 1~3 层连续完整,第 4 层内可见一圆形低回声,界限清楚,约 15.6mm×9.9mm 大小,中心可见高回声斑点,可见血流信号,弹性成像显示,较硬。胃镜诊断:胃底肌层肿物(考虑胃 GIST)。全腹增强 CT:胃底软组织结节,考虑胃 GIST 可能,建议结合胃镜检查;肝顶多发小囊肿。患者为求进一步诊治,门诊以"胃底肿物"收入院。

➤ 既往史及家族史

既往体健,无手术史及外伤史、否认食物、药物过敏史;父因"脑梗死"去世,母健在,家族中无类似病史。

➤ 体格检查

生命体征平稳,心肺查体未见明显异常。腹部平坦,未见胃肠型及蠕动波;腹软,无压痛反跳痛,全腹未触及包块;腹部叩诊鼓音;肠鸣音正常。

➤ 辅助检查

超声胃镜示:胃腔空虚,胃底可见隆起,约 1.5cm,黏膜完整,上距贲门齿状线约 4~5cm。超声:7.5~12MHz 探查病变处第 1~3 层连续完整,第 4 层内可见一圆形低回声,界限清楚,约 15.6cm×9.9mm 大小,中心可见高回声斑点,可见血流信号,弹性成像显示,较硬。胃镜诊断:胃底肌层肿物(考虑 GIST)(图 22-4)。

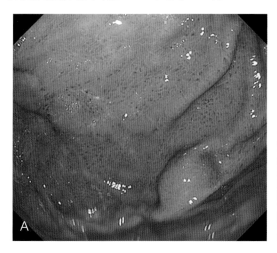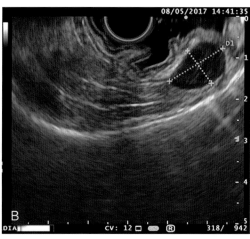

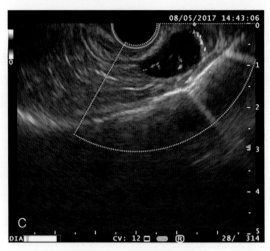

图 22-4　超声胃镜检查
A.肿物胃镜下表现;B、C.肿物超声胃镜下表现

全腹增强 CT:胃底软组织结节,考虑胃间质瘤可能,建议结合胃镜检查;肝顶多发小囊肿(图 22-5)。

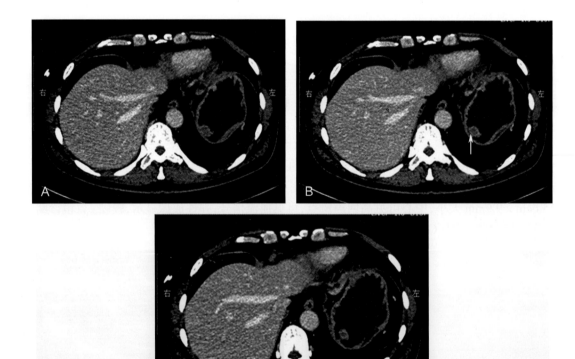

图 22-5　腹部增强 CT

血常规:白细胞 3.85×10^9/L,中性粒细胞 2.35×10^9/L,红细胞 4.46×10^{12}/L,血红蛋白

144.2g/L,血小板 165×10^9/L。

血生化:碱性磷酸酶 38.8U/L,余未见异常。

尿常规及便常规:均未见异常。

心脏彩超:心脏形态、结构、功能未见明显异常。

肺功能:未见明显异常

➤ 初步诊断

1. 胃底肿物:GIST?

2. 肝脏多发囊肿

【治疗过程】

(一) 病例分析

患者为中年男性,以"体检发现胃肿物 14 天"就诊。目前诊断为胃底肿物,约 15.6mm×9.9mm 大小,考虑胃小 GIST 可能性大,超声胃镜所示肿物回声不均,存在不良因素,应考虑手术切除。患者一般情况良好,心肺功能评估未见明显异常,ECOG 评分 1 分,KPS 评分 90 分。可行腹腔镜下胃底肿物切除术,且肿物较小,备术中胃镜,必要时术中内镜下定位肿物,术后根据病理决定下一步治疗方案。

(二) 治疗方案

于 2017 年 5 月 19 日行"3D 腹腔镜下胃底肿物及部分胃壁楔形切除术",术中所见:探查腹盆腔未见明显转移结节,肿物位于胃底前壁大弯侧,大小约 1.5cm×1cm,游离胃底,于胃底后壁大弯侧见另一肿物,大小约 0.5cm(图 22-6),腹腔镜下充分探查其他部位胃壁,未见其他肿物,分别以切割吻合器完整切除 2 肿物(图 22-7),术中胃镜下仔细探查胃腔,未见肿物。

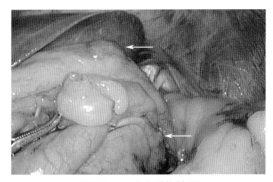

图 22-6 术中肿物位置

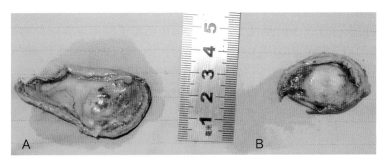

图 22-7 切除肿物大体观
A. 胃后壁肿物;B. 胃前壁肿物

（三）术后病理及基因检测

术后病理：胃前壁肿物：胃组织及肿物组织共4cm×3cm×1.5cm，切开可见一个1.5cm×1cm×1cm的肿物，切面灰白质脆。免疫组织化学染色：CD34（+），CD117（+），DOG-1（+），desmin（-），Act（-），Ki-67（Li：2%），S100（-），Vim（+），核分裂象<5个/50HPF。

胃后壁肿物：胃组织及肿物组织共3.5cm×2.5cm×1cm，切开可见一个直径约0.6cm的结节，切面灰白质脆。免疫组织化学染色：CD34（+），CD117（+），DOG-1（+），desmin（-），Act（-），Ki-67（Li：2%），S100（-），Vim（+），核分裂象3个/50HPF。

【预后】

患者术后恢复顺利，术后第4天出院。患者目前诊断为：胃双灶间质瘤，极低危。根据《中国胃肠间质瘤诊断治疗共识（2013年版）》，患者危险度分级为极低危危险度，术后未进行伊马替尼辅助治疗。截至2019年9月，随访29个月，患者未发现复发转移迹象。

【经验与体会】

（一）胃小GIST需不需要手术？如需要手术，则手术方式如何选择？

目前，外科手术是GIST治疗的主要手段。对于直径>2cm的原发于胃的局限性间质瘤，外科手术治疗仍是其首选治疗方式。对于直径≤2cm的胃小GIST，其手术适应证选择上仍存有争议：有学者认为大多数胃小GIST有良性的临床过程，可以定期观察，并不需要积极的手术；另外有学者认为胃小GIST有恶性的可能，一经发现建议早期外科手术治疗。NCCN指南指出，当胃GIST直径≤2cm，如合并边界不规整、溃疡、强回声和异质性等不良因素，应考虑切除；如无不良因素，可定期复查超声内镜。而ESMO推荐，即使胃GIST最大直径<2cm，也需进行手术切除。笔者中心通过对90例胃小GIST的回顾性研究，认为对于胃小GIST早期发现并及时干预，不仅具有创伤小、恢复快的优点，而且能有效降低患者手术后的复发率，改善预后。对于胃小GIST早期积极的外科干预是较为理想、合理的治疗方式。张洪伟等通过对63例胃小GIST的回顾性研究，认为胃小GIST具有恶性潜能，一经诊断建议手术切除。

小GIST的浆膜外科和黏膜外科之争其实由来已久，胃小GIST的内镜下检出率逐步升高，而伴随着内镜下治疗技术的迅猛发展，内镜医生已经可以实现胃壁肿物的全层切除，部分胃GIST患者可以直接在内镜下切除从而避免手术。但GIST的本质决定了其起源部位在胃的固有肌层，治疗难度远超过黏膜病变，切除不足或导致肿瘤破损以及穿孔发生率较高，严重的出血穿孔可能会危及患者的生命，因此《中国胃肠间质瘤诊断治疗共识（2017年版）》对于内镜下治疗GIST不作为常规推荐。笔者认为，各单位在实际临床工作中，要根据具体科室的技术力量合理搭配腔镜和内镜力量，以患者最大临床获益为目标开展双镜联合技术。笔者认为，对于胃小GIST的合理治疗方式的选择，应综合患者病情（包括肿瘤大小、部位、大体生长方式、患者治疗意愿）和医者技术（包括内镜下和腹腔镜下治疗的软硬件实力），以患者最大临床获益为目标来做个体化决策。

(二) 临床上如何避免漏诊及误诊?

GIST 常以单发为主,多发相对罕见。GIST 初期多无典型临床表现,多因上腹部、上消化道出血等症状或体检时行胃镜或腹部 CT 检查偶然发现。对于体积较大的 GIST,腹部 CT 或胃镜较容易诊断,而对肿瘤体积 <1cm 者,加之有时胃充盈欠佳,腹部 CT 往往有时难以发现,而对于向腔外生长者,胃镜有时也难以发现。这就要求不能过分地相信影像学检查,警惕胃 GIST 多发的可能性,术中全面充分地探查胃壁,防止因探查不充分造成体积较小肿瘤的遗漏,给患者造成不良的预后。

(撰稿人:尹源 赵群)

【专家点评】

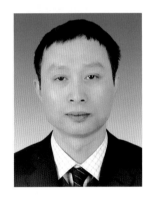

张 军

重庆医科大学附属第一医院胃肠外科副教授,主任医师,硕士研究生导师

中国医师协会外科医师分会肥胖和糖尿病外科医师委员会委员

中国研究型医院学会糖尿病与肥胖外科专业委员会委员

中国医师协会外科医师分会胃肠道间质瘤诊疗专业委员会委员

GIST 多为单发,散发性多原发 GIST 较为罕见,其好发部位、临床表现与单发 GIST 无明显差异,往往出现在胃和小肠。患者多因较大 GIST 产生的症状就诊检查时发现其余的病变,或在术中探查时发现。GIST 具有较强的异质性,对于多原发 GIST 各个肿瘤之间临床病理特征的差异,国内外学者的报道及观点不一,但现有结果比较倾向于多原发 GIST 来源于胃肠道间质不同 Cajal 细胞亚群,导致了临床病理特征的多样性。对多原发 GIST 的治疗也是以手术完整切除为主。目前对 GIST 术后进行危险度评估的方法主要是改良 NIH 危险度分级、AFIP 标准等,但这些方法均针对的是单发 GIST。虽然有回顾性研究显示,采用上述评估手段对患者进行辅助治疗后,多发 GIST 患者的疗效和单发 GIST 相似,但是对于复杂的多原发 GIST 患者,应用当前的标准进行评估可能存在一定的局限性。如何准确地判断此类患者术后复发风险、制订合理的辅助治疗方案,需要引起临床医生的关注并进行相应的研究。

【参考文献】

[1] SØREIDE K, SANDVIK O M, SØREIDE J A, et al. Global epidemiology of gastrointestinal stromal

tumours (GIST) : A systematic review of population-based cohort studies [J] . Cancer Epidemiology, 2016, 40: 39-46.

[2] LI K, TJHOI W, SHOU C, et al. Multiple gastrointestinal stromal tumors: analysis of clinicopathologic characteristics and prognosis of 20 patients [J] . Cancer Manag Res, 2019, 11: 7031-7038.

[3] 吴龙云 , 彭春艳 , 吕瑛 , 等 . 原发性胃小间质瘤的临床处理及评价 : 一项单中心的回顾性研究 [J] . 中华消化内镜杂志 , 2016, 33 (7) : 442-446.

[4] FENG F, LIU Z, ZHANG X, et al. Comparison of Endoscopic and Open Resection for Small Gastric Gastrointestinal Stromal Tumor [J] . Transl Oncol, 2015, 8 (6) : 504-508.

[5] MIETTINEN M, LASOTA J. Gastrointestinal stromal tumors [J] . Gastroenterol Clin North Am, 2013, 42 (2) : 399-415.

[6] ZHAO Q, LI Y, YANG P, et al. Evaluation for therapeutic measures to small gastric stromal tumor: A retrospective study of 90 cases [J] . Current Problems in Cancer, 2018, 42 (1) : 107-114.

[7] YANG J, FENG F, LI M, et al. Surgical resection should be taken into consideration for the treatment of small gastric gastrointestinal stromal tumors [J] . World Journal of Surgical Oncology, 2013, 11 (1) : 273.

[8] 中国临床肿瘤学会胃肠间质瘤专家委员会 . 中国胃肠间质瘤诊断治疗共识 (2017 年版) [J] . 肿瘤综合治疗电子杂志 , 2018, 4 (1) : 31-43.

[9] JOENSUU H, HOHENBERGER P, CORLESS C L. Gastrointestinal stromal tumor [J] . Lancet, 2013, 382 (9896) : 973-983.

[10] GRAZIOSI L, MARINO E, LUDOVINI V, et al. Unique case of sporadic multiple gastro intestinal stromal tumor [J] . Int J Surg Case Rep, 2015, 9: 98-100.

[11] MANLEY P N, ABU-ABED S, KIRSCH R, et al. Familial PDGFRA-mutation syndrome: somatic and gastrointestinal phenotype [J] . Hum Pathol, 2018, 76: 52-57.

[12] KANG D Y, PARK C K, CHOI J S, et al. Multiple Gastrointestinal Stromal Tumors: Clinicopathologic and Genetic Analysis of 12 Patients [J] . Am J Surg Pathol, 2007, 31 (2) : 224-232.

合并其他恶性肿瘤篇

23 中高危 GIST 伴进展期胃肠道癌

【关键词】

胃肠间质瘤;胃癌;肠癌;伊马替尼;辅助治疗

【导读】

GIST 是一类特殊的、通常 CD117 免疫表型阳性的间叶源性肿瘤,多见于胃部。GIST 合并消化道癌并不多见,其分子机制也尚不明确。有学者认为,GIST 患者并发消化道癌的根本原因可能是由于某种致病因素的长期作用,导致 GIST 患者的间质细胞及上皮细胞发生肿瘤性的改变而并发消化道癌。也有部分国内外学者认为,这两种病变之间可能存在抑癌基因的共同突变。对于这类患者需要坚持个体化的治疗原则,多学科会诊,制订合理的治疗计划。另外,合并 GIST 可能会增加恶性肿瘤转移风险,需合理安排复查时间,密切随访。

【病例摘要】

患者,男性,80 岁,于 2014 年 6 月因"体检发现腹腔肿块 2 周"入院。行腹部 CT 示:胃小弯近贲门部肿物,考虑胃壁来源间质瘤可能性大。肝 S2 低密度病灶,考虑肝囊肿可能性大。右下肺及左上肺尖少许纤维增殖灶。纵隔小淋巴结、双侧腹股沟小淋巴结肿大(图 23-1)。胃镜示:贲门胃底见溃疡型肿物,大小约 3.5cm×3.0cm,溃疡底部覆盖污苔,边缘黏膜不规则隆起,局部僵硬,边界不清,质地脆,易出血(图 23-2)。活检病理提示:中分化腺癌。门诊以"食管胃结合部癌(Ⅲ型)"收入。

➢ 既往史及家族史

既往体健,否认药物过敏史;父母健在,家族中无类似病史。

➢ 体格检查

生命体征平稳,皮肤黏膜无黄染、无苍白。腹部平坦,无压痛及反跳痛,未见胃肠型及蠕动波。肠鸣音正常。

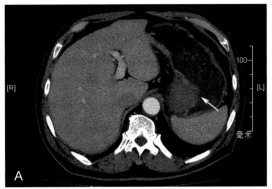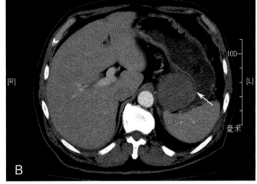

图 23-1 腹部 CT

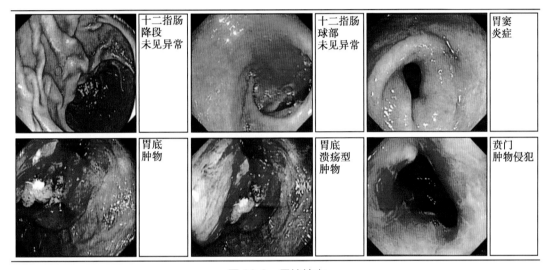

图 23-2 胃镜检查

> 辅助检查

血常规:白细胞 $24.5 \times 10^9/L$ ↑,血红蛋白 92g/L ↓,血小板 $90.9 \times 10^9/L$ ↓。

肿瘤标记物:CEA、CA199 正常;CA72-4 5.63U/ml ↑。

生化、凝血功能正常。

心脏彩超、肺功能无明显异常。

> 初步诊断

1. 食管胃结合部癌(Ⅲ型)

2. 白细胞增高原因待查

【治疗过程】

(一) 病例分析

患者为老年男性,以"体检发现腹腔肿块2周"就诊。目前初步诊断:①食管胃结合部癌(Ⅲ型);②白细胞增高原因待查。关于血象增高,请血液科会诊意见:考虑肿瘤引起的血象异常,慢性粒细胞白血病暂排除,建议骨髓穿刺活检。骨髓穿刺活检病理回复:①骨髓增生活跃,其中粒细胞系统有轻度核左移现象;②涂片未见恶性肿瘤细胞。经多学科讨论认为:患者胃癌诊断明确,无远处转移,局部病灶切除可能性较大,白细胞升高可能是胃癌肿瘤引起,无明显手术禁忌证,决定手术治疗。

(二) 治疗方案

于2013年7月12日全麻下行"胃癌根治术(全胃切除 + 脾切除 +D2淋巴结清扫 + Roux-en-Y重建)"。术中探查情况:腹盆腔、肝脏未及转移结节,原发肿瘤位于胃底贲门处,约7cm×6cm大小,向腹膜后侵犯,与脾门关系紧密,未侵犯胰腺、结肠、肝脏。术后标本解剖:胃底贲门溃疡型肿物,约4cm×3cm大小(图23-3),肿物旁贲门右可及一个与肿物不相连的肿块(肿大淋巴结?)(图23-4),约6cm×7cm大小。

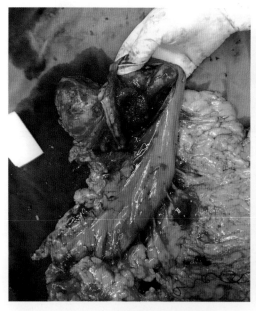

图23-3 胃底贲门溃疡型肿物

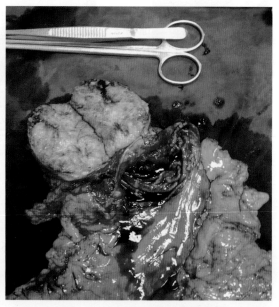

图23-4 贲门右不相连的肿物

(三) 术后病理及基因检测

术后病理:大体:近贲门处菜花样肿物,约3.5cm×3cm×1cm大小,灰白、质硬;胃肿物旁及不相连的可疑肿大淋巴结(贲门右)约7cm×4cm×6cm大小,切面灰白、质硬,有部分包膜。镜下:胃中至低分化腺癌,Lauren 分型为肠型,浸润至胃壁浅肌层,未见明显脉管内癌栓及神经束侵犯;网膜组织及脾组织未见癌。淋巴结 1/45(+)。免疫组织化学染色:VEGF(+),Her-2(3+),CEA(+),CD56(+),Syn(−),CgA(−),NSE(−),Ki-67(Li:15%)。

可疑(贲门右)淋巴结:镜下见梭形细胞束状或漩涡状排列,细胞轻度异型,可见核分裂象(3 个 /50HPF),未见明显坏死及囊性变,结合免疫组织化学染色结果,病变诊断为胃肠间质瘤。免疫组织化学染色:CD117(+),CD34(+),DOG-1(+),S100(−),desmin(−),HHF35(−),Ki-67(Li:>5%)。

【预后】

术后患者恢复良好,血白细胞从 $42 \times 10^9/L$(手术当天)降至 $36 \times 10^9/L$,术后第 9 天中性粒细胞百分比 61.89%,在正常范围内。患者无发热、咳嗽、咳痰、腹痛等感染表现,请血液科会诊后,予观察处理。术后第 9 天予拆线出院。

【经验与体会】

(一)胃肠道癌合并胃肠间质瘤

据报道,大约有 20%~30% 的正常人有小(<2cm)的 GIST,这些小 GIST 很多是在一些因其他原因尸检的时候发现的,但是一直都没有长大。事实上,胃肠道癌合并 GIST 也常见,经常在胃癌手术切下来的标本中可见小 GIST,这些小 GIST 通常都是极低危的,并不需要特别处理。然而,胃肠道癌合并中高危 GIST 不太常见,本病例便是其中一例。

(二)胃肠道癌合并胃肠间质瘤的术式该怎么选择?

在确认胃肠道癌合并胃肠间质瘤可手术的患者中,首先需要明确肿瘤的部位、大小以及切缘设计。总体上,进展期胃癌需要满足足够切缘以及淋巴结清扫范围,而 GIST 的手术并没有对切缘多少作要求且不需淋巴结清扫,但是必须保证肿瘤完整切除达到 R0 切除。因此,手术切除范围可在满足胃癌切除范围上,尽量 R0 切除 GIST。

(三)该如何进行术后辅助治疗?

这例患者胃癌是局部进展期(pT2N1M0,ⅡA 期),胃肠间质瘤 NIH 危险度分级为中危,AFIP 复发风险为:3.6%。理论上,该患者无论是胃癌还是 GIST 均需要进行辅助治疗,可考虑单药替吉奥辅助治疗胃癌同期予以伊马替尼 400mg/d 治疗,或者在替吉奥辅助治疗胃癌结束后再给予伊马替尼治疗。但考虑该患者年龄已 77 岁,且胃癌及胃肠间质瘤分期均较早,手术切除后总体预后良好,复发风险不算太高,因此和患者及家属沟通后,放弃辅助治疗,建议定期复查和密切随访。

(撰稿人:邱海波)

【专家点评】

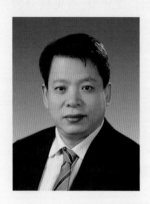

李乐平

教授,主任医师,博士研究生导师,泰山学者

山东省立医院副院长、普外科主任、胃肠外科主任

中华医学会外科学分会委员

中国医师协会外科医师分会常务委员

中国医师协会外科医师分会胃肠道间质瘤诊疗专业委员会副主任委员

山东省医学会外科学分会委员会主任委员

　　合并其他肿瘤的 GIST 患者约占全部患者的 20%,其中有约 25% 为消化道恶性肿瘤,最常见的为结直肠与食管胃底结合部的恶性肿瘤,并发的大多数为小的极低危的 GIST,本例报道了贲门恶性肿瘤合并中危 GIST。术前及术后的血常规显示 WBC 明显升高,考虑胃癌引起可能,但应进一步持续观察以排除血液系统疾病。尤其是肿瘤切除术后 WBC 仍然较高时,应特别注意。

　　合并消化道恶性肿瘤的 GIST 接受辅助治疗的比例较低,一方面是因为此类患者多数肿瘤较小,复发危险度分级较低,另一方面也因为此类患者接受辅助治疗的依从性较差。本例患者为进展期的胃癌合并中危 GIST,《中国胃肠间质瘤诊断治疗共识(2017 年版)》推荐中危胃 GIST 患者术后接受一年的伊马替尼靶向治疗,而进展期胃癌常见的术后化疗方案以铂类或氟尿嘧啶为基础的化疗方案为主,两类疾病的系统治疗重合度较低。在制订此类患者的辅助治疗方案时,考虑 GIST 与伴发肿瘤的治疗指南的同时,更要考虑辅助化疗与靶向治疗对患者一般情况的影响以及药物相互作用,在延长患者生存期的同时保证患者的生存质量。

【参考文献】

［1］鲁常青,沈云志,田波.胃肠道间质肿瘤伴发消化道癌 [J].中华消化内镜杂志,2004,21 (6):371-373.

［2］LIU Z, LIU S, ZHENG G, et al. Clinicopathological features and prognosis of coexistence of gastric gastrointestinal stromal tumor and gastric cancer [J]. Medicine (Baltimore), 2016, 95 (45): e5373.

［3］CONRAD C, NEDELCU M, OGISO S, et al. Laparoscopic intragastric surgery for early gastric cancer and gastrointestinal stromal tumors [J]. Ann Surg Oncol, 2014, 21 (8): 2620.

［4］LIU S, LIU H, DONG Y, et al. Gastric carcinoma with a gastrointestinal stromal tumor-A case report and literature review [J]. Med Sci (Paris), 2018, 34: 15-19.

［5］LIN M, LIN J X, HUANG C M, et al. Prognostic analysis of gastric gastrointestinal stromal tumor with synchronous gastric cancer [J]. World J Surg Oncol, 2014, 12: 25.

24 伴发肾癌的 GIST

【关键词】

胃肠间质瘤;肾癌;伴发癌;靶向治疗;术前治疗;舒尼替尼

【导读】

胃肠间质瘤(gastrointestinal stromal tumor,GIST)作为消化系统中较常见的软组织来源肿瘤,其伴发其他恶性肿瘤的概率并不低,根据美国德州大学 MD 安德森肿瘤中心(The University of Texas MD Anderson Cancer Center)的大样本长期随访数据,20% 左右的 GIST 患者在其病程中会合并其他肿瘤的发生。非家族性或综合征型 GIST 与其他恶性肿瘤同时存在的情况仍较为少见,需要在诊断和治疗中特别关注。肾癌是 GIST 伴发肿瘤中特殊的一类,近年来有研究证实两者的发病机制与治疗均有一定联系,故分享并讨论此特殊病例。

病例 1

【病例摘要】

患者,女性,55 岁,于当地医院行 MRI 检查提示:胃小弯侧后方团块状异常信号灶,考虑肿瘤性病变(胃肠间质瘤可能?);右肾实质内小团块状异常信号,考虑肿瘤性病变。为求进一步诊治,于 2017 年 7 月以"发现胃占位病变,肾占位病变 6 天"就诊于华中科技大学同济医学院附属协和医院。

➤ 既往史及家族史

既往 2 型糖尿病病史,口服药物控制,自述血糖控制尚可;否认药物过敏史;家族中无类似病史。

➤ 体格检查

生命体征平稳。腹部平坦,未见胃肠型及蠕动波。腹部无明显阳性体征。

➢ 辅助检查

血常规：白细胞 $9.3 \times 10^9/L$，红细胞 $4.20 \times 10^{12}/L$，血红蛋白 127g/L，血小板 $194 \times 10^9/L$。

血生化：总胆红素 13.4μmol/L，谷丙转氨酶 19U/L，谷草转氨酶 16U/L，总蛋白 64.4g/L，白蛋白 35.3g/L，肌酐 58.8μmol/L，尿素氮 6.39mmol/L，钠 141.0mmol/L，钾 4.11mmol/L，氯 106.4mmol/L，空腹血糖 7.91mmol/L↑。

肿瘤标志物：未见异常。

全腹、盆腔平扫加增强 CT：①胃窦后上壁见类圆形肿块影：5.7cm×4.0cm×4.6cm，增强扫描渐进性强化，其内见低密度无强化影：胃肠间质瘤可能（图 24-1）。②右肾中部 3.4cm×3.7cm 肿块影，增强扫描强化不均，延迟期强化程度减低，肾脏恶性肿瘤性病变可能（图 24-2）。胰腺、脾脏、左肾及膀胱未见明显异常密度影，双侧附件区未见明显异常结节影（图 24-3）。

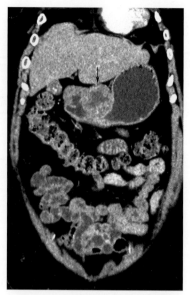

图 24-1　腹部增强 CT 示胃窦后壁类圆形肿块（冠状位）

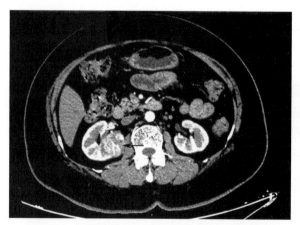

图 24-2　腹部增强 CT 示右肾中部肿块（横断位）

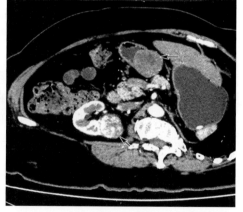

图 24-3　腹部增强 CT 同时显示两处肿瘤

肾脏 ECT：双肾血流灌注大致正常，肾小球滤过功能轻度降低，左、右肾 GFR 分别约为 32.6ml/min 和 32.9ml/min。

超声胃镜：胃体小弯近胃窦见一半球状隆起，超声下病变处低回声，固有肌层起源，内可见无回声区，边界清楚，腔内外生长，切面大小 4.9cm×3.8cm，弹性成像质地偏硬（图 24-4）。腹部 B 超：右肾见片状低回声影，边界欠清，直径 2.2cm。

➢ 初步诊断

1. 胃占位病变：胃肠间质瘤？
2. 右肾占位性病变
3. 2 型糖尿病

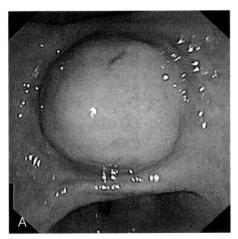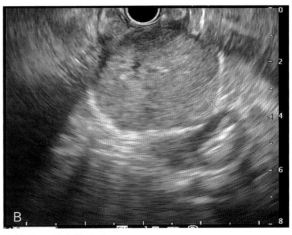

图 24-4   胃镜提示胃占位病变

A. 胃占位位置;B. 胃占位层次

【治疗过程】

(一) 病例分析

患者体检行 MRI 发现胃及右肾占位。入院后行腹部增强 CT 考虑胃部病变为胃肠间质瘤,右肾占位性质待查。为进一步评价胃部占位病变的性质,再行超声胃镜,超声胃镜提示胃肠间质瘤可能性大。考虑 GIST 肿瘤的生物学特点与转移的常见部位,初步评估肾脏占位并非胃肠间质瘤的转移或浸润,肾脏原发肿瘤可能性大。请泌尿外科会诊,考虑肾脏病变近肾门,应行肾癌根治术,切除患侧肾脏。为保证术后患者生存质量,行肾脏 ECT 评价对侧肾脏功能。患者一般情况较好,ECOG 评分 0 分,ASA 分级 2 级,同时患者患糖尿病,分次手术不利于患者伤口愈合。综合考虑,拟同期行两处病变切除。

(二) 治疗方案

于 2017 年 7 月行"腹腔镜下腹腔探查术 + 胃肿瘤切除术 + 右肾癌根治术",腹腔镜术中所见:胃窦后壁可及一直径约 5cm 的肿物,右肾可及一直径 3cm 质硬肿物,邻近肾门。手术过程顺利。

(三) 术后病理及基因检测

术后病理:

1. (胃)黏膜下胃肠间质瘤伴局灶坏死、囊性变;切缘未见肿瘤组织累及,肿瘤大小:7cm×6cm×4cm,核分裂象 <5 个 /50HPF,改良 NIH 危险度分级:中危。

免疫组织化学染色:CD117(+),CD34(+),DOG-1(+),SMA(−),S-100(−),Ki-67(Li:约 3%)(图 24-5)。

2. (右侧)透明细胞性肾细胞癌(核仁分级:2/4 级),输尿管断端、肾门管腔、肾盂及肾周脂肪囊切片上未见癌组织累及(图 24-6)。

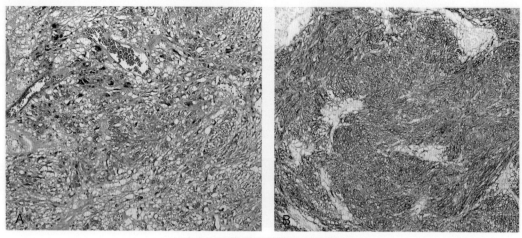

图 24-5 GIST 免疫组织化学染色
A. HE 染色；B. CD117 染色

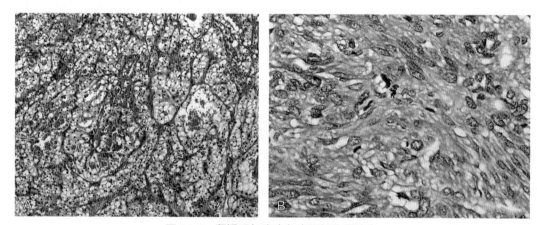

图 24-6 肾透明细胞癌免疫组织化学染色
A. HE 染色；B. 核分裂象

【预后】

　　术后 3 天行肠内营养，7 天拔除引流管，术后常规抗凝。12 天患者恢复良好出院，术后根据《中国胃肠间质瘤诊断治疗共识(2017 年版)》推荐患者行基因检测，因经济原因患者出院后未行靶向治疗。术后规律随访，复查影像学显示 17 个月患者无病生存。

病例 2

【病例摘要】

　　患者，女性，55 岁，因"左下腹反复疼痛 2 月余，加重 1 个月"就诊于四川大学华西医院。

查体:下腹部触及 8cm×7cm 包块,质韧,活动性差。

➤ 既往史及家族史

无特殊,家族中无类似病史。

➤ 体格检查

生命体征平稳,一般情况可。腹部体检:全腹软,下腹部可扪及直径 8cm×7cm 包块,质韧,活动度差。直肠指诊:(–)。

➤ 辅助检查

血常规:血红蛋白 72g/L ↓。

血生化:谷丙转氨酶 38U/L,谷草转氨酶 36U/L,白蛋白 27.1g/L↓,肌酐 58.8μmol/L。

肿瘤标志物:CEA、CA199、CA125 未见异常。

全腹增强 CT:①盆腔积液、积血,盆腔软组织密度肿块影,最大截面约 15cm×9cm,与子宫分界不清,增强扫描呈明显不均匀强化,内见血管影(图 24-7);②左肾中上份见巨大不规则占位,最大截面约 15cm×10cm,内散在点状钙化灶,增强扫描呈明显不均匀强化,左右肾受压下移(图 24-8)。

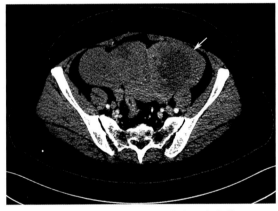
图 24-7　增强 CT 示盆腔巨大占位

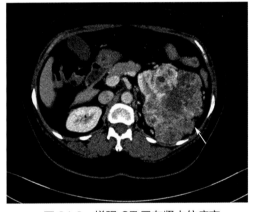
图 24-8　增强 CT 示左肾占位病变

➤ 初步诊断

1. 腹腔巨大新生物性质待查
2. 左肾巨大占位性质待查
3. 中度贫血

【治疗过程】

(一) 病例分析

患者腹部 CT 可见肾脏及盆腔两处新生物,根据影像学表现,肾脏肿物考虑左肾癌,盆腔肿物考虑小肠来源的肿瘤,GIST 或淋巴瘤? 转移性肿瘤也不能除外,其中盆腔包块与邻近组织关系密切,且伴有出血,手术不一定能完整切除,风险较大,首先应明确病变性质,因 GIST 肾脏转移或肾癌盆腔转移罕见,不排除多原发肿瘤可能,建议对两处病灶分别进行穿刺活检。于 CT 引导下行肾脏穿刺及腹腔包块穿刺,穿刺病理示:①左肾囊性肾细胞癌;②(腹腔)GIST:小肠来源? 免疫组织化学染色:CD117(+),DOG-1(+),CD34(-),S-100(-),Ki-67(Li:约 5%~8%)。基因检查提示 c-KIT 11 外显子(E554-K558 del)缺失突变。

患者明确为肾细胞癌合并盆腔 GIST,全身影像学检查未见其他部位转移。分别对两处病灶进行评估,肾脏肿瘤为可切除病灶,泌尿外科建议手术切除;盆腔 GIST 累及肠管范围较大,且与邻近组织分界不清,血供丰富。此时如同期进行左肾肿瘤切除及盆腔 GIST 切除,会增加 GIST 肿瘤破裂种植风险或合并脏器切除可能性大。经 MDT 讨论,建议安排泌尿外科择期手术,并行术前准备。与此同时患者开始伊马替尼 400mg/d 治疗。

(二) 治疗方案

患者开始 400mg/d 伊马替尼治疗 2 周后,复查腹部 CT 见:①左肾中上份见巨大不规则肿块影,最大截面约 15cm×10cm,其内密度不均匀,内散在点状钙化灶,增强扫描呈明显不均匀强化,可见粗大引流静脉,肾盂受压积液。肿瘤体积与前无明显变化。②盆腔偏右份见不规则肿块影,最大截面约 9cm×9cm,增强扫描呈明显不均匀强化,盆腔肿块较前明显缩小(图 24-9)。再次 MDT 讨论决定行同期肾脏肿瘤及盆腔肿瘤切除。

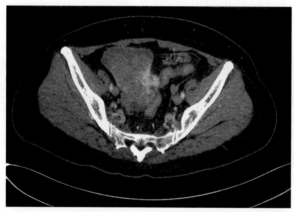

图 24-9　术前治疗后复查 CT 示盆腔 GIST 明显缩小

患者于全麻下行"小肠包块切除肠吻合术 + 左肾肿瘤根治性切除 + 腹膜结节切除术"。术中所见:腹腔内少许血性渗液,小肠距屈氏韧带 130cm 处系膜侧可见一大小约 8cm×6cm 包块,坠入盆腔,包块与盆底腹膜粘连,膀胱及子宫表面可见两个直径约 1.5cm 结节。左侧肾脏可扪及一 15cm×10cm 包块,与周围组织分界清楚,上极达到脾脏后方,后方与腰大肌轻度粘连。手术过程顺利。

(三) 术后病理及基因检测

术后病理:1.(小肠)胃肠间质瘤,靶向治疗后。核分裂象:1 个 /50HPF,肿瘤内可见坏死。

免疫组织化学染色:CD117(+)、DOG-1(+)、CD34(+)、SMA(+)、SDHB(+)、Desmin(-)、S-100(-)、Ki-67(Li:1%)。

【预后】

术后患者恢复良好出院,口服伊马替尼靶向治疗。规律随访 15 个月患者无病生存。

【经验与体会】

目前对伴发其他肿瘤的 GIST 患者预后情况的研究并不多,华中科技大学同济医学院附属协和医院对行同期手术切除的同时伴发其他恶性肿瘤的七十余例 GIST 患者进行生存分析,发现伴发其他恶性肿瘤的 GIST 患者的预后显著劣于不伴其他肿瘤的 GIST 患者,同其他同类研究结果一致。

尽管随着对 *c-KIT* 与 *PDGFRA* 基因在 GIST 致病机制中的了解加深,GIST 大部分的生物学特点已被研究者及临床工作者认识,但总体而言 GIST 仍是一类异质性相对较高的肿瘤。2018 年的一篇纳入 405 例患者的研究提出,GIST 同肾细胞癌可能存在潜在的联系:GIST 同肾细胞癌的患者均可使用靶向药物舒尼替尼改善生存。复旦大学附属中山医院曾报道一例 *SDHA* 胚系突变导致野生型 GIST 和肾细胞癌同时伴发的罕见病例,提示此类患者中可能存在共同的致病机制,但并不见于大多数病例。

两例患者同时存在肾癌和 GIST,两种病灶来源不同,但都需要及时干预,在制订治疗方案时需要谨慎。目前,伊马替尼术前治疗是临床常见的 GIST 治疗方案,得到几乎所有 GIST 治疗指南的推荐。根据《中国胃肠间质瘤诊断治疗共识(2017 年版)》的意见,术前治疗的推荐时间为达到最大缓解,即两次复查肿瘤体积稳定,一般为 6~12 个月。根据已有的证据,对于伊马替尼敏感的 GIST 病灶在开始药物治疗后短短 1 周的时间内,就已经可以通过影像学检查观察到疗效,根据四川大学华西医院术前治疗的回顾性资料,大多数患者在药物治疗 3 个月左右即达到最大疗效。需要注意的是,GIST 术前治疗与胃癌、肠癌新辅助治疗不同,并无证据表明术前治疗能够整体改善患者预后,其目的在于减少手术风险,避免联合脏器切除,保留器官功能。因此,达到最大肿瘤缩小程度,或大于 6 个月的术前治疗时间并不应该作为术前治疗追求的目标。在肾脏肿瘤和盆腔巨大 GIST 共存的情况下,如同期手术,则 GIST 破裂种植风险较大;如针对 GIST 进行常规伊马替尼足疗程术前治疗,待肿瘤体积达最大疗效后手术,则可能导致肾脏肿瘤进展,或需要分期手术。病例 2 中患者接受短时间的伊马替尼治疗,肿瘤迅速缩小,遂行同期手术。该病例提示我们,在 GIST 诊治过程中,可以根据患者具体情况,制订个体化的治疗策略,安排药物治疗和手术时机,争取最大获益。

舒尼替尼在肾癌与 GIST 中均作为指南推荐的药物。尽管在 GIST 与肾细胞癌中舒尼替尼起效所作用的靶点有所不同,但是舒尼替尼在同时伴发此两类肿瘤的患者中也有一定的应用价值。四川大学华西医院泌尿外科的一篇病例报道中,患者同时伴发胃 GIST 与肾透明细胞癌,初诊时即发现肝门静脉有转移灶。在手术切除两处原发肿瘤后,患者口服舒尼替尼治疗,门静脉转移灶完全消失。伴发肾癌的 GIST 患者如果出现 GIST 疾病进展,应根据情况考虑使用伊马替尼或舒尼替尼进行靶向治疗。

(撰稿人:张兰　张睿智　尹晓南)

【专家点评】

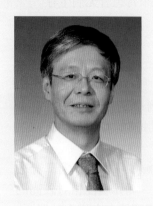

李　勇

教授,主任医师,博士研究生导师

河北医科大学第四医院外三科主任、外科教研室副主任

中国抗癌协会胃肠间质瘤专业委员会主任委员

中国临床肿瘤学会胃肠间质瘤专家委员会常务委员

中国医师协会外科医师分会肿瘤外科医师委员会常务委员

中国抗癌协会胃癌专业委员会委员

GIST 伴发泌尿生殖系肿瘤中最常见的是前列腺癌,GIST 伴发肾癌较少见。患者体内同时存在两种恶性肿瘤,尤其是两种肿瘤均发展至较重的程度,给临床治疗带来了较大的困难。不同于伴发消化道癌的 GIST,原发肿瘤与伴发肿瘤起自邻近的组织来源,肾癌与 GIST 不仅来自于不同的组织,潜在的致癌因素也差距较大,两者同时起病的原因可能与共同的致病基因相关。对于这样的患者,术前应有完整的病理诊断,组织 MDT 讨论以制订合理的治疗方案为宜。术后再次行 MDT 讨论,依据完整的病理资料(肿瘤性质、危险度、分期、基因检测结果)综合分析,制订合理的术后辅助治疗方案。

苹果酸舒尼替尼已明确可用于治疗晚期 GIST 和肾癌;目前尚未明确用于肾癌术前治疗或术后辅助治疗,值得在这方面探索,可能使此类患者获益。第一例患者,初治时两个病灶均可根治性切除,选择手术应该更合适;第二例患者 GIST 病灶较大,直接手术有困难,行术前治疗是比较好的选择,多靶点靶向药物舒尼替尼可同时用于两个肿瘤的治疗,也提示我们两者的发病机制可能存在共通之处,如果术前治疗应用舒尼替尼,当两个肿瘤均需术后辅助治疗,术后再用舒尼替尼辅助治疗,预计可使患者受益,可能也是一个不错的选择。《中国胃肠间质瘤诊断治疗共识(2017 年版)》推荐患者术前伊马替尼靶向治疗的时限控制在 6~12 个月避免继发耐药,而在瘤体较大的伴发其他恶性肿瘤的 GIST 患者中,不仅应该监测 GIST 对靶向药物的治疗反应,也应同时注意监测伴发肿瘤的情况,以免任一肿瘤疾病进展错过最佳手术时机。有研究报道,部分患者行伊马替尼术前治疗 2 周便有明显疗效,本例患者就是如此,不过 2 周的术前治疗时间是否足够还需探讨。

【参考文献】

［1］MENDONCA S J, SANCHEZ A, BLUM K A, et al. The association of renal cell carcinoma with gastrointestinal stromal tumors [J] . J Surg Oncol, 2018, 117 (8) : 1716-1720.

［2］MOTZER R J, ESCUDIER B, GANNON A, et al. Sunitinib: Ten Years of Successful Clinical Use and Study in Advanced Renal Cell Carcinoma [J] . Oncologist, 2017, 22 (1) : 41-52.

[3] MURPHY J D, MA G L, BAUMGARTNER J M, et al. Increased risk of additional cancers among patients with gastrointestinal stromal tumors: A population-based study [J] . Cancer, 2015, 121 (17) : 2960-2967.

[4] KRAMER K, WOLF S, MAYER B, et al. Frequence, spectrum and prognostic impact of additional malignancies in patients with gastrointestinal stromal tumors [J] . Neoplasia, 2015, 17 (1) : 134-140.

[5] GILL A J, LIPTON L, TAYLOR J, et al. Germline SDHC mutation presenting as recurrent SDH deficient GIST and renal carcinoma [J] . Pathology, 2013, 45 (7) : 689-691.

[6] PANDURENGAN R K, DUMONT A G, ARAUJO D M, et al. Survival of patients with multiple primary malignancies: a study of 783 patients with gastrointestinal stromal tumor [J] . Ann Oncol, 2010, 21 (10) : 2107-2111.

[7] AGAIMY A, WÜNSCH P H, SOBIN L H, et al. Occurrence of other malignancies in patients with gastrointestinal stromal tumors [J] . Semin Diagn Pathol, 2006, 23 (2) : 120-129.

[8] LI J, YE Y, WANG J, et al. Chinese consensus guidelines for diagnosis and management of gastrointestinal stromal tumor [J] . Chin J Cancer Res, 2017, 29 (4) : 281-293.

[9] TAO J, NI C, JIN Y, et al. The coexistence of clear cell renal cell carcinoma and gastrointestinal stromal tumor with portal vein metastasis, and its favorable response to sunitinib [J] . Expert Rev Anticancer Ther, 2013, 13 (2) : 131-136.

[10] CONNOLLY E M, GAFFNEY E, REYNOLDS J V. Gastrointestinal stromal tumors [J] . Br J Surg, 2003, 90 (10) : 1178-1186.

[11] VASSOS N, AGAIMY A, HOHENBERGER W, et al. Coexist ence of gastrointestinal stromal tumours (GIST) and malignant neoplasms of different origin: prognostic implications [J] . Int J Surg, 2014, 12 (5) : 371-377.

[12] JIANG Q, ZHANG Y, ZHOU Y H, et al. A novel germline mutation in SDHA identified in a rare case of gastrointestinal stromal tumor complicated with renal cell carcinoma [J] . Int J Clin Exp Pathol, 2015, 8 (10) : 12188-12197.

[13] 曹晖，高志冬，何裕隆，等 . 胃肠间质瘤规范化外科治疗中国专家共识 (2018 版) [J] . 中国实用外科杂志 , 2018, 38 (9) : 965-973.

[14] TANG S, YIN Y, SHEN C, et al. Preoperative imatinib mesylate (IM) for huge gastrointestinal stromal tumors (GIST) [J] . World J Surg Oncol, 2017, 15 (1) : 79-86.

靶向治疗篇

25 病情复杂的GIST

【关键词】

胃肠间质瘤;术前治疗;外科手术;肿瘤复发;伊马替尼;舒尼替尼

【导读】

外科手术是可切除的胃肠间质瘤(gastrointestinal stromal tumor,GIST)的首选治疗,但是单纯的手术治疗并不能使中高危 GIST 患者获得长期生存。*c-KIT/PDGFRA* 基因功能性突变的发现使得人们逐渐揭开了胃肠间质瘤的最主要发病机制。同时伊马替尼的成功运用也为肿瘤的靶向治疗开创了一个新时代,它让生存期不超过 12 个月的晚期 GIST 变成 10 年生存率超过 30% 的肿瘤。但随着用药时间的延长,继发性耐药及肿瘤进展成了不可避免的问题。在漫长的治疗周期中,复杂的病情变化,二线、三线用药或新靶向药物的选择,外科手术与内科治疗的紧密配合,常常是临床医生与患者共同关心的话题。

病例 1

【病例摘要】

患者,男性,36 岁,2012 年 9 月 26 日因"吞咽阻塞感伴左肩疼痛 3 个月"就诊于福建医科大学附属协和医院。患者 3 个月前出现吞咽阻塞感,无法进食干饭,上腹闷胀不适,伴左肩部疼痛,呈持续性,与体位无明显关系。无反酸、嗳气等症状。曾在当地医院按"胃炎"予治疗后症状无缓解。于 4 天前在当地医院行胃镜检查,示"胃底贲门区黏膜下巨大隆起型病变,考虑肿瘤"。遂转诊至福建医科大学附属协和医院,门诊拟"胃底贲门区占位性病变"收住院。发病以来,患者体重减轻 3kg。

➤ 既往史及家族史

既往体健,否认药物过敏史;父母健在,家族中无类似病史。

➤ 体格检查

生命体征平稳,浅表淋巴结(–)。心肺体检未见异常。腹软,左上腹可触及大小约

15cm×10cm 肿物,质韧,界欠清,活动度差,加压后稍疼痛,肝脾肋下未触及。直肠指诊:未见异常。

➤ 辅助检查

血常规:白细胞 9.5×10^9/L,血红蛋白 114g/L,血小板 331×10^9/L。

凝血功能:纤维蛋白原 4.98g/L,D- 二聚体 5.17μg/ml。

肿瘤标志物:CEA1.9μg/L,CA19-9 4.66U/ml。

全腹部增强 CT:左上腹软组织肿块,大小约 16.4cm×12.3cm,考虑胃底大弯侧来源 GIST 伴左侧膈肌侵犯可能性大,需与淋巴瘤、神经鞘瘤、平滑肌瘤等其他胃黏膜下少见肿瘤鉴别(图 25-1、图 25-2)。

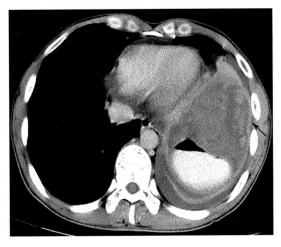 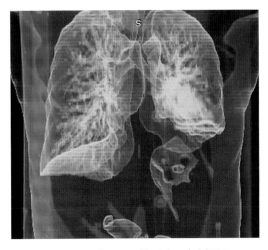

图 25-1　首诊全腹增强 CT 示胃底大弯侧　　　　图 25-2　首诊 CT 三维重建示左侧膈肌
　　　来源 GIST　　　　　　　　　　　　　　　　　　侵犯可能性大

超声胃镜:胃底黏膜下肿物,固有肌层 GIST？ 予穿刺活检。

穿刺活检:(胃底肿物穿刺活检)见梭形细胞呈束状排列,细胞呈轻度异型,核分裂象 2 个 /50HPF。CD117(+),CD34(+),DOG-1(+),SMA(−)。病理诊断:(胃)胃肠间质瘤

➤ 初步诊断

胃底贲门区巨大胃肠间质瘤

【治疗过程】

(一)术前治疗

第一次 MDT 讨论意见:患者肿瘤体积巨大,可疑侵及膈肌,R0 切除难度大,易出现手术相关并发症,建议行“伊马替尼 400mg/d” 方案术前治疗,注意疗效评估,根据治疗转归制订后续治疗方案。

于 2012 年 10 月 13 日开始口服伊马替尼 400mg/d 治疗。治疗 3 个月后 CT 评估肿瘤

大小为 120mm×87mm,治疗 6 个月后 CT 评估肿瘤大小为 92mm×65mm。治疗 8 个月后 CT 示:胃底大弯侧 GIST,伊马替尼治疗后,肿瘤明显退缩,大小为 89mm×63mm,病灶与左侧膈肌接触面缩小,分界较前清晰(图 25-3)。此间规律口服伊马替尼,主要不良反应为 1~2 度食欲减退、乏力、手足综合征,未予特殊处理,自行缓解。

(二) 手术治疗

2013 年 5 月 23 日第二次 MDT 讨论意见:患者经过 8 个月术前治疗,肿瘤退缩,病灶与左侧膈肌分界较前清晰,疗效评价 PR。与治疗后 6 个月比,肿瘤退缩速度减缓,考虑已达最佳疗效,有手术指征,限期手术。

于 2013 年 5 月 29 日行 "全胃切除术"。术中探查见:无明显腹水,肿瘤位于胃底大弯侧,大小约 9cm×7cm,表面无破溃,胃周未见明显肿大淋巴结,肝脏、腹膜、盆腔未见肿瘤。手术过程顺利,肿瘤 R0 切除,未出现肿瘤破裂等术中并发症。

(三) 术后病理及基因检测

术后病理:(胃)胃肠间质瘤,梭形细胞型肿瘤伴出血、坏死、囊性变及炎细胞浸润,部分区域肿瘤细胞密度减低,间质伴玻璃样变,肿瘤大小 9cm×9cm×7cm,核分裂象 31 个 /50HPF,肿瘤浸润胃壁浆膜层,无破裂,切缘未见肿瘤,8 枚淋巴结未见转移。

基因检测结果:c-KIT 外显子 11 缺失突变。

(四) 术后辅助治疗

患者术后恢复顺利,于术后 3 天肛门排气,术后 7 天进食半流质饮食,并开始口服伊马替尼 400mg/d 治疗。每 3~6 个月复查肺及全腹 CT,未见肿瘤复发转移。

(五) 二线治疗

术后口服伊马替尼 400mg/d 辅助治疗 30 个月后(2015 年 11 月 18 日),患者再次出现 "吞咽阻塞感",再次查腹部 CT 示:吻合口处可见新增团块状软组织肿物(51mm×49mm),增强后不均匀强化,考虑吻合口 GIST 复发。肝右前叶缘包膜新增软组织结节(36mm×20mm),腹腔新增软组织结节,考虑多发腹膜转移(图 25-4)。行肝包膜下肿物穿刺基因检测:c-KIT 外显子 11 缺失突变,c-KIT 外显子 13 点突变。

第三次 MDT 意见:①肿瘤吻合口复发,可疑累及食管下段,伴右肝包膜及腹膜转移;②一般情况欠理想(贫血、低蛋白血症),无法耐受扩大手术;③若手术切除,行食管空肠无张力吻合可能性小。综上,建议以非手术治疗为主。因患者为 11 外显子突变继发 13 外显子点突变,根据文献资料,建议换用舒尼替尼。

2016 年 1 月 4 日,开始口服舒尼替尼 37.5mg/d,连续用药。此间出现高血压、手足综合征、乏力等 1~2 度不良反应,未予特殊处理,自行缓解。每 3 个月复查全腹 CT。口服舒尼替尼 3 个月、6 个月、9 个月后吻合口病灶大小分别为:51mm×49mm、35mm×26mm、31mm×15mm,肝被膜下病灶分别为:36mm×20mm、21mm×6mm、21mm×5mm,最佳疗效 PR(图 25-5)。

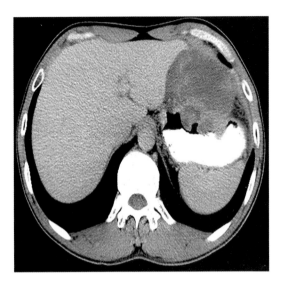

图 25-3　术前治疗 8 个月后全腹增强 CT

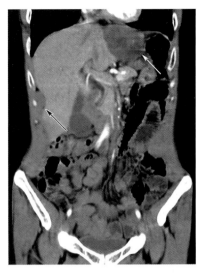

图 25-4　伊马替尼辅助治疗 30 个
月后全腹增强 CT（冠状位）
白色箭头示吻合复发病灶，黑色箭头
示肝包膜转移灶

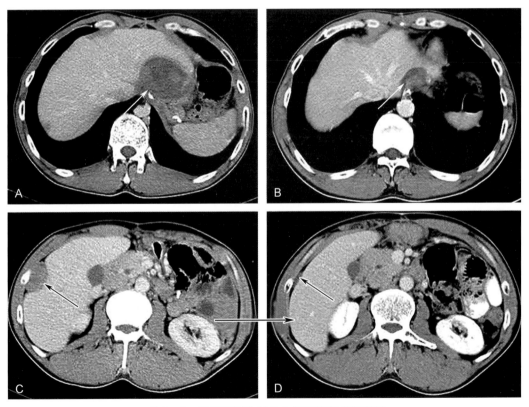

图 25-5　舒尼替尼治疗 9 个月后增强 CT 表现
A、C. 治疗前病灶；B、D. 治疗 9 个月后病灶；白色箭头示吻合复发病灶，黑色箭头示肝包膜转移灶

（六）三线治疗

口服舒尼替尼 15 个月(2017 年 2 月 6 日),腹部 CT 示:吻合口病灶 48mm×38mm(PD),肝被膜下病灶:21mm×5mm,腹腔多处新增病灶。

第四次 MDT 意见:二线舒尼替尼耐药,根据文献及患者经济情况,予三线治疗,选用伊马替尼＋舒尼替尼联合治疗。2017 年 2 月 20 日开始口服伊马替尼 300mg/d＋舒尼替尼 37.5mg/d 治疗。此间每 3 个月复查腹部 CT。主要不良反应为 I~II 度恶心、乏力、手足综合征、白细胞减少,患者无中断用药。

联合用药治疗后 3 个月,复查 CT 示吻合口病灶 4.6cm×3.9cm,治疗后 6 个月 CT 示吻合口病灶 3.8cm×3.0cm,肝被膜下及腹腔内病灶与前相仿,未见新发病灶(图 25-6)。联合用药治疗后 14 个月及 19 个月 CT 示:吻合口病灶 4.4cm×3.3cm,5.2cm×4.9cm(PD)。

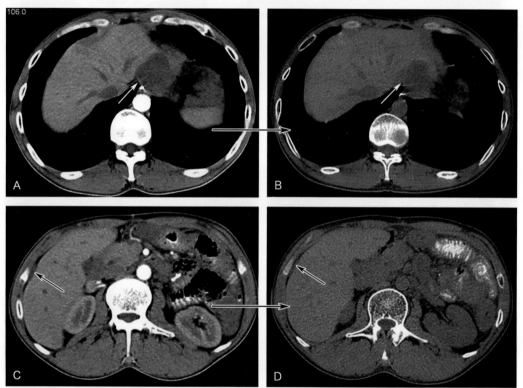

图 25-6　伊马替尼联合舒尼替尼治疗 6 个月后 CT 增强表现

A、C.治疗前病灶;B、D.治疗 6 个月后病灶;白色箭头示吻合复发病灶,黑色箭头示肝包膜转移灶

【经验与体会】

（一）GIST 标准剂量伊马替尼耐药后的治疗

基因的继发性突变是 GIST 继发性耐药的主要原因。伊马替尼 400mg/d 的标准剂量治疗失败后,应根据其耐药的机制个体化选择二线治疗。伊马替尼增量可能克服因血药浓度

不足出现的"假性耐药",约 1/3 患者再次从中获益,但可能伴随着较严重的不良反应。舒尼替尼作为推荐的标准二线治疗,可改善患者的生存,亚组分析表明,*c-KIT* 外显子 9 突变或野生型患者是其优势获益人群。对耐药基因分析发现,对于 *c-KIT* 基因继发外显子 13 和 14 突变患者,舒尼替尼治疗效果优于 17 和 18 突变患者。体外实验亦显示,索拉非尼对继发外显子 17 突变的 GIST 细胞系有抑制效果。这也为特殊耐药患者药物的选择提供了新思路。

(二) 舒尼替尼二线治疗失败后的治疗选择

作为多种酪氨酸激酶抑制剂的舒尼替尼,在二线治疗 GIST 后的 18 个月左右,仍会出现新的耐药问题。GRID 研究推荐瑞戈非尼作为伊马替尼、舒尼替尼治疗耐药后的三线治疗药物,显示出了优于安慰剂的治疗效果。Ⅲ 期临床试验 RIGHT 研究认为,既往伊马替尼治疗有效的患者在三线时可重新启用伊马替尼治疗。PAZOGIST 研究结果提示,帕唑帕尼可用于 GIST 三线及以上治疗,较最佳支持治疗有更好的 OS。对于如本病例一样,因各种原因无法获得更多三线药物治疗的患者,不应轻易放弃治疗,而重新联合使用既往有效的药物伊马替尼与舒尼替尼,在优化给药方案基础之上,仍然可安全、有效地延长患者的生存期,甚至可能获得意想不到的效果。

(三) 外科手术在局部进展 GIST 中的作用

GIST 患者高的肿瘤负荷往往预示不良的预后,肿瘤减负荷手术被尝试用于复发转移性 GIST。GIST 耐药进展大多数先表现为局部进展,既往多个单中心、小样本、回顾性研究均证实了这一治疗方式在局部进展的 GIST 中的安全性和有效性。术中完整切除治疗抵抗的病灶,并在不增加风险的前提下,尽可能多地切除治疗有反应病灶,使接受进一步药物治疗的肿瘤细胞数量最小化,从而降低发生继发突变的概率,联合术后靶向治疗可有效延长患者的 PFS 和 OS。但多个研究亦表明,在广泛进展的患者开展减瘤术,OS 并未得到改善,反而增加了严重手术并发症的风险。

病例 2

【病例摘要】

患者,男性,66 岁,1 个月前出现上腹部不适,无恶心呕吐,不伴黑便。就诊于当地医院,行胃镜检查提示胃底占位性病变。患者为求进一步治疗,遂至复旦大学附属肿瘤医院胃外科,门诊以"胃底占位性质待查"收治入院。

(一) 既往史及家族史

既往体健,否认食物药物过敏,家族中无类似病史。

(二) 体格检查

患者 ECOG 评分 0 分。腹部平软,未见隆起及静脉曲张,肝脾肋下未触及,全腹无压痛及反跳痛,未触及包块,肠鸣音约 5 次 /min。直肠指检无异常。

(三) 辅助检查

超声胃镜及活检：胃底巨大肿块，横截面直径 13.3cm（考虑 GIST 可能大）。活检提示：胃肠间质瘤，部分间质黏液样变性，可见凝固性坏死。免疫组织化学染色结果：CD117（+），DOG-1（+），CD34（+），desmin（-），caldesmon（+），SMA（-），Ki-67（Li：5%）。基因检测：*c-KIT* 外显子 11 突变类型：C.1669-1674DEL；氨基酸改变：P.557-558DEL。

腹部 MRI：胃恶性 GIST 伴内部出血，边缘不整，约 15.7cm×10.6cm；肝右叶Ⅷ段转移可能，边缘清晰，直径约 1.1cm（图 25-7A）。

(四) 初步诊断

（胃）胃肠间质瘤伴肝转移可能

【治疗过程】

(一) 病例分析

患者为老年男性，因上腹部不适起病，胃镜提示胃底占位性病变，活检确诊为胃底部 GIST，上腹部 MRI 提示肿瘤大小约 15.7cm×10.6cm，且可能伴有肝转移。由于肿瘤巨大，完整切除风险较大，并且可能要联合脏器切除，故考虑先尝试术前治疗，以缩小肿瘤体积，减小手术风险再行手术切除。

(二) 治疗方案

患者于 2016 年 1 月起服用伊马替尼 400mg/d，并且定期复查。

2016 年 4 月复查 MRI 提示胃 GIST 病灶较前缩小，8.3cm×6.9cm×7.0cm，强化程度较前减轻。肝右叶Ⅷ段结节同前相仿，边缘清晰，直径约 1.1cm，强化较前不明显，建议随访。疗效评估为 PR（图 25-7B）。建议患者继续服用伊马替尼。

2016 年 7 月复查腹部 MRI 提示胃 GIST 病灶较前进一步缩小，7.4cm×6.2cm。肝右叶结节同前相仿（图 25-7C）。考虑患者肿瘤缩小，但缩小趋势减慢，建议继续服用伊马替尼，同时密切随访。

2016 年 11 月复查 MRI 提示胃大弯侧不规则占位内新见强化结节和肿块影，8.4cm×4.0cm。肝右叶结节同前相仿（图 25-7D）。考虑肿瘤内新见强化结节，有进展的趋势。多学科讨论后，认为可以手术切除胃部病灶，术后可对于肝脏病灶进行射频消融，并可根据病理报告和基因检测结果，选择药物治疗方案。和患者沟通后患者拒绝手术，要求保守治疗。建议患者可换用苹果酸舒尼替尼或者伊马替尼加量。患者要求伊马替尼加量，故予以伊马替尼 800mg/d 口服，密切随访。

2016 年 12 月复查 CT 提示胃大弯侧不规则占位伴其内软组织块影，10.2cm×7.3cm，其内可见类圆形钙化灶，实性部分较前增大，长径约 7.5cm，肝脏及双肾低密度灶同前（图 25-8A）。考虑伊马替尼加量后 PD，肝脏病灶 SD，胃病灶可通过联合脏器切除术获得 R0，建议患者行胃切除，备胰体尾＋脾切除。患者拒绝，要求继续保守治疗，建议患者换用苹果酸舒尼替尼，患者拒绝，继续要求伊马替尼 800mg/d。

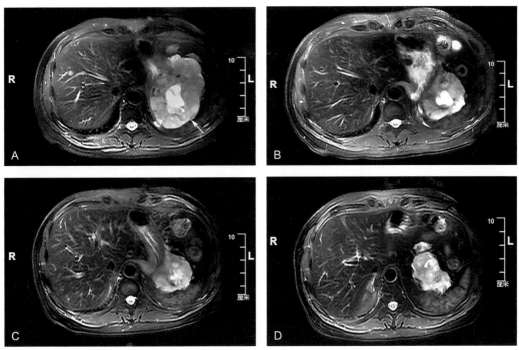

图 25-7　MRI

A. 2015 年 12 月；B. 2016 年 4 月；C. 2016 年 7 月；D. 2016 年 11 月

2017 年 2 月复查 CT 见胃大弯侧不规则占位伴其内软组织块影，11.4cm×8.1cm，较前增大；肝右叶结节同前，1.3cm。建议患者换用舒尼替尼，患者拒绝，因自觉伊马替尼 800mg/d 无法耐受，改用 600mg/d（图 25-8B）。

2017 年 3 月 CT 提示胃大弯侧不规则占位，较前增大，16cm×15cm；肝右叶结节同前。患者继续拒绝改用舒尼替尼，服用伊马替尼 600mg/d。

2017 年 6 月 CT 提示胃大弯侧巨大占位较前增大，28cm×17cm。肝脏新见多发结节，考虑转移，肝右叶结节较前减小，边缘模糊。腹腔少量积液（图 25-8C、图 25-8D）。2017 年 6 月 9 日起患者要求换用舒尼替尼 37.5mg/d。

2017 年 8 月复查 CT 提示腹部巨大占位，29cm×17cm，囊变。肝脏多发结节，较前增多增大；腹腔少量积液同前（图 25-8E、图 25-8F）。

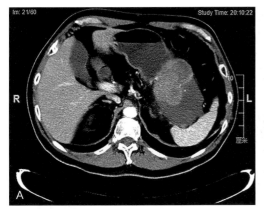
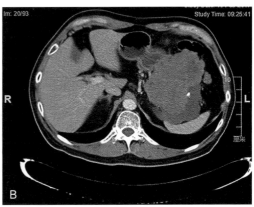

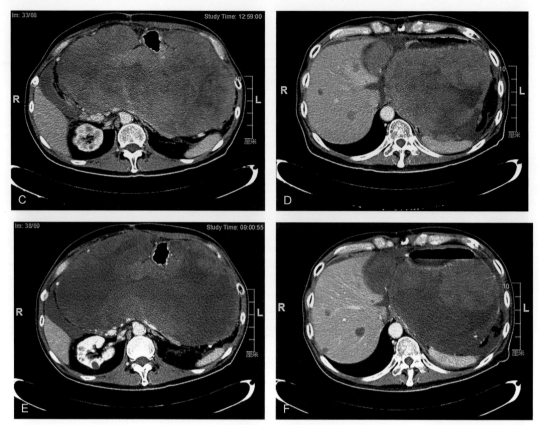

图 25-8　CT
A. 2016 年 12 月；B. 2017 年 2 月；C. 2017 年 6 月；
D. 2017 年 6 月；E. 2017 年 8 月；F. 2017 年 8 月

【预后】

患者于 2017 年 10 月死亡。

【经验与体会】

患者初诊时，超声胃镜穿刺病理证实为 GIST，MRI 发现胃的原发灶巨大，累及脾脏和胰腺，若手术治疗胃 GIST 需要行联合脏器切除术，由于基因检测提示为 c-KIT 外显子 11 P.557-558Del 突变。此类患者的预后较差，已有两个Ⅲ期的大型临床研究提示此类基因突变也是对伊马替尼敏感的类型，可考虑先行术前治疗。同时 MRI 也高度怀疑肝Ⅷ段的孤立转移。因此患者可先接受伊马替尼治疗，根据疗效决定后续治疗方案。

在治疗中可以看到，在治疗的初期，患者的肿瘤从 15.7cm 缩小到 8.4cm，继续服用药物的第 6 个月肿瘤就有趋于稳定的状态，在 2016 年 11 月复查发现肿瘤内出现强化结节，虽然依据 RECIST 标准，肿瘤还处于 SD 状态，但实际上已经出现肿瘤进展，故此时需开展 MDT。在 MDT 中，外科建议可以行胃肿瘤切除术，有达到完整切除的可能性。同时考虑肝病灶控制良好,而且肿瘤小于 1cm,可以术后予以射频消融,达到肝局部切除的目的,而且对肝功能的损伤较小。在局部积极干预的情况下,不仅可以去除耐药病灶,而且患者可获得一段时间的无瘤生存状态。毕竟伊马替尼加量者只有 1/3 的患者可以出现 SD,而且 PFS 也只有 3 个月。而舒尼替尼的 Ⅲ 期临床研究中,尽管其 SD+PR 的患者为 66%,但是以 SD 患者为主,而其 PFS 为 24.7 周。若能积极进行手术治疗,R0 术后的中位 PFS 可以达到 2 年以上,因而对于此类患者,若能积极手术可较药物控制者获得更好的疗效。但是非常可惜的是患者没有接受手术治疗的建议,而是选择了保守治疗,从后续的治疗中也可以看到药物效果并不佳。

2016 年 12 月患者在服用大剂量伊马替尼后影像学评估肿瘤增大,此时仍有手术机会,只是行联合脏器手术的可能性增大,但是对于胃病灶而言,仍有可能行完整手术,对于此类患者其术后仍可获得 11 个月的中位 PFS,高于药物控制所获得的疗效。但是患者仍然没有依从医嘱。随后建议其尽快换用舒尼替尼,然而患者继续要求应用高剂量伊马替尼,后续没有出乎意料,肿瘤继续增大。当 2017 年 6 月原发部位肿瘤增大至 28cm,肝脏也出现了新发病灶。这时患者改用舒尼替尼,2 个月后影像学评估可见原发部位的肿瘤体积无明显增大,同时囊性变明显,尽管没有达到 PR 标准,但可以认为 SD。可是肝病灶较前出现新发病灶,评估为 PD。几次关键点的选择没能抓住时机,使得治疗的选择面越来越窄,从该病例可以看出提高患者的依从性也是 GIST 治疗中的关键一环。

(撰稿人:刘星　张逸羿　周烨　陈杰)

【专家点评】

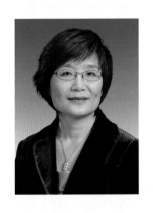

沈　琳
教授、主任医师、博士研究生导师
北京大学肿瘤医院副院长、消化肿瘤内科主任、北京市肿瘤防治研究所副所长
中国医师协会外科医师分会多学科综合治疗专业委员会共同主任委员
中国抗癌协会胃癌专业委员会副主任委员
中国女医师协会临床肿瘤学专业委员会副主任委员
中国临床肿瘤学会血管靶向治疗专家委员会副主任委员

上述两个病例都属于适合 TKI 术前治疗的患者,从治疗过程与最终结果来看,接受伊马替尼术前治疗并成功完成手术的患者获得了更长的生存时间,尽管第二例患者存在肝转移,但对于肿瘤可切除的患者来说,肿瘤完整切除术依旧是 GIST 整体治疗中发挥关键作用的治疗手段。因此,对于有机会实施完整切除术的患者,不应放弃这个机会,第二例患者中我们看到患者多次拒绝了手术的机会,是件遗憾的事情!

对于术前治疗,仍需要强调的是,由于伊马替尼一线治疗的有效率非常高,因此,有些医生不是非常主张患者在药物治疗前进行基因检测,这从笔者视角来看是存在欠缺的。首先从技术角度来讲,目前的测序可以通过活检样本完成检测,不过对于未能检测到 *c-KIT/PDGFRA* 突变的结果的确需要谨慎分析评估;其次,尽管伊马替尼有效率高,但毕竟部分 GIST,特别是胃来源 GIST,涵盖部分对伊马替尼效果不佳的 D842V 突变与 *SDHB* 缺陷型,而小肠或直肠来源的 GIST 又有一定外显子 9 突变的比例,因此,术前治疗的基因检测对术前治疗药物疗效的评估以及术前治疗策略的选择具有重要意义。比如第一例患者为 *c-KIT* 外显子 11 557-558 缺失突变,这是一类恶性程度非常高的亚组类型,大家往往被其对伊马替尼初始治疗的高度缓解率所迷惑,而容易忽略其药物有效时间短且易发生耐药的继发基因突变特征,因此对于外显子 11 缺失突变,特别是 557-558 缺失突变 GIST,应在术前治疗一旦达到治疗预期目标时,尽快施行手术切除,以避免出现肿瘤进展时被动的手术介入,而这两种手术时机最终带来的生存结果可能存在不小的差异。

【参考文献】

[1] HIROTA S, ISOZAKI K, MORIYAMA Y, et al. Gain-of-function mutations of c-KIT in human gastrointestinal stromal tumors [J]. Science, 1998, 279(5350): 577-580.

[2] HEINRICH M C, CORLESS C L, DUENSING A, et al. PDGFRA activating mutations in gastrointestinal stromal tumors [J]. Science, 2003, 299(5607): 708-710.

[3] BLANKE C D, RANKIN C, DEMETRI G D, et al. Phase III randomized, intergroup trial assessing imatinib mesylate at two dose levels in patients with unresectable or metastatic gastrointestinal stromal tumors expressing the kit receptor tyrosine kinase: S0033 [J]. J Clin Oncol, 2008, 26(4): 626-632.

[4] HEINRICH M C, MARINO-ENRIQUEZ A, PRESNELL A, et al. Sorafenib inhibits many kinase mutations associated with drug-resistant gastrointestinal stromal tumors [J]. Mol Cancer Ther, 2012, 11(8): 1770-1780.

[5] DEMETRI G D, REICHARDL P, KANG Y K, et al. Emcacy and safety of regorafenib for advanced gastrointestinal stromal tumors after failure of imatinib and sunitinib(GRID): An international, multicentre, randomized, placebo-controlled, phase 3 trial [J]. Lancet, 2013, 381(9863): 295-302.

[6] KANG Y K, RYU M H, YOO C, et al. Resumption of imatinib to control metastatic or unresectable gastrointestinal stromal tumors after failure of imatinib and sunitinib(RIGHT): A randomized, placebo-controlled, phase 3 trial [J]. Lancet oncol, 2013, 14 (12): 1175-1182.

[7] NISHIDA T, DOI T. Pazopanib for both GIST and soft tissue sarcoma [J]. Lancet oncol, 2016, 17(5): 549-550.

[8] ANTONESCU C R, BESMER P, GUO T, et al. Acquired resistance to imatinib in gastrointestinal stromal tumor occurs through secondary gene mutation [J]. Clin Cancer Res, 2005, 11(11): 4182-4190.

[9] BAMBOAT Z M, DEMATTEO R P. Metastasectomy for gastrointestinal stromal tumors [J]. J Surg Oncol, 2014, 109(1): 23-27.

[10] NCCN Clinical Practice Guidelines in Oncology(NCCN Guidelines)[J]. Soft Tissue Sarcoma (Version2. 2017), 2017-02-08.

[11] LI J, YE Y J, WANG J, et al. Chinese consensus guidelines for diagnosis and management of gastrointestinal stromal tumor [J]. Chin J Caner Res, 2017, 29(4): 281-293.

[12] CORLESS C L, BALLMAN K V, ANTONESCU C R, et al. Pathologic and molecular features correlate with long-term outcome after adjuvant therapy of resected primary GI stromal tumor: the ACOSOG Z9001 trial [J]. J Clin Oncol, 2014, 32(15): 1563-1570.

［13］DEBIEC-RYCHTER M, SCIOT R, LE CESNE A, et al. KIT mutations and dose selection for imatinib in patients with advanced gastrointestinal stromal tumours [J]. Eur J Cancer, 2006, 42: 1093-1103.

［14］HEINRICH M C, OWZAR K, CORLESS C L, et al. Correlation of Kinase Genotype and Clinical Outcome in the North American Intergroup Phase Ⅲ Trial of Imatinib Mesylate for Treatment of Advanced Gastrointestinal Stromal Tumor: CALGB 150105 Study by Cancer and Leukemia Group B and Southwest Oncology Group [J]. J Clin Oncol, 2008, 26(33): 5360-5367.

［15］BAUER S, RUTKOWSKI P, HOHENBERGER P, et al. Long-term follow-up of patients with GIST undergoing metastasectomy in the era of imatinib-analysis of prognostic factors(EORTC-STBSG collaborative study)[J]. Eur J Surg Oncol, 2014, 40(4): 412-419.

［16］DU C Y, ZHOU Y, SONG C, et al. Is there a role of surgery in patients with recurrent or metastatic gastrointestinal stromal tumours responding to imatinib: A prospective randomised trial in China [J]. Eur J Cancer, 2014, 50(10): 1772-1778.

［17］FAIRWEATHER M, BALACHANDRAN V P, LI G Z, et al. Cytoreductive surgery for metastatic gastrointestinal stromal tumors treated with tyrosine kinase inhibitors: A 2-institutional analysis [J]. Ann Surg, 2018, 268(2): 296-302.

26 GIST 辅助治疗期间发生疾病进展

【关键词】

胃肠间质瘤;辅助治疗;复发;伊马替尼

【导读】

原发性胃肠间质瘤(gastrointestinal stromal tumor,GIST)经过外科根治性切除术后,病理学根据原发肿瘤大小、核分裂象多少、原发部位以及术前/术中有无破裂等因素,依据相应的标准进行术后复发风险的评估。《中国胃肠间质瘤诊断治疗共识(2017年版)》,对于复发风险高危或中危的原发性 GIST 患者,建议术后进行 3 年或 1 年的伊马替尼辅助治疗。一般认为,辅助治疗期间发生肿瘤复发转移的概率较低,大概在 10% 左右,所以对于辅助治疗期间复发的这一类病例更加值得研究和探讨。

病例 1

【病例摘要】

患者,男性,60 岁,于 2017 年 4 月因"反复上腹部隐痛半月余"就诊于当地医院。患者腹痛无明显诱因,持续 5min 左右可自行缓解。后病程中患者解黑便一次,为柏油样便,量约 100ml。当地医院血常规提示"血红蛋白 76g/L,白细胞计数和血小板计数正常";腹部 B 超和腹部增强 CT 均提示"胰头区域病变,考虑胰腺或十二指肠来源可能性大,病灶部分组织与下腔静脉壁分界不清"。患者遂转来浙江大学医学院附属邵逸夫医院就诊。

➤ 既往史及家族史

既往有高血压病史,口服厄贝沙坦氢氯噻嗪和硝苯地平降压,血压控制良好。否认药物过敏史;父母已故,生前体健,家族中无类似病史。

➤ 体格检查

生命体征平稳,皮肤黏膜无黄染,睑结膜苍白。腹部平坦,未见胃肠型及蠕动波。上腹部轻度压痛,未触及包块,无反跳痛,无肌紧张;肠鸣音正常。

➤ 辅助检查

血常规:白细胞 $7.4 \times 10^9/L$,红细胞 $3.23 \times 10^{12}/L$ ↓,血红蛋白 78g/L ↓,血小板 $176 \times 10^9/L$,中性粒细胞百分比 71.4%,淋巴细胞百分比 22.8%。

血生化:未见异常。

肿瘤标志物:AFP 2.99μg/L,CEA 3.52μg/L,CA125 16.39U/ml,CA19-9 13.08IU/ml。

上腹部增强 CT(图 26-1):胰腺钩突部软组织肿块,约 4.2cm×4.6cm,内见低密度无强化区,余实性部分欠均匀明显强化,压迫十二指肠水平段。肝右叶钙化结节,约 1.3cm×0.8cm,另肝脏多发小囊性病灶。胆管未见扩张,胆囊不大,壁不厚,内未见明显异常密度。脾大小正常,密度均匀。双肾囊性病灶,肾上腺未见异常。后腹膜主动脉旁未见肿大淋巴结。影像诊断:①胰腺钩突部肿块,恶性首先考虑;②肝右叶钙化结节,肝脏、双肾多发小囊肿。

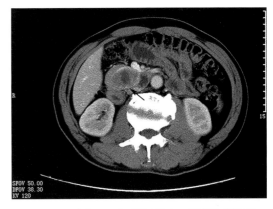

图 26-1 腹部 CT 扫描提示十二指肠降部和胰腺钩突部之间肿物

➤ 初步诊断

1. 腹腔肿物:胰腺肿瘤? 十二指肠 GIST ?
2. 肝脏多发性囊肿;肝脏钙化灶
3. 双肾多发性囊肿
4. 中度贫血
5. 高血压

【治疗过程】

(一) 病例分析

患者为男性,以"腹痛和消化道出血"就诊。目前诊断考虑:上腹部肿物,位于十二指肠降部、水平部和胰腺钩突之间。由于此处十二指肠和胰腺血供来源相同,故无法通过血供来源判断肿瘤。患者一般情况良好,原发肿瘤评估可切除,应行外科手术治疗。从手术方式考虑,肿瘤距离十二指肠乳头很近(小于 3cm),与胰腺头部、钩突部关系密切,甚至胰腺来源可能性更大,决定行"腹腔镜辅助胰十二指肠切除术"。

(二) 治疗方案

于 2017 年 4 月 11 日行"腹腔镜辅助胰十二指肠切除术",术中所见:"腹腔内无腹水,腹膜、小肠系膜、大网膜及肝脏表面未见明确转移结节。肿瘤位于胰腺钩突部,向外向下压迫十二指肠,内侧压迫肠系膜上静脉和门静脉。胆总管、胰管不扩张"。手术在腹腔镜下完成切除后,行辅助切口进行消化道重建(胰胃吻合、胆肠吻合、胃肠吻合)。术后恢复基本顺利,未出现 2 级以上术后并发症,术后 19 天出院。

（三）术后病理及基因检测

标本大小：胃段长 5.5cm，小肠长 24.5cm，胰腺大小 9.2cm×7.5cm×3.5cm，胆管长约 3.7cm；

肿瘤部位：距下切缘 9.5cm 处；

肿瘤大小：5.1cm×4.4cm；

组织学类型：胃肠间质瘤，高危（改良 NIH 危险度分级），核分裂象 2~4 个 /50HPF（两次复核）；

切缘：上下切缘、胰腺切缘及胆总管切缘均阴性；

淋巴结：胃旁(0/1)、胰腺旁(0/6) 及十二指肠旁(0/2)（共计 9 枚淋巴结）均未见肿瘤转移；

免疫组织化学染色：CD117(+)，CD34(+)，DOG-1(+)，SMA(–)，S-100(–)，desmin(–)，Ki-67(Li>20%)

基因检测：*c-KIT* 基因外显子 9 发现插入性突变，11、13、17 以及 *PDGFRA* 基因外显子 12、18 均未发现已知突变。

【预后】

患者术后 1 个月后开始接受伊马替尼辅助治疗，400mg/d，同时行基线 CT 扫描。随访计划为术后每 3~6 个月一次。患者服药期间，出现 1 级颜面部水肿，1 级腹泻，未发现其他副作用。

除基线 CT 外，患者至 2018 年 10 月共进行了 3 次全腹部增强 CT 扫描，分别在术后 6 个月、术后 12 个月和术后 18 个月。患者术后第 18 个月 CT（图 26-2）扫描复查发现"肝脏 Ⅵ段和尾状叶新发结节，直径为 1.9cm 和 2.5cm，考虑转移，余腹腔情况大致同前"，考虑十二指肠 GIST 术后辅助治疗期间复发，无复发生存时间为 18 个月。经过权衡，患者后续治疗选择伊马替尼加量至 600mg/d，效果在评估中。

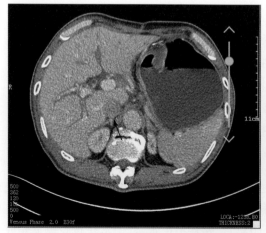
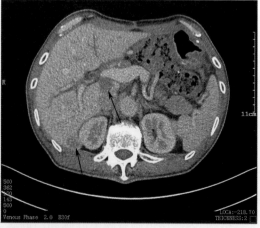

图 26-2　患者术后 12 个月和 18 个月的 CT 对比图

病例 2

【病例摘要】

患者,男性,74 岁,因"胃 GIST 术后 5 年,发现多发转移灶 1 月"来上海交通大学医学院附属仁济医院就诊。患者 2013 年 8 月因"胃小弯侧肿瘤"在当地医院行手术治疗(胃楔形切除术),术后恢复良好,术后病理提示胃 GIST,大小 5cm×4cm×4cm,核分裂象 >10 个 /50HPF,未行基因检测。当地医院给予伊马替尼 400mg/d 辅助治疗。2015 年 8 月发现肝胃间隙软组织团块,考虑肿瘤复发,在外院再次接受手术治疗,术后病理提示胃 GIST 复发,大小 4cm×3cm×2cm,核分裂象 >10 个 /50HPF。术后标本进行基因检测:显示 c-KIT 基因第 11 外显子杂合性突变,576CTT>CCT(杂合性),导致编码的氨基酸由亮氨酸转变为脯氨酸。门诊继前予以伊马替尼 400mg/d 口服治疗,并规律随访增强 CT。2017 年 5 月 9 日复查上腹部 CT 示:肝左叶包膜处新增结节,考虑转移(图 26-3)。2017 年 6 月 2 日患者于上海交通大学医学院附属仁济医院接受腹腔肿瘤切除术,术中见肝脏质软,未及明显转移灶;肿瘤位于右侧膈顶,压迫肝脏(图 26-4)。

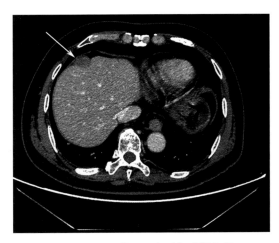

图 26-3　CT 发现肝左叶包膜处新发
结节,考虑转移

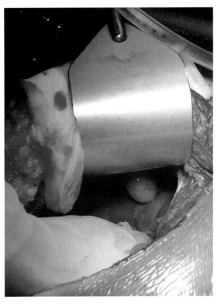

图 26-4　术中发现复发肿瘤位于右侧
膈顶,肝脏未见肿瘤

术后病理:"腹腔肿瘤"可符合胃肠间质瘤复发(3.5cm×3.0cm×2.0cm),核分裂象 >10 个 /50HPF。基因检测:c-KIT 基因第 11 外显子杂合性突变,576CTT>CCT(杂合性),导致编码的氨基酸由亮氨酸转变为脯氨酸。术后 2 周患者恢复伊马替尼治疗,增量至 600mg/d。2018 年 5 月 4 日复查腹部 CT 发现肝内肿瘤复发可能(图 26-5)。2018 年 6 月 5 日由上海交通大学医学院附属仁济医院肿瘤介入科收治入院,拟全麻下行肝肿瘤超声引导下射频消融术,但术中超声造影未见明显肿瘤染色,建议 MRI 检查或者继续随访。2018 年 10 月 16 日增强 CT:

肝右叶包膜外低密度灶、较前明显增大,考虑膈肌来源转移灶,上腹部腹膜下新发转移结节。肝脏多发囊肿及小钙化,肝右叶血管瘤(图 26-6、图 26-7)。患者病程中偶有右上腹不适,无呕血、黑便,无咳嗽、咳痰,无寒战、高热,无腹胀、腹泻等。现患者为进一步诊治,于上海交通大学医学院附属仁济医院胃肠外科就诊。

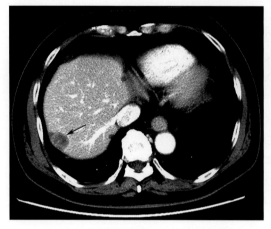

图 26-5　CT 再次发现肝右叶新发结节,转移可能

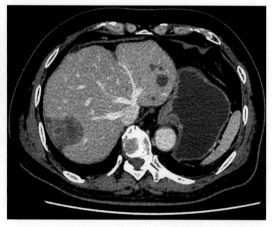

图 26-6　2018 年 10 月 CT 发现肝右叶包膜外低密度灶较前明显增大

➤ 既往史及家族史

既往体健,否认药物过敏史;家族中无类似病史。

➤ 体格检查

生命体征平稳,皮肤黏膜无黄染、无苍白。腹部平坦,未见胃肠型及蠕动波。腹部见手术瘢痕。腹软,无压痛、反跳痛。肠鸣音正常。

➤ 辅助检查

2018 年 10 月增强 CT:"胃 GIST 术后,肝脏术后",肝右叶包膜外低密度灶、较前明显增大,考虑膈肌来源转移灶,上腹部腹膜下

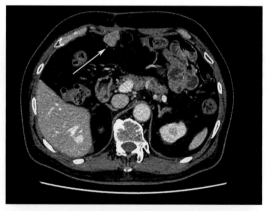

图 26-7　CT 发现上腹部腹膜下新发转移结节

转移结节。肝脏多发囊肿及小钙化,肝右叶血管瘤。胆囊结石。双肾多发小囊肿。

➤ 初步诊断

胃 GIST 腹腔转移术后复发

【治疗过程】

(一)病例分析

患者为老年男性,胃 GIST 术后伊马替尼标准剂量辅助治疗中腹腔转移,腹腔转移灶切除术后,加量伊马替尼治疗中再次疾病进展,腹腔转移,评估腹腔转移灶较为独立、可切除,

可行手术治疗,并根据病理及基因检测指导靶向治疗。

(二) 治疗方案

于 2018 年 11 月 5 日在全麻下行"膈肌肿瘤切除术 + 腹腔病损切除术 + 肠粘连松解术",术中取原手术切口进腹后见腹腔内严重粘连,松解粘连后发现原腹腔纵切口下肿瘤约 4cm,与大网膜致密粘连;肝脏未见占位;右侧膈肌肿瘤,直径约 5cm,压迫肝右叶,切除部分右侧膈肌后行膈肌修补(图 26-8)。探查其余脏器,小肠、结肠、腹膜、盆腔未见明显转移灶,未见腹水。术后恢复良好,术后 6 天出院。

(三) 术后病理及基因检测

病理诊断:(膈肌肿瘤,腹腔肿瘤)符合 GIST 复发(5cm×4cm×2cm 及 4cm×2cm×2cm),核分裂象 >10 个 /50HPF。

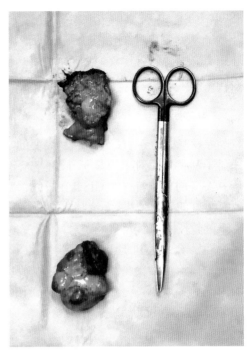

图 26-8　**标本大体观**

免疫组织化学染色:肿瘤细胞:CD117(+),DOG-1(+),CD34(+),P53(++),Ki-67(Li>50%),SMA(−),desmin(−),S100(−)。

基因检测:"腹腔肿瘤"符合 GIST 复发,对 *c-KIT* 基因第 9、11、13、17 外显子及 *PDGFRA* 基因第 12、18 外显子测序分析结果显示:*c-KIT* 基因第 11 外显子杂合性突变,576CTT>CCT(杂合性),导致编码的氨基酸由亮氨酸转变为脯氨酸。*c-KIT* 基因第 13 外显子 654 密码子杂合性突变,654GTG>GCG,导致编码氨基酸缬氨酸改变为丙氨酸,*c-KIT* 基因第 9、17 及 *PDGFRA* 基因第 12、18 外显子均为野生型。

【预后 】

患者术后 6 天出院,术后 2 周开始苹果酸舒尼替尼 37.5mg/d 治疗。截至 2018 年 12 月,无明显不适及毒副反应。

【经验与体会 】

(一) 高危险度 GIST 术后辅助治疗

上述两例患者分别为 *c-KIT* 外显子 9 突变和外显子 11 突变,均接受伊马替尼 400mg/d 辅助治疗。对于复发转移性 GIST,如果原发基因突变为 *c-KIT* 外显子 9,那么一线治疗需要接受 600mg/d(中国指南)或 800mg/d(北美、欧洲、日韩指南)的伊马替尼治疗。然而在术后辅助治疗上,各指南均未对不同原发基因的 GIST 辅助治疗的剂量做具体的说明。2017 年,

SSG XⅧ研究对其长期随访的结果进行了总结:长期随访的结果认为,如果原发基因为 *c-KIT* 外显子 9 突变,3 年的伊马替尼辅助治疗并不能比 1 年的辅助治疗获益。当然,由于 *c-KIT* 外显子 9 突变的患者较少,仅 14 例(实验组)和 12 例(对照组),故这一结果是否具备强有力的说服力还有待于更多数据的累积。

(二) 辅助治疗治疗失败后二线治疗方案的选择

原发基因为 *c-KIT* 外显子 9 突变的复发转移性 GIST 二线治疗如何选择呢?由于 *c-KIT* 外显子 9 突变相对于外显子 11 不易产生继发性突变,故一般认为原发基因为 *c-KIT* 外显子 9 突变的复发转移性 GIST 在一线治疗失败后,其二线治疗反而会比外显子 11 突变的患者有更好的临床效果,无论其方案是伊马替尼增量抑或是换用舒尼替尼。北京大学肿瘤医院李健教授团队研究结果提示,如果二线治疗方案是伊马替尼增量至 600mg/d,那么原发基因为外显子 9 突变的患者可以获得 47 周的中位 PFS,好于外显子 11 突变和野生型的患者;如果二线治疗方案是换用舒尼替尼,那么原发基因为外显子 9 突变的患者可以获得 60 周的中位 PFS,同样好于外显子 11 突变和野生型的患者。临床上原发基因 *c-KIT* 外显子 9 的 GIST 二线治疗可以获得相对较好的治疗结果,而哪种二线方案更胜一筹呢?虽然目前有少量研究试图找出这个答案,但由于患者数量过少,加之为回顾性研究,故其结果很难让人完全信服。

而对第二例患者最后一次手术取得的标本进行的分子检测显示在原有 *c-KIT* 11 外显子突变的基础上出现了新发的 *c-KIT* 13 外显子 V654A 点突变。继发突变如 *c-KIT* 基因第 13、17 外显子的突变分别可以改变 KIT 蛋白的 ATP 结合域及活化环结构域,影响伊马替尼的结合,导致耐药的发生。其他少见的突变类型如 *c-KIT* 基因 14 外显子的 T670 突变通过改变 ATP 结合域的苏氨酸(看门氨基酸)进而影响伊马替尼的结合。舒尼替尼是伊马替尼治疗失败的首选二线治疗药物,包括 *c-KIT* 基因 9 外显子突变 GIST、野生型 GIST 和存在 V654A 及 T670I 的继发突变 GIST 在内的多种 GIST 亚型有可能从舒尼替尼治疗中获益。因此基于基因检测结果,患者在术后开始了舒尼替尼治疗。

(三) 手术对局限进展 GIST 的价值

与晚期胃癌或肠癌相比,在靶向药物治疗下,大多数复发转移性 GIST 的病程进展是相对缓慢的,仅有少部分患者会表现为短时间内的多病灶广泛进展。在病灶缓慢进展的病程中,往往表现为在部分病灶维持稳定(即治疗有反应)的同时,出现部分病灶的进展(治疗抵抗)。除了二线治疗方案以外,手术治疗也是另外一个选项。目前对于复发转移性 GIST 的手术治疗,手术时机的选择和手术范围的选择是考量的重点。《中国胃肠间质瘤诊断治疗共识(2017 年版)》指出,对于晚期 GIST,在靶向药物有效或局限性病灶进展时进行手术是相对合适的手术时机,而手术的目标是尽量将所有影像学上可以检查出的复发转移病灶切除。上述两例患者转移复发灶较局限,一般情况较好,手术可以达到"满意性减瘤"。通过手术对转移病灶进行切除使患者获得了相对较长的靶向药物有效控制时间,进而延长了患者的生存期。虽然手术在晚期 GIST 中的价值尚有待探讨,但是在局限性进展的前提下,选择合适的病例进行外科手术干预还是有一定的积极意义。

(撰稿人:石钊琪　马欣俐)

【专家点评】

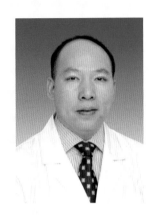

王先法
教授、主任医师、硕士研究生导师
浙江大学医学院附属邵逸夫医院普通外科副主任、胃肠外科主任
中国研究型医院学会机器人与腹腔镜外科专业委员会委员
中国研究型医院学会肠外肠内营养学专业委员会委员

由于靶向药物的发展，原发性 GIST 目前已经进入了手术治疗和靶向药物治疗并重的时代，甚至我们不能说谁占主导地位，而谁又是辅助地位。临床对于高复发风险的原发性 GIST 多采用相对保守的手术方式加术后靶向药物治疗，在保证患者远期生存的同时也保证了患者的生活质量，这一点已经得到大多数胃肠外科专家的认可。但对于术后靶向药物使用的时间长短，非外显子 11 突变患者术后辅助靶向药物治疗能否获益，外显子 9 突变患者术后是否需要高剂量药物辅助治疗都还存在可以讨论的空间。

从本案例来看，我们可以得出以下几个临床可以借鉴之处：

(1)胰十二指肠切除术并没有使患者获得长期无复发生存，这一观点得到了很多研究的佐证。当然这并不意味着对于十二指肠 GIST 我们就放弃这一术式。R0 切除仍然是原发性肿瘤外科治疗追求的第一目标，但如果能够保证 R0 切除，对于十二指肠 GIST 首选局部切除。

(2)所谓"原发性"GIST 是否是真正的原发性值得商榷。本例患者复发的方式是肝脏转移而不是腹腔内复发，且复发在术后 1 年半左右，那么肝脏的转移病灶到底是术前已经存在抑或是术中挤压肿瘤播散造成不得而知。肝脏 MRI 检测比 CT 对于 GIST 的肝转移病灶敏感性更好，今后类似病例可以考虑行 MRI。而最为敏感的循环肿瘤 DNA 能否揭开那些"虚假"原发性 GIST 的伪装则有待进一步的临床研究。

(3)对于完整切除的原发性 GIST，伊马替尼辅助治疗是降低其复发率还是推迟其复发尚存争议。伊马替尼作为靶向药物的典范，具备了疗效好和副作用低两个特点，在晚期患者的长期应用中也被证明是安全可靠的。因此，临床上对于那些复发风险极高的原发性 GIST 患者，索性按照晚期患者治疗原则长期服用伊马替尼也是个可以接受的方案，现实中也确实被一部分医生和患者所接受。而具体哪些患者需要采用这样激进的术后靶向药物治疗，需要累积更多的临床资料。

【参考文献】

[1] 中国临床肿瘤学会胃肠间质瘤专家委员会 . 中国胃肠间质瘤诊断治疗共识 (2017 年版)[J]. 肿瘤综合治疗电子杂志 , 2018, 4(1): 31-43.

[2] 中国医师协会外科医师分会胃肠道间质瘤诊疗专业委员会 , 中华医学会外科学分会胃肠外科学组 . 胃肠间质瘤规范化外科治疗中国专家共识 (2018 版)[J]. 中国实用外科杂志 , 2018, 38(9): 965-973.

[3] 陶凯雄 , 张鹏 . 胃肠间质瘤精准诊疗与全程化管理 [M]. 武汉 : 湖北科学技术出版社 , 2018.

[4] VON MEHREN M, RANDALL R L, BENJAMIN R S, et al. Soft Tissue Sarcoma, Version 2. 2018, NCCN Clinical Practice Guidelines in Oncology [J]. J Natl Compr Canc Netw, 2018, 16(5): 536-563.

[5] DEMATTEO R P, LEWIS J J, LEUNG D, et al. Two hundred gastrointestinal stromal tumors: recurrence patterns and prognostic factors for survival [J]. Ann Surg, 2000, 231(1): 51-58.

[6] JOENSUU H, WARDELMANN E, SIHTO H, et al. Effect of KIT and PDGFRA Mutations on Survival in Patients With Gastrointestinal Stromal Tumors Treated With Adjuvant Imatinib: An Exploratory Analysis of a Randomized Clinical Trial [J]. JAMA Oncol, 2017, 3(5): 602-609.

[7] LI J, GONG J F, LI J, et al. Efficacy of imatinib dose escalation in Chinese gastrointestinal stromal tumor patients [J]. World J Gastroenterol, 2012, 18(7): 698-703.

[8] LI J, GAO J, HONG J, et al. Efficacy and safety of sunitinib in Chinese patients with imatinib-resistant or-intolerant gastrointestinal stromal tumors [J]. Future Oncol, 2012, 8(5): 617-624.

[9] HSU C C, WU C E, CHEN J S, et al. Imatinib escalation or sunitinib treatment after first-line imatinib in metastatic gastrointestinal stromal tumor patients [J]. Anticancer Res, 2014, 34(9): 5029-5036.

[10] DEMATTEO R P, MAKI R G, SINGER S, et al. Results of tyrosine kinase inhibitor therapy followed by surgical resection for metastatic gastrointestinal stromal tumor [J]. Ann Surg, 2007, 245(3): 347-352.

[11] MUSSI C, RONELLENFITSCH U, JAKOB J, et al. Post-imatinib surgery in advanced/metastatic GIST: is it worthwhile in all patients [J] ？ Ann Oncol, 2010, 21(2): 403-408.

[12] RAUT C P, POSNER M, DESAI J, et al. Surgical management of advanced gastrointestinal stromal tumors after treatment with targeted systemic therapy using kinase inhibitors [J]. J Clin Oncol, 2006, 24(15): 2325-2331.

[13] HEINRICH M C, MAKI R G, CORLESS C L, et al. Primary and secondary kinase genotypes correlate with the biological and clinical activity of sunitinib in imatinib-resistant gastrointestinal stromal tumor [J]. J Clin Oncol, 2008, 26(33): 5352-5359.

27 辅助治疗停药后复发 GIST

【关键词】

胃肠间质瘤;辅助治疗;复发

【导读】

伊马替尼作为治疗胃肠间质瘤的首选药物已经成为靶向药物治疗的经典。特别是近10年,伊马替尼应用于胃肠间质瘤的术后辅助治疗,预防其复发转移,取得了较好的疗效,但Z9001和SSG XⅧ两项临床研究均显示部分患者在辅助治疗停止后仍会发生肿瘤复发转移。随着国内原发GIST患者术后接受伊马替尼辅助治疗的数量逐年升高,伊马替尼停药后肿瘤复发的患者数量将逐年增加,停药复发也将成为GIST诊治的热点。但目前停药后复发的原因并不明确,停药后复发患者的治疗也尚存争议,对这一亚组GIST患者的诊治有待深入探索。此处提供2例伊马替尼辅助治疗停药后复发患者的诊治经验以供参考。

病例 1

【病例摘要】

患者,男性,50岁,患者4天前大量进食后出现左下腹疼痛,伴有腹胀,疼痛为持续性胀痛,难忍受,无法自主起身。无发热、恶心呕吐、腰背部放射痛、呕血黑便等症状。热敷后排气,腹痛腹胀症状好转。3天前就诊于当地医院,CT检查提示盆腔肿物,给予抗炎、抑酸治疗后症状较前缓解。现为求系统治疗来笔者单位门诊就诊。起病来,饮食差,睡眠精神可,二便正常,体重未见明显减轻。

➤ 既往史及家族史

便秘病史3年,痔疮病史2年,偶有便血,量不多;否认高血压、心脏病、糖尿病等慢性病病史;否认肝炎、结核等传染病病史;否认食物及药物过敏史;否认重大外伤、手术及输血史;否认家族遗传病病史。

➤ 体格检查

体温 36.6℃,心率 70 次 /min,血压 114/74mmHg,呼吸 20 次 /min,查体合作,左下腹略膨隆,其余腹平坦,未见胃肠型及蠕动波,未见腹壁静脉曲张。未及压痛,无反跳痛及肌紧张;肝脾肋下未及,腹部触诊可及肿物,界限不清,活动度差,移动性浊音(−),肠鸣音 4 次 /min。

➤ 辅助检查

血常规:白细胞 9.4×10^9/L,红细胞 4.0×10^{12}/L,血红蛋白 120g/L,血小板 299×10^9/L,中性粒细胞百分比 71.7% ↑,淋巴细胞百分比 19.9%。

血生化:肌酐 76.4μmol/L ↓,尿素氮 3.27μmol/L ↓,其余未见明显异常。

肿瘤标志物:未见明显异常。

上下腹、盆腔 CT 平扫(2013 年 4 月 25 日)示:肝脏右后叶小囊肿;胆囊多发结石;左肾上腺外侧支腺瘤可能性大;盆腔肿块,性质待定,请结合临床;中下腹部少量血性积液;右肺下叶炎症。

上下腹、盆腔 CT 增强(2013 年 4 月 25 日)示:盆腔实性包块,胃肠间质瘤? 恶性不除外;左肾上腺结节,性质待定,请结合临床;左侧中腹部囊性肿块,炎性包裹? 请结合临床相关病史;肝脏右后叶小囊肿;胆囊多发结石;中下腹部少量血性积液。

➤ 初步诊断

1. 盆腔包块:(小肠)胃肠间质瘤?
2. 左侧腹肿块:炎性包裹?
3. 胆囊结石
4. 左肾上腺结节:腺瘤可能性大

【治疗过程】

(一)病例分析

患者目前诊断考虑为盆腔肿物:小肠 GIST 可能性大。经评估可完整切除肿瘤,拟择期手术治疗,并根据病理检查结果指导后续治疗。

(二)治疗方案

术中探查见腹腔内血性渗出液 100ml,左侧腹肠壁肿物与侧腹壁粘连,盆腔处另有大小约 8cm×4cm 小肠肿物,未与周围肠管粘连侵犯,可提至切口处,余处未见肿物。分离左侧腹肿物,见该肿物与降结肠部分粘连,予以分离,结肠浆膜面无损伤;该肿物与侧腹壁粘连较重,切除部分腹膜组织。将该肿物提起,见为小肠系膜侧肠壁来源肿瘤,囊性,直径约 3cm,下极处已有破裂。侧面与另一处小肠壁膜性粘连,予以分离。该肿瘤距离屈氏韧带约 1.5m。距离肿瘤上下约 3cm 处断肠管,可吸收线全层连续缝合,端 - 端吻合,浆膜层丝线结节缝合,闭锁系膜。该肿瘤所属肠系膜根部和肠系膜处有肿大淋巴结予以切除。另距离屈氏韧带约 3m 处也行肠部分切除术,距离肿瘤约 2cm 处上下断肠管,同样方法行端 - 端吻合。

（三）术后病理及基因检测

术后病理:(小肠)胃肠间质瘤,核分裂象>10个/50HPF,改良NIH危险度分级:高危。
免疫组织化学染色:CD117(+),CD34(−),DOG-1(+),SMA(−),S-100(−),Ki-67(Li>15%)。
基因检测:c-KIT外显子11突变。

【预后】

患者术后给予伊马替尼辅助治疗。根据中国GIST专家共识及NCCN指南,对于高危
患者,术后辅助治疗的时限为3年。患者口服伊马替尼3年后,肿瘤无复发,停止伊马替尼
辅助治疗。停药半年后腹壁切口处肿瘤复发(图27-1),最大直径约6cm,患者不同意再次手
术。考虑患者为停药后复发,停药时间较长(停药半年),根据首次手术基因检测结果(外显
子11突变),经与患者协商,给予继续口服伊马替尼400mg/d治疗,肿瘤逐渐退缩(图27-2)。
目前患者仍在密切随访中。

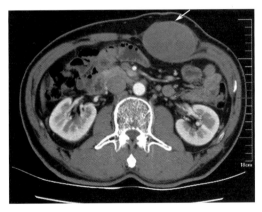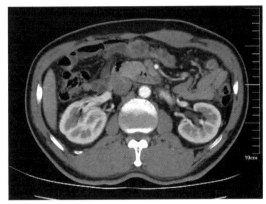

图27-1　辅助治疗结束后复发　　　　　图27-2　复发后再次服用伊马替尼后肿瘤缩小

病例2

【病例摘要】

患者,男性,58岁,于2010年9月因"上消化道出血1周"就诊于当地医院。胃镜示胃
窦肿物,活检提示胃肠间质瘤。为求进一步诊治前往华中科技大学同济医学院附属协和医
院胃肠间质瘤专病门诊就诊,门诊以"(胃)胃肠间质瘤"收入。

➤ 既往史及家族史

既往体健,30余年前因阑尾炎行阑尾切除术;否认药物过敏史;父母已故。

➤ 体格检查

生命体征平稳,皮肤黏膜无黄染、稍苍白。腹平软,无明显压痛、反跳痛。肝脾肋下未触
及,肠鸣音正常。

➤ 辅助检查

血常规:白细胞 6.16×10^9/L,红细胞 3.51×10^{12}/L↓,血红蛋白 97g/L↓,血小板 333×10^9/L↑,中性粒细胞百分比 62.4%,淋巴细胞百分比 23.5%↓。

血生化:无明显异常。

腹部 CT 平扫+增强(图 27-3):胃底部胃壁局限性增厚,范围约 3.7cm×3.2cm,边界欠清,增强扫描示强化程度较周围胃壁略低。

超声胃镜:幽门前区小弯侧黏膜见隆起糜烂。贲门下胃底结节样新生物,表面不平。贲门下胃底新生物源于固有肌层,呈不均匀低回声改变,形态不规则,包绕贲门,GIST 可能。

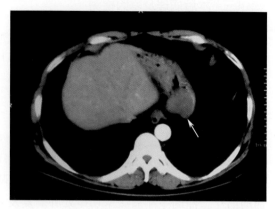

图 27-3 2010 年 9 月腹部 CT 提示胃底部胃壁局限性增厚

➤ 初步诊断

1.(胃)胃肠间质瘤
2. 阑尾切除术后

【治疗过程】

(一)病例分析

患者为中年男性,以"(胃)胃肠间质瘤"就诊。患者一般情况良好,院外胃镜活检提示 GIST 可能,经本院超声胃镜提示肿物源于固有肌层,GIST 可能性大。患者诊断较明确,CT 显示肿块大小为 3.7cm×3.2cm,较为局限,可完整切除,拟择期手术治疗,并根据病理检查结果指导后续治疗。

(二)治疗方案

于 2010 年 9 月 14 日行"剖腹探查术",术中所见:胃大弯近贲门处可扪及一 5cm×5cm 大小包块,质中,可活动,与大网膜粘连。术中发现肿瘤较影像学评估更大,且靠近贲门,难以行局部切除或楔形切除,遂行近端胃切除术,手术过程顺利,术中失血 200ml,手术用时 120min。

(三)术后病理及基因检测

术后病理:(胃底)胃肠间质瘤,小弯侧淋巴结(2 枚)及大弯侧淋巴结(7 枚)切片上未见肿瘤转移,两侧手术切缘切片上未见肿瘤累及。肿瘤大小 6.0cm×5.5cm,核分裂象 7~8 个 /50 HPF,改良 NIH 危险度分级:高危。

免疫组织化学染色:CD117(+),CD34(+),DOG-1(+),SMA(-),S-100(灶 +),Ki-67(Li<5%)。

未行基因检测。

【预后】

患者于术后 11 天出院。出院后规律服用伊马替尼 400mg/d 治疗,并定期复查。2011 年 9 月于当地医院查上腹部 CT 未发现肿瘤复发转移,后自行停药。2012 年 6 月复查 CT 未见明显异常。

2013 年 7 月复查肝脏 MRI 发现肝脏多发结节,考虑胃肠间质瘤转移可能性大(图 27-4)。建议患者继续服用伊马替尼 400mg/d 治疗,并嘱患者密切观察、定期随访。2013 年 10 月,服药 3 个月后复查肝脏 MRI,提示肝左叶病灶较前缩小,直径约 1cm,肝右叶较大病灶较前稍缩小,强化较前不明显。根据影像学评估患者获得部分缓解,其后继续服用伊马替尼 400mg/d。患者此后每半年复查肝脏 MRI 一次,结果显示病灶信号较前无明显变化,疾病稳定(图 27-5)。

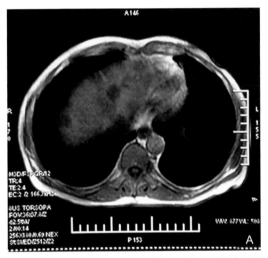
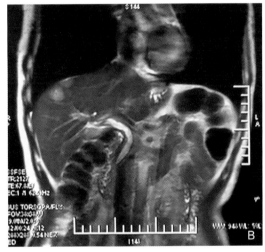

图 27-4　2013 年 7 月 MRI 发现肝脏多发转移

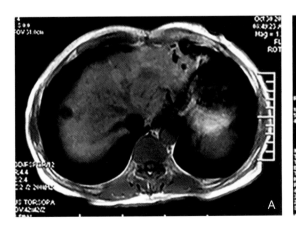
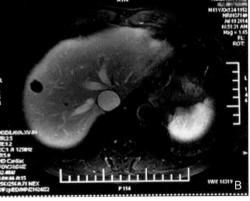

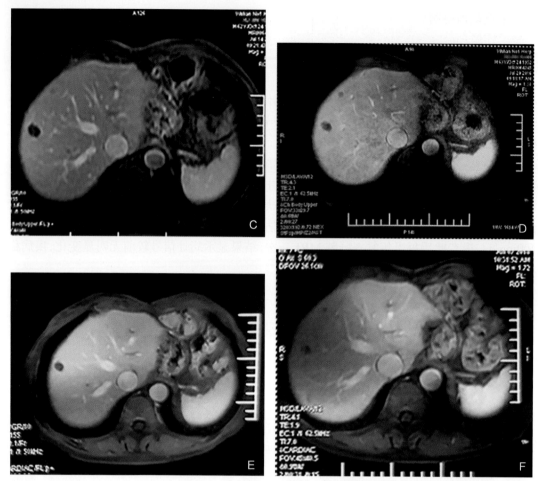

图 27-5　肝右叶较大病灶变化趋势
A. 2013 年 10 月；B. 2014 年 7 月；C. 2015 年 7 月；
D. 2016 年 3 月；E. 2017 年 5 月；F. 2018 年 3 月

【经验与体会】

GIST 患者在辅助治疗停药后发现肿瘤转移，这种情况在临床上并不少见。欧洲肿瘤研究治疗组织的一项随机开放、多中心Ⅲ期临床研究显示，在辅助治疗中患者的平均年复发率为 6%，停止辅助治疗后上升至 14%；SSG ⅩⅧ研究中，患者在辅助治疗中平均年复发率为 4%，辅助治疗停止后为 8%。上海交通大学医学院附属仁济医院曹晖教授团队对 138 例接受辅助治疗 1 年以上并已停药的 GIST 患者的研究显示，停药后中位随访 27 个月，总复发率为 25.4%，中位复发时间 17 个月。华中科技大学同济医学院附属协和医院陶凯雄教授团队对 80 例辅助治疗 1 年以上后停药的 GIST 患者研究表明，停药后中位随访时间 39 个月，总复发率为 21.3%，复发转移患者均无特异性临床表现，全部为随诊复查时行增强 CT 发现，且多于停药后 1~2 年发生复发或转移。这提示对停止辅助治疗的 GIST 患者，需在停药后 2 年内增加随访复查频率，并应以增强 CT 或 MRI 作为常规复查项目，以期早期发现肿瘤复发。

由上述报道可见,停止伊马替尼辅助治疗后 GIST 复发率并不低,因此有必要筛选 GIST 辅助治疗停止后复发转移的高危人群,为这一亚组 GIST 患者提供个体化的诊疗方案。曹晖教授团队研究显示 Ki-67 表达指数及肿瘤局部侵犯是影响伊马替尼停药后 GIST 复发的独立危险因素。而陶凯雄教授团队发现较之胃来源 GIST,非胃来源的 GIST 在辅助治疗停止后复发风险更高。同时,对于肿瘤破裂的患者,无论是 NCCN 指南还是中国胃肠道间质瘤专家共识,均建议在辅助治疗 3 年结束后,适当延长辅助治疗的时间。第一例患者术中即发生肿瘤破裂,应当接受更长时间的辅助治疗。

此外,对停止辅助治疗后复发患者,是选择再次给予伊马替尼标准剂量治疗、提高伊马替尼剂量治疗还是换用舒尼替尼二线治疗,目前尚缺乏高级别的循证医学证据。Reichardt 等基于 SSG ⅩⅧ /AIO 研究的报道显示,停药复发患者中伊马替尼再次治疗的临床获益率为 84.8%。北京大学肿瘤医院李健教授报道 24 例停药后复发患者再次使用伊马替尼标准剂量治疗,11 例(45.8%)患者获得部分缓解,12 例(50.0%)肿瘤稳定,1 例肿瘤进展。这提示伊马替尼辅助治疗停药后肿瘤复发的大部分患者并未发生对伊马替尼的耐药,再次使用伊马替尼标准剂量治疗依旧可获得与初始治疗相似的客观疗效。此处展示的 2 例患者在复发后均再次使用伊马替尼 400mg/d 治疗,肿瘤都有一定程度的退缩。因此对停药后复发的患者,可考虑再次使用伊马替尼标准剂量治疗,但需要密切随访以观察治疗效果,若出现肿瘤进展需及时调整治疗方案。

(撰稿人:寇有为　万文泽)

【专家点评】

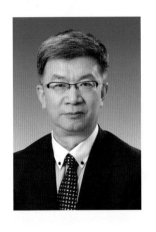

梁　寒

教授、主任医师、博士研究生导师

天津医科大学肿瘤医院胃部肿瘤科主任

中国医师协会外科医师分会肿瘤外科医师委员会候任主任委员

中国抗癌协会胃癌专业委员会候任主任委员

中国临床肿瘤学会胃癌专家委员会副主任委员

中国抗癌协会胃肠间质瘤专业委员会副主任委员

目前 NCCN 及 ESMO 指南均推荐高复发风险患者完整切除术后至少接受伊马替尼辅助治疗三年,中国 GIST 专家共识则建议高危及非胃来源的中危患者辅助治疗三年,胃来源的中危患者辅助治疗一年。以上指南及共识对 GIST 患者辅助治疗时限的建议主要是基于服用安慰剂对比 1 年伊马替尼的 Z9001 试验和服用 1 年伊马替尼对比 3 年的 SSG ⅩⅧ试验。而在真实的临床情境下,常观察到部分患者在停止辅助治疗后发生肿瘤复发。此外有研究也报道停药后患者复发率上升,因此最佳的辅助治疗时限仍有待探讨。当前学界有部分学者主张继续延长辅助治疗时间,而 PERSIST-5 研究验证了辅助治疗 5 年安全有效,但 5 年对比 3 年是否能进一步改善 GIST 患者预后有待 FAITH 研究结果。

在精准化、个体化的医疗时代,我们需要将患者进行合理科学的筛选以针对性地制订辅助治疗方案,避免过度治疗和治疗不足。目前常用的 GIST 危险度评估标准主要考虑肿瘤部位、大小、核分裂象、肿瘤破裂等因素,存在一定局限性。未来需要纳入诸如细胞异型性、神经血管浸润、Ki-67、肿瘤坏死、基因突变类型,中性粒细胞 / 淋巴细胞比值等指标,利用人工智能机器学习等新方法以制定更加细致的评估标准,为 GIST 患者的个体化治疗提供参考。

病例 1 为高复发危险小肠间质瘤,术中探查时发现血性渗出液 100ml,且与侧腹壁和降结肠关系密切,术中切除部分腹膜组织。在分离小肠系膜肠壁来源肿瘤时,下极处已有破裂。术后病理报告,核分裂象数 >10 个 /50HPF。根据上述描述,该病例属于极高危,术后辅助治疗不应该局限于 3 年。SSG ⅩⅧ研究,术后辅助 3 年组随访结果显示,停药后 6 个月开始 DFS 呈断崖式下降。该研究实验组和对照组分别有 18% 和 22% 的患者术中发生肿瘤破裂。因此针对术中肿瘤自发或医源性破裂的病例,应该按照晚期一线原则进行治疗,终生用药,直至疾病进展或患者不耐受。笔者在临床实践中经治过数例高危病例,分别于术后 5~8 年经 MDT 讨论停用伊马替尼,术后 1 年内复发。

病例 2 同样为高复发危险胃间质瘤,术中评估肿瘤直径明显大于术前 CT 诊断。对于特殊部位的胃 GIST,术前影像评估应该包括胃镜、超声胃镜和 CT。胃镜可以显示肿瘤距食管胃齿状线的距离。如果肿瘤边缘距齿状线 >2cm,可以尝试局部切除,以保留完整的胃功能。该患者术后伊马替尼辅助治疗 1 年后自行停药,不知停药原因是术后消化功能障碍、经济原因或药物的毒副作用,还是对肿瘤复发意识不足。胃肠间质瘤患者经过规范治疗后绝大多数可以长期生存,因此在保证根治手术的前提下,应该充分考虑患者术后生活质量。针对高复发危险患者,做好患者宣教及术后辅助靶向治疗的全程管理尤为重要。SSG ⅩⅧ研究中大约有 30% 的患者不能完成术后辅助治疗计划,其中有相当一部分患者认为即使停药也不会复发。因此经治医师有义务加强患者教育并严格随访,加强患者的治疗依从性,从而提高术后辅助治疗的完成率。

【参考文献】

[1] BENJAMIN R S, CASALI P G. Adjuvant imatinib for GI stromal tumors: when and for how long [J]？J Clin Oncol, 2016, 34(3): 215-218.

[2] 徐佳,赵文毅,庄淳,等.胃肠道间质瘤术后伊马替尼辅助治疗停药后复发的危险因素分析 [J]. 中华普通外科杂志, 2016, 31(2): 104-107.

[3] 万文泽,张睿智,李承果,等.胃肠间质瘤术后伊马替尼辅助治疗停止后复发、转移的诊治分析 [J]. 国际肿瘤学, 2018, 45(11): 665-669.

[4] 中国临床肿瘤学会胃肠间质瘤专家委员会.中国胃肠间质瘤诊断治疗共识 (2017 年版)[J]. 肿瘤综合治疗电子杂志, 2018, 4(1): 31-43.

[5] REICHARDT P, HARTMANN J T, HALL K S, et al. Response to imatinib rechallenge of GIST that recurs following completion of adjuvant imatinib treatment-the first analysis in the SSG ⅩⅧ /AIO trail patient population [J]. Eur J Cancer, 2011, 47(1): 81-90.

[6] 董智,高静,龚继芳,等.辅助治疗失败的高度复发风险胃肠间质瘤患者再次应用伊马替尼的疗效观察 [J]. 中华胃肠外科杂志, 2016, 19(11): 1286-1289.

28 低危直肠 GIST 术后 12 年复发

【关键词】

胃肠间质瘤;直肠;低危;转移;伊马替尼

【导读】

改良 NIH 危险度分级依照肿瘤大小、部位、核分裂象和肿瘤破裂,分为四个等级危险度,即极低危、低危、中危和高危。危险度越高,肿瘤复发转移的风险也越高。低危胃肠间质瘤指肿瘤大小介于 2~5cm,核分裂数小于 5 个 /50HPF,没有破裂的胃肠间质瘤。与中高危 GIST 分级不同,低危 GIST 并未考虑肿瘤原发部位。

【病例摘要】

患者,女,64 岁,因"大便性状改变 2 年,排粪困难 3 个月"于 2004 年 10 月 14 日收入笔者单位。患者既往体健,无高血压、糖尿病等慢性病史,无手术、输血史。直肠指诊:入肛 2cm 于直肠后壁扪及一大小为 3cm×3cm 质软黏膜下肿物,约占肠腔 1/3 周,表面光滑,移动度欠佳。门诊初步诊断:直肠黏膜下肿物性质待查:平滑肌瘤? 胃肠间质瘤?

➤ 既往史及家族史

既往体健,否认药物过敏史;父母健在,家族中无类似病史。

➤ 体格检查

生命体征平稳,皮肤黏膜无黄染、无苍白。腹部平坦,未见胃肠型及蠕动波。腹部触诊未及包块,无压痛、反跳痛,无肌紧张;肠鸣音正常。直肠指诊:入肛 2cm 于直肠后壁扪及一大小为 3cm×3cm 质软黏膜下肿物,约占肠腔 1/3 周,表面光滑,移动度欠佳。

➤ 辅助检查

血常规:白细胞 4.6×10^9/L,红细胞 4.05×10^{12}/L,血红蛋白 129g/L,血小板 137×10^9/L,中性粒细胞百分比 52.7%,淋巴细胞百分比 36.9%。

血生化:未见明显异常。

肿瘤标志物:AFP 8.18μg/L,CEA 0.7ng/ml,CA125 30.3U/ml,CA19-9 18.7U/ml。

超声肠镜:直肠后壁黏膜下隆起,超声下见来源于黏膜肌层的低回声肿物,欠均质,最大截面 31.7mm×22.9mm(图 28-1)。

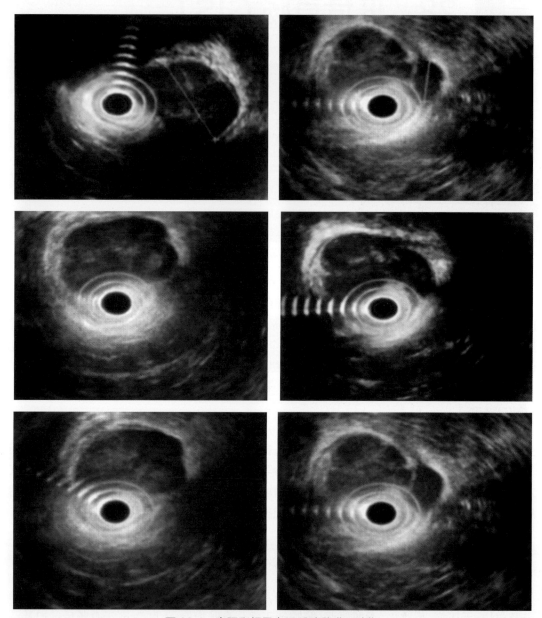

图 28-1　直肠彩超见直肠后壁黏膜下肿物

腹盆腔彩超:阴道后方实性肿物,考虑下段直肠来源;肝胆胰脾未见占位。

➢ 初步诊断

直肠黏膜下肿物性质待查:平滑肌瘤？胃肠间质瘤？

【治疗过程】

（一）病例分析

患者为老年女性,以"大便习惯改变"就诊。目前诊断为:直肠黏膜下肿物性质待查:平滑肌瘤?胃肠间质瘤?患者一般情况良好,原发肿瘤评估可切除,应行外科手术治疗,并根据病理结果指导术后治疗。

（二）治疗方案

于 2004 年 10 月 16 日行"经肛门直肠肿物切除术",术中所见:经肛探查见肿块位于直肠后壁,质中,边界清,可移动,遂行经肛门直肠肿物切除术,完整切除肿瘤,未破裂,手术过程顺利。

（三）术后病理

术后病理:直肠结节状肿物,直径 3cm,切面灰白,镜下瘤细胞呈梭形,排列束状,细胞轻度异型性,符合胃肠间质瘤,核分裂象偶见(2 个 /50HPF),未见明显坏死、出血、黏液变。按改良 NIH 危险度分级:低危。

免疫组织化学染色:CD117(+),CD34(+),CK(-),VIM(+),S-100(-),HHF 35(-),Desmin(-),Ki-67(Li:5%)。

【预后】

患者术后未服用伊马替尼,前 5 年遵医嘱定期复查,之后未正规复查。术后 12 年,患者于 2016 年 1 月出现右侧髂嵴及腰背部疼痛,MRI、PET-CT 均提示:原手术部位未见复发,但双侧髂骨、多个胸椎、腰椎骨质破坏,考虑肿瘤转移;肝脏 S6、S8 结节影,考虑转移可能(图 28-2)。

右侧髂骨穿刺活检提示:骨组织中见少许梭形细胞,CD117(+),CD34(+),DOG-1(+),S-100(-),Desmin(-),SMA(-),Ki-67(Li:3%),考虑 GIST 复发转移。基因检测:外显子 11 插入突变。确诊 GIST 术后多发骨、肝脏转移。遂服用伊马替尼 400mg/d 治疗,3 天后骨痛症状明显好转,1 个月后复查腹盆腔 MRI 示:肝 S6、S8 病变较前缩小,胸椎、腰椎病变较前无明显变化。疗效判断为 PR。

【经验与体会】

（一）直肠胃肠间质瘤术前活检应该如何选择?

《中国胃肠间质瘤诊断治疗共识(2017 年版)》指出,对于直肠 GIST,如术前评估能够完整切除,可不行活检直接手术,避免因活检引起肿瘤播散;如需新辅助治疗,则可在超声内镜或直肠超声引导下经黏膜穿刺活检。建议用空芯针穿刺,多点取材,取得足够组织以便行基因检测,可剔除耐药类型,也可避免因术前治疗后肿瘤坏死,无法获得足够的病理和基因信息。此患者唯一遗憾是 2004 年第一次手术后的标本未做基因检测,无法和复发后的标本对比有无二次突变。

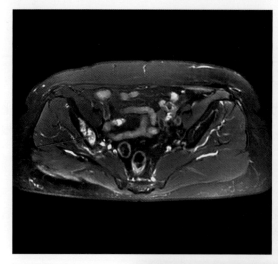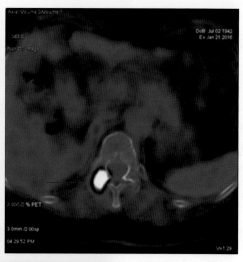

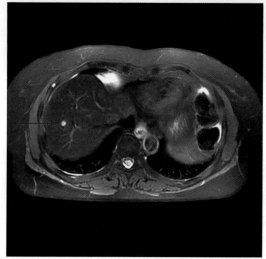

图 28-2　MRI 及 PET-CT 提示髂骨、腰椎、肝脏多发转移

（二）直肠胃肠间质瘤术式选择?

GIST 多为外向型生长,且有明显的包膜,理论上只要保证手术切缘阴性即可。直肠因部位特殊,涉及保留肛门功能的问题,根治性手术如 Dixon、Miles 术或联合脏器切除可能影响患者术后生活质量,在保证切缘阴性的前提下,可采用局部切除的方式。因此,对于直肠GIST,如不能局部切除时,笔者均建议在排除明确耐药基因型患者、能耐受的情况下,先尝试术前治疗。至于具体式和入路,则应根据实际情况个体化选择。

（三）低危胃肠间质瘤术后随访?

《中国胃肠间质瘤诊断治疗共识(2017 版)》推荐低危患者随访至术后 5 年;NCCN 则推荐 5 年以内密切随访,5 年以后则每年随访一次。目前尚没有指南明确规定随访至术后第几年无复发可认为治愈。但本人在临床工作中遇到不少低危患者超过 5 年后出现复发转移,故对于所有危险度的 GIST 患者均建议终身随访。特别对于这种原手术区域无复发,而出现远处转移的低危患者,如何预测其复发转移有待进一步的基础和临床研究。

(撰稿人:李聪)

【专家点评】

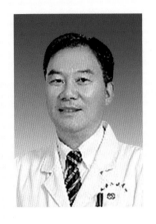

徐泽宽
教授、主任医师、博士研究生导师
南京医科大学第一附属医院普外科主任、胃肠外科中心主任
中华医学会外科学分会委员
中国医师协会外科医师分会上消化道外科医师委员会副主
任委员
中国医师协会外科医师分会胃肠道间质瘤诊疗专业委员会
副主任委员
江苏省医学会外科学分会候任主任委员

随着对 GIST 的认识不断深入,我们在临床上对 GIST 的诊疗思维也在发生变化。结合此病例,目前直肠 GIST 的危险度分级参考的是 2008 年改良 NIH 危险度分级,该标准仅针对原发位置为胃与非胃进行分级,未进一步细化为十二指肠、小肠及结直肠。尽管美国国防病理学研究所(AFIP)标准已对直肠 GIST 进行了危险度分级,但仅有低危和高危。因此,目前对于直肠 GIST 的危险度分级的准确性还有待进一步提高。此外,目前改良 NIH 危险度分级仅包括肿瘤部位、大小与核分裂象,未将肿瘤其他的病理特征如浸润深度以及免疫组织化学染色的各类标志物如 Ki-67 指数纳入危险度分级的因素。有学者认为,Ki-67 指数大于4% 提示预后不良,该患者 Ki-67 为 5%,是否就提示该患者具有较高的复发风险? 另外,从临床经验来看,针对此类特殊部位如直肠、十二指肠的 GIST,由于其复发风险较高,因此术后应适当提高随访频率。目前对 GIST 的治疗、随访时间一直在进行调整,相应的临床研究也在同时进行。相信随着临床经验的不断积累,临床试验数据的不断丰富,GIST 的治疗及随访策略将得到较为充分的临床依据。

【参考文献】

［1］ JOENSUU H, VEHTARI A, RIIHIMÄKI J, et al. Risk of recurrence of gastrointestinal stromal tumour after surgery: an analysis of pooled population-based cohorts [J]. Lancet Oncology, 2012, 13(3): 265-274.

［2］ NAKAJIMA T, MIWA S, SAWASAKI T, et al. diagnosis of gastrointestinal stromal tumor: current status [J]. Gastroenterological Endoscopy, 2007, 49(2): 171-177.

［3］ 中国 CSCO 胃肠间质瘤专家委员会 . 中国胃肠间质瘤诊断治疗共识 (2013 年版)[J]. 中华胃肠外科杂志 , 2014, 15(4): 301-307.

［4］ MIETTINEN M, LASOTA J. Gastrointestinal stromal tumors: Pathology and prognosis at different sites [J]. Seminars in Diagnostic Pathology, 2006, 23(2): 70-83.

［5］中国医师协会外科医师分会胃肠道间质瘤诊疗专业委员会 . 中华医学会外科学分会胃肠外科学组 . 胃肠间质瘤规范化外科治疗中国专家共识 (2018 版)[J]. 中国实用外科杂志 , 2018, 38(9): 965-973.

［6］NANNINI M, BIASCO G, PALLOTTI M C, et al. Late recurrences of gastrointestinal stromal tumours(GISTs)after 5 years of follow-up [J]. Medical Oncology, 2012, 29(1): 144-150.

29 晚期 GIST 手术联合靶向治疗

【关键词】

胃肠间质瘤;姑息手术;靶向治疗;肝转移;脾脏转移

【导读】

外科手术被应用于治疗晚期 GIST 患者以期有限延长患者生存期实属无奈之举。此外,外科手术也是晚期患者出现出血、穿孔、梗阻等并发症时的被迫选择。然而,单纯外科手术在这部分 GIST 患者中的治疗效果欠佳。一系列酪氨酸激酶受体抑制剂的问世大大地延长了晚期 GIST 患者的生存,在靶向治疗时代,外科医师在晚期 GIST 治疗中的地位退居二线但是仍相当重要,尤其在肿瘤内科医师药物治疗无效之际。如何在靶向药物治疗的过程中适时地进行外科手术干预仍存在争议,有待进一步研究。

病例 1

【病例摘要】

患者,男性,54 岁,胃恶性 GIST 术后 13 年,发现复发转移 6 年余。患者于 2004 年 9 月因发现胃占位(14cm)于外院行近端胃切除术,术后病理提示为恶性 GIST。

术后未行辅助治疗。2011 年 3 月 14 日外院 CT 复查,发现左上腹巨大占位,考虑 GIST 复发(图 29-1)。

遂至笔者单位就诊,完善 PET-CT 示:胃部分切除术后,吻合口区见金属影,术区可见一大小约 11.0cm×8.0cm×8.0cm 软组织团块影,其内密度不均,可见斑片状不规则钙化影,病灶 FDG 代谢不均性增高,病灶与肝左叶分界不清;左上腹腔内另见一大小约 17.5cm×15.0cm×11.0cm 不规则团块影,其内密度不均,可见囊实性混杂密度影,FDG 代谢不均性增高,病灶邻近脏器受压推移。经全科讨论,于 2011 年 3 月 24 日行超声引导下腹腔内肿块穿刺活检,病理示"腹腔肿块穿刺"为 GIST 复发,肿瘤细胞 CD117(+),CD34(+),

DOG-1（+）,Ki-67（+）。基因检测提示 *c-KIT* 基因第 11 外显子 558 密码子杂合性突变，559~565 密码子杂合性缺失。2011 年 4 月起予口服伊马替尼 400mg/d,2012 年 12 月复查 CT 提示肿瘤缩小至 8.2cm×6.3cm×6.0cm 和 8.5cm×7.4cm×7.0cm（图 29-2）。

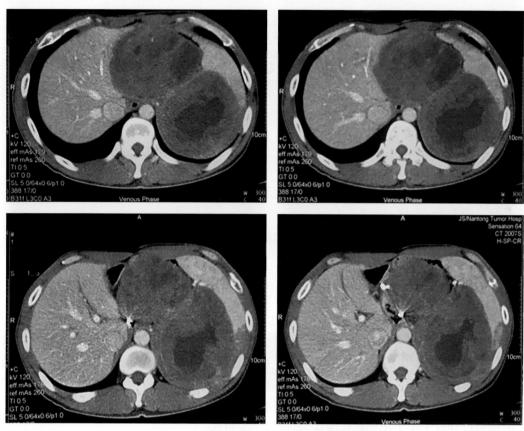

图 29-1　2011 年 3 月 CT 确诊复发转移

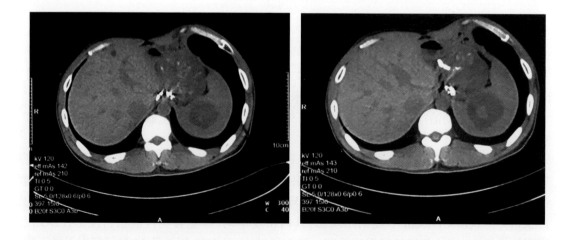

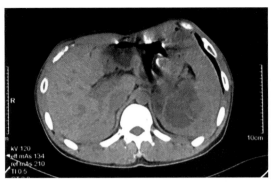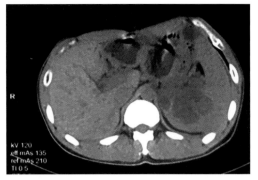

图 29-2 2012 年 12 月复查 CT

数次 CT 评估均为 SD。至 2015 年 4 月复查 CT 提示疾病进展(图 29-3)。

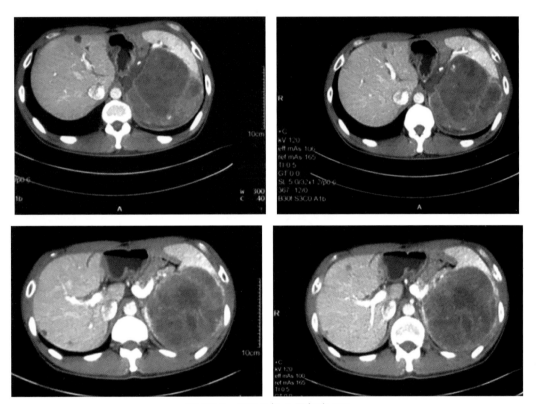

图 29-3 2015 年 4 月复查 CT

换用舒尼替尼 37.5mg/d,半年后随访,增强 CT 评估为 SD,至 2017 年 7 月复查 CT 提示疾病再次进展(图 29-4)。

患者出现进食困难,手术意愿强烈,为求姑息性手术解除消化道梗阻收治入院。

➢ 既往史及家族史

既往体健,否认药物过敏史;父母健在,家族中无类似病史。

➢ 体格检查

生命体征平稳,皮肤黏膜无黄染、无苍白。腹部膨隆,未见胃肠型及蠕动波。腹正中见陈旧性手术瘢痕。可及腹部包块,质硬;肠鸣音正常。

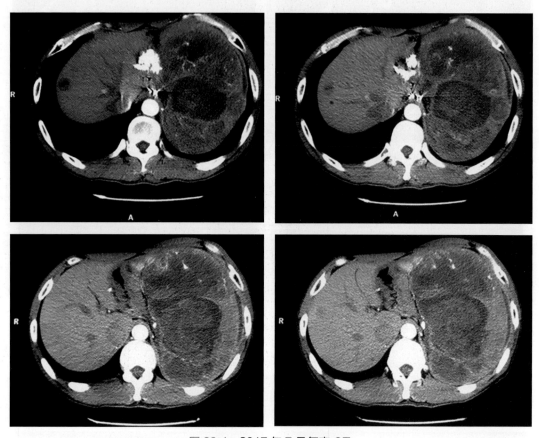

图 29-4　2017 年 7 月复查 CT

> 辅助检查

全腹增强 CT:①"胃 GIST 术后",吻合口旁团片灶伴多发条片状致密影。②肝脏多发转移灶伴病灶周围肝组织灌注异常;脾大伴多发转移瘤;腹盆腔积液;左肾数枚小囊肿。扫及左肺舌段及两肺下叶条索灶,右侧胸腔少许积液(图 29-5)。

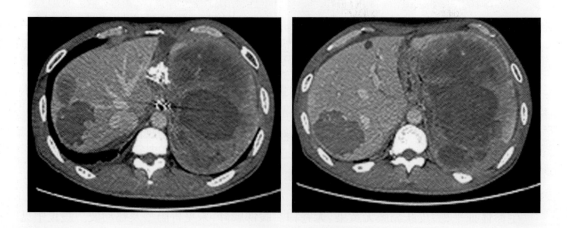

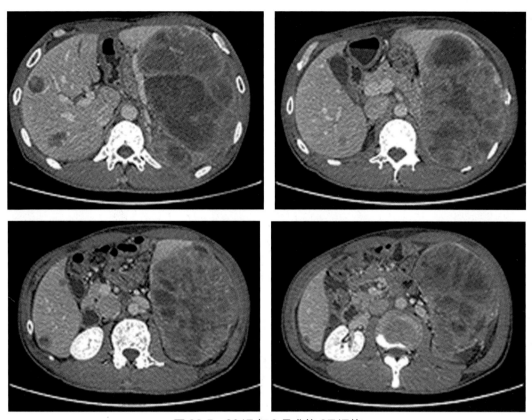

图 29-5　2017 年 8 月术前 CT 评估

➤ 初步诊断

（胃）胃肠间质瘤术后复发并肝脾转移

【治疗过程】

（一）病例分析

患者为中年男性，晚期 GIST，虽然目前二线药物治疗下出现疾病广泛进展，手术意义有限，但考虑到患者存在进食困难症状，可考虑行姑息性手术解除消化道梗阻或换用三线药物治疗，经与患者及家属充分沟通，患者手术意愿强烈，故于 2017 年 8 月 31 日行手术探查。

（二）治疗方案

患者于 2017 年 8 月在笔者单位接受"脾脏巨大肿瘤切除（脾切除）+ 肝多发转移肿瘤切除 + 膈肌肿块切除"，术中见上腹部原手术区域严重粘连。脾脏肿瘤巨大，占据整个左上腹，约 30cm×20cm×10cm 大小，肿瘤包膜与后腹膜、左侧膈肌致密粘连（行左侧部分膈肌切除，取出肿瘤），肝脏多发转移瘤，5mm~8cm 大小不等。原吻合口处，膈肌表面发现一 3cm×4cm 质硬肿块，予以完整切除。探查小肠、结肠、腹膜、盆腔未见转移灶，未见腹水。手术困难，术中出血约 600ml，术中输悬浮红细胞 4U，血浆 400ml（图 29-6、图 29-7）。

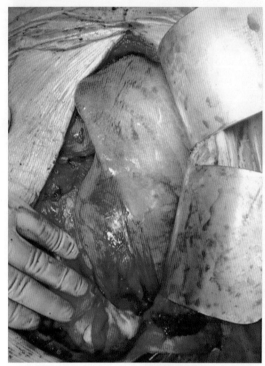
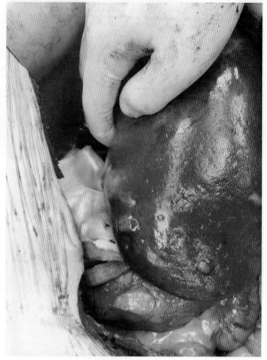
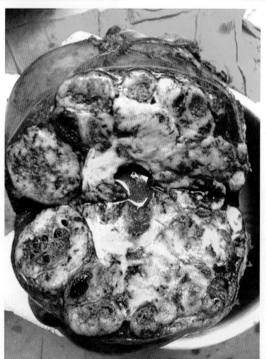

图 29-6　第二次手术术中探查所见

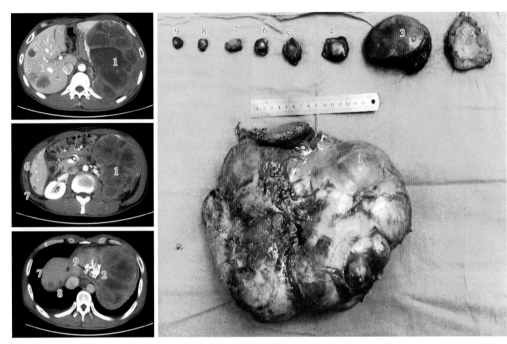

图 29-7 第二次手术切除标本大体观

（三）术后病理及基因检测

病理诊断："脾脏"多发结节,最大径 1~12cm,核分裂象 >10 个 /50HPF,伴坏死,结合病史,符合转移性 GIST;"肝转移结节 1~7"均见 GIST 转移;"吻合口旁肿块"为纤维化钙化结节。

免疫组织化学染色:CD117（+）、DOG-1（+）、CD34（局部 +）、SDHB（+）、p53（+）、EMA（−）、SMA（−）、Desmin（−）、Ki-67（Li:40%）。

基因检测:

"脾脏"见 GIST 转移:c-KIT 基因第 11 外显子 558 密码子杂合性突变 558AAG>AGA,导致编码氨基酸由赖氨酸改变为精氨酸,559~565 密码子杂合性缺失。c-KIT 基因第 13 外显子 654 密码子杂合性突变,654GTG>GCG。

"肝转移结节 1"见 GIST 转移;c-KIT 基因第 11 外显子 558 密码子杂合性突变 558AAG>AGA,559~565 密码子杂合性缺失。

"肝转移结节 2、3、4"见 GIST 转移:c-KIT 基因第 11 外显子 558 密码子杂合性突变 558AAG>AGA,559~565 密码子杂合性缺失。c-KIT 基因第 13 外显子 654 密码子杂合性突变,654GTG>GCG。

"肝转移结节 5、6、7"见 GIST 转移:c-KIT 基因第 11 外显子 558 密码子杂合性突变 558AAG>AGA,559~565 密码子杂合性缺失。c-KIT 基因第 17 外显子 823 密码子杂合性突变,823TAT>GAT。

【预后】

患者术后 2 周恢复舒尼替尼治疗,2018 年 1 月复查增强 CT 提示肝内多发新发转移

（图 29-8）。

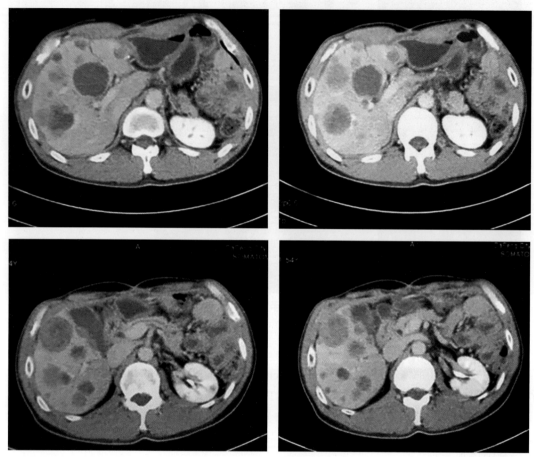

图 29-8　2018 年 1 月 CT 结果

建议换用三线药物瑞戈非尼，患者因经济因素拒绝三线药物治疗，故联合一线 + 二线靶向药物治疗（伊马替尼 300mg/d+ 舒尼替尼 25mg/d），不良反应可耐受，2018 年 3 月复查肝脏 MRI 提示肝内转移灶大小数目与前相仿，部分病灶液化明显（图 29-9）。

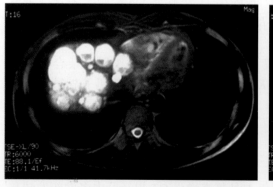
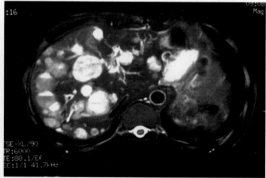

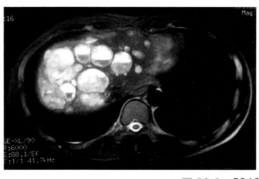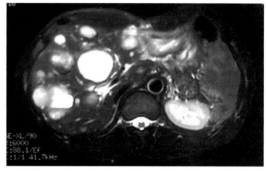

图 29-9　2018 年 3 月肝脏 MRI

2018 年 8 月,在确诊高危胃间质瘤 14 年,复发转移 7 年后,再次手术后 1 年因病情快速进展去世。

病例 2

【病例摘要】

患者,男性,47 岁,于 2010 年 8 月因"进食后腹胀 2 月余"就诊于当地医院。胃镜示:胃体溃疡型肿物。病理活检示:符合梭形细胞肿瘤,组织太少,建议术后进一步诊断。患者为求进一步治疗,遂前往中山大学附属肿瘤医院胃外科就诊,门诊以"胃体肿物性质待查"收入。

➤ 既往史及家族史

既往体健,否认药物过敏史;父母健在,家族中无类似病史。

➤ 体格检查

生命体征平稳,皮肤黏膜无黄染、无苍白。腹部平坦,无明显的压痛及反跳痛,未见胃肠型及蠕动波。无肌紧张;肠鸣音正常。

➤ 辅助检查

血常规、血生化、肿瘤标志物无明显异常。

超声胃镜:胃体黏膜下肿物致溃疡,考虑间叶来源恶性肿瘤可能性大。

胸腹盆部增强 CT:胃体大弯侧肿物,7.2cm×5.2cm,可见深溃疡延伸至病灶,考虑胃肠间质瘤(图 29-10)。

➤ 初步诊断

胃体占位病变:胃肠间质瘤?

图 29-10　首诊 CT 示胃体大弯侧肿物

【治疗过程】

(一) 病例分析

患者为中年男性,以"进食后腹胀"就诊。目前初步诊断:胃体占位病变:胃肠间质瘤?

患者一般情况良好,原发肿瘤评估可切除,应行外科手术治疗,并根据病理检测结果指导术后治疗。

(二) 治疗方案

于 2010 年 9 月,行"胃体肿物切除术(胃部分切除)",手术过程顺利。术后病理:肿物大小 7.0cm×6.0cm×4.5cm,核分裂象 >50 个 /50HPF,结合免疫组织化学染色,病变考虑胃肠间质瘤。免疫组织化学染色:CD117(+),CD34(+),DOG1(+),Ki-67(Li:约 30%),按改良 NIH 危险度分级:高危。术后 1 个月开始服用伊马替尼 400mg/d,两年后自行停药(用药时间:2010 年 10 月 10 日至 2012 年 9 月 24 日)。患者于 2013 年 11 月 6 日行胸腹盆腔增强 CT 示:胃窦部下方 5.6cm×4.3cm 肿物、直肠前方 6.3cm×7.0cm 肿物,考虑转移(图 29-11)。

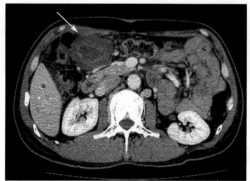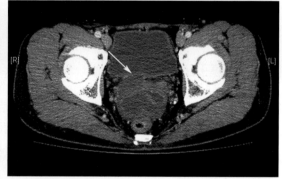

图 29-11　2013 年 11 月胸腹盆腔增强 CT

患者于 2013 年 11 月继续行原治疗方案伊马替尼 400mg/d 治疗。同时行基因检测:*c-KIT* 基因突变型,11 号外显子 W557-K558 缺失突变;*PDGFRA* 基因为野生型。患者于 2014 年 2 月复查 CT:胃窦部下方肿物(2.6cm×3.0cm)、直肠前方肿块(3.0cm×7.0cm),较前明显缩小(图 29-12)。

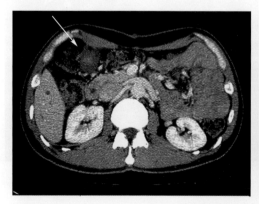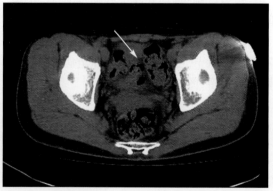

图 29-12　2014 年 2 月复查 CT

继续维持原治疗方案伊马替尼 400mg/d。于 2014 年 6 月复查 CT:胃窦部下方肿块较前稍增大;直肠前方肿块大小变化不大,其内实性成分较前稍增多。

经 MDT 讨论,给予伊马替尼 600mg/d 加量治疗。于 2014 年 10 月复查 CT:直肠前方肿块较前增大、融合(大小约为 7.0cm×6.0cm),胃窦部下方肿块未见明显显示。继续维持原治疗方案伊马替尼 600mg/d。2014 年 12 月复查 CT:直肠前方肿块较前增大、增多(8.0cm×6.0cm 及 10.0cm×7.5cm)。经讨论给予舒尼替尼 37.5mg/d 治疗。于 2015 年 11 月复查 CT:直肠前方肿块较前略有缩小(6.0cm×5.0cm 及 7.0cm×3.6cm)(图 29-13)。

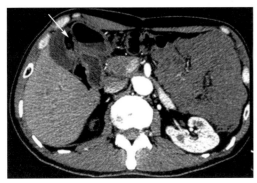
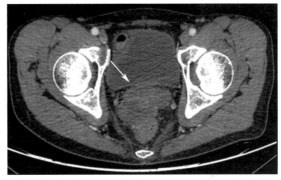

图 29-13　2015 年 11 月复查 CT

经多学科会诊讨论,给予手术治疗。患者于 2015 年 12 月行"直肠 Dixon 术 + 膀胱部分切除"。术后病理:肿物大小 6.0cm×6.0cm×4.5cm 及 7cm×4cm×3cm,核分裂象 8 个 /50HPF,结合免疫组织化学染色,病变考虑胃肠间质瘤。免疫组织化学染色:CD117(+),CD34(+),Ki-67(Li: 约 45%)。基因检测:c-KIT 外显子 11 W557-K558 缺失,外显子 9、13、17 及 PDGFRA 外显子 12、18 均为野生型。术后 3 周开始服用舒尼替尼 37.5mg/d。患者于 2016 年 4 月 13 日复查 CT:直肠前方肿块、胃胰间隙肿瘤复发(图 29-14)。

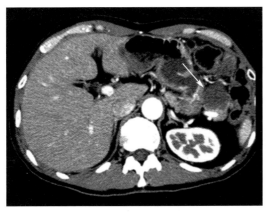
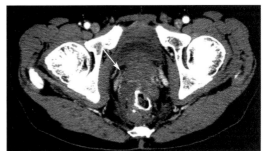

图 29-14　2016 年 4 月复查 CT

给予帕博利珠单抗注射液(pembrolizumab)100mg/3w+ 伊马替尼 400mg/d 治疗。
2016 年 6 月 18 日胸腹盆腔 CT 示:胃脾间隙、膀胱直肠间隙及直肠后方多发肿物,大小较前变化不大,强化程度较前明显减低。评价:SD。给予 pembrolizumab 100mg/3w;瑞戈非尼(regorafenib)160mg/d 3/1w。2016 年 8 月 18 日及 2017 年 12 月 28 日胸腹盆 CT:胃脾间隙肿物,大小基本同前。膀胱直肠间隙及直肠后方多发肿物,较前稍缩小。评价:SD(图 29-15)。

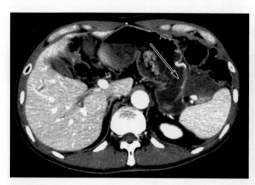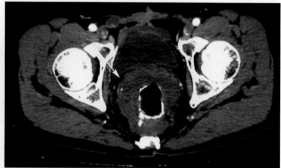

图 29-15 2017 年 12 月复查 CT

(三) 术后病理及基因检测

2010 年 9 月第一次术后病理:肿物大小 7.0cm×6.0cm×4.5cm,核分裂象 >50 个 /50HPF,结合免疫组织化学染色,病变考虑胃肠间质瘤。免疫组织化学染色:CD117(+),CD34(+),DOG-1(+),Ki-67(Li:约 30%)。

2013 年 11 月穿刺行基因检测:*c-KIT* 基因突变型,11 号外显子 W557-K558 缺失突变;*PDGFRA* 基因为野生型。

2015 年 12 月 7 日术后病理:肿物大小 6.0cm×6.0cm×4.5cm 及 7cm×4cm×3cm,核分裂象 8 个 /50HPF,结合免疫组织化学染色,病变考虑胃肠间质瘤。免疫组织化学染色:CD117(+),CD34(+),DOG-1(+),Ki-67(Li:约 45%)。基因检测:*c-KIT* 外显子 11 W557-K558 缺失,外显子 9、13 和 17,*PDGFRA* 外显子 12、18 均为野生型。

【预后】

截至 2018 年 6 月,患者一般情况良好,无明显不良反应,未发现肿瘤复发转移迹象。

【经验与体会】

(一) 靶向药物是晚期 GIST 患者的标准治疗

病例 1 中患者原发为胃巨大恶性 GIST,在 2004 年 TKI 治疗尚未普及的背景下,未及时接受辅助治疗,未进行规律影像学随访,导致术后复发转移,疾病进展至晚期。患者 2011 年诊断复发转移,经过 2 种 TKI 药物的单独使用和联合使用以及 1 次外科手术干预,延长了生存时间,并获得相对较好的生活质量。从各治疗方案对患者疾病控制的贡献来看,伊马替尼提供了近 4 年的疾病控制,舒尼替尼提供了半年以上的疾病控制,外科手术干预后半年内疾病再次进展,再次进展后伊马替尼与舒尼替尼联合应用达到了至少 2 个月的疾病控制。患者因为经济原因未接受三线药物瑞戈非尼治疗,如果有机会接受治疗,生存期可能有一定获益。

(二) 晚期 GIST 显示的肿瘤的异质性

病例 1 中患者接受姑息性手术后,我们对每一个转移病灶分别进行了分子病理检测,结果发现各个病灶的异质性明显,部分转移灶仍为原发突变类型,部分转移灶在原发突变类型的基础上新发生了 *c-KIT* 13 外显子的继发突变,部分转移灶则新发生了 *c-KIT* 17 外显子的继发突变。

病例 2 中患者有个非常特别的临床现象,就是肿瘤复发伊马替尼治疗后耐药,胃窦下方和直肠前方的肿瘤均表现出耐药,在伊马替尼加量后,直肠肿瘤较前稍增大,而胃窦下方肿瘤消失! 且之后治疗过程中再无出现。到底什么原因导致了同一种肿瘤,在不同的转移灶对药物的反应不一样。作者推论是因为肿瘤的异质性。

肿瘤的异质性或多克隆特性是晚期 GIST 中普遍的现象,也是导致治疗失败的主要原因之一。早在几年前发表在 *NEJM* 上的关于肾癌和 *Science* 上的关于乳腺癌的研究表明,不同转移灶,甚至同一个转移灶但是不同位置的肿瘤,其基因检测显示突变各异,说明了肿瘤的异质性。舒尼替尼和瑞戈非尼针对不同继发突变显示的有效性存在一定互补,*c-KIT* 13 外显子突变对舒尼替尼更敏感,*c-KIT* 17 外显子对瑞戈非尼更敏感。目前临床上尚没有针对 *c-KIT* 及 *PDGFRA* 基因各位点广谱的靶向药物可用,但是目前一些正在进行 II 期临床研究的新药(avapritinib,ripretinib 等)针对 *c-KIT* 及 *PDGFRA* 基因显示了广谱的抑制效能,临床应用前景良好。

(三) 晚期广泛进展情况下的姑息性手术是否能给患者带来获益

晚期 GIST 姑息手术的价值,越来越得到大家推崇。早在 2006 年,哈佛医学院 Raut 等就研究发现,晚期 GIST 患者中,对 TKIs 治疗有效的患者,可在姑息手术中获益,而广泛进展的患者中并不能从手术中获益。在临床工作中,外科医师面对晚期 GIST 患者需要综合患者病情、以往的手术过程、依从性、经济状况以及自身经验和手术能力(尤其是应对术中突发事件能力),慎重规划治疗方案,既不能贸然施以不恰当的手术,增加医疗风险和患者的痛苦,又不能对明知药物控制无效的晚期患者熟视无睹、冷漠拒绝。

病例 1 在疾病广泛进展后进行外科手术干预,半年后疾病再次进展,而且呈现出肝内多发病灶的暴发式生长,提示在广泛进展期进行手术干预,对于疾病控制及延长生存的意义有限,仅有助于处理疾病引起的并发症。

病例 2 的患者直肠前方病灶在药物治疗过程中较为局限,进展缓慢,可考虑姑息手术切除。但该患者在伊马替尼治疗期间错过了姑息手术切除的时机,虽然在苹果酸舒尼替尼治疗后肿瘤再次缩小赢得了手术的机会,进行了手术切除。然而不幸的是,切除后 5 个月肿瘤再次复发。

(撰稿人:汪明　邱海波)

【专家点评】

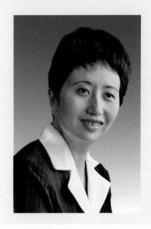

周　烨

副教授、副主任医师

复旦大学附属肿瘤医院胃外科副主任

中国抗癌协会胃肠间质瘤专业委员会常务委员

中国临床肿瘤学会胃肠间质瘤专家委员会委员

中国医师协会外科医师分会胃肠道间质瘤诊疗专业委员会委员

目前认为 GIST 患者一线治疗中肿瘤进展多数是由于出现了 *c-KIT* 基因的继发性突变。由于肿瘤的异质性,继发性突变也存在异质性表现,不仅不同病灶可能存在不同的继发性基因突变,同一病灶也可能存在不同的继发突变。现有的二线、三线药物,尽管是多靶点的 TKI 抑制剂,如同一线药物伊马替尼对 *c-KIT* 外显子 11 的疗效较好,舒尼替尼和瑞戈非尼对于 *c-KIT* 不同突变位点的 GIST 疗效也是不同的,前者对于活化环区域的位点突变的疗效较好,后者对于 ATP 结合区域的突变的疗效较好。由于穿刺受到有创性、组织可及性和肿瘤空间异质性等限制,因而不能满足基因检测的取材要求。ct DNA 技术的无创性是其最大的优势,但是其仍具有一定的缺点,如假阴性率、与组织样本检测结果并不完全一致等。当然随着药物的研发,如有针对 *c-KIT* 基因所有突变位点都有效的靶向药物,可能临床上的选择就相对容易了。

手术治疗在复发转移性 GIST 中的地位,由于受客观条件的限制无法进行严格的前瞻性临床研究,但是在临床实践中可以发现,在靶向治疗控制良好的情况下进行手术切除,患者可获得较长的无瘤生存期。对于局限性进展的患者,可能需要严格地评估手术的并发症及完整切除的可能性,来选择可能的获益人群。

【参考文献】

[1] 中国临床肿瘤学会胃肠间质瘤专家委员会 . 中国胃肠间质瘤诊断治疗共识 (2017 年版)[J]. 肿瘤综合治疗电子杂志 , 2018, 4(1): 31-43.

[2] 中国医师协会外科医师分会胃肠道间质瘤诊疗专业委员会 . 中华医学会外科学分会胃肠外科学组 . 胃肠间质瘤规范化外科治疗中国专家共识 (2018 版)[J]. 中国实用外科杂志 , 2018, 38(9): 965-973.

[3] 曹晖 , 汪明 . 胃肠间质瘤综合诊治中若干焦点问题思考 [J]. 中国实用外科杂志 , 2018, 38(5): 485-493.

[4] 曹晖 , 汪明 . 靶向药物治疗时代的柳叶刀——手术在晚期胃肠间质瘤治疗中的地位 [J]. 中华胃肠外科杂志 , 2016, 19(11): 1211-1216.

［5］GOLD J S, VAN DER ZWAN S M, GÖNEN M, et al. Outcome of metastatic GIST in the era before tyrosine kinase inhibitors [J]. Ann Surg Oncol, 2007, 14(1): 134-142.

［6］ANTONESCU C R, BESMER P, GUO T, et al. Acquired resistance to imatinib in gastrointestinal stromal tumor occurs through secondary gene mutation [J]. Clin Cancer Res, 2005, 11(11): 4182-4190.

［7］RAUT C P, GRONCHI A. Cytoreductive surgery in advanced GIST: timing is everything [J]. Ann Surg Oncol, 2013, 20(13): 4059-4060.

［8］MUSSI C, RONELLENFITSCH U, JAKOB J, et al. Post-imatinib surgery in advanced/metastatic GIST: is it worthwhile in all patients [J] ? Ann Oncol, 2010, 21(2): 403-408.

30 晚期GIST治疗探索

【关键词】

胃肠间质瘤;联合用药;晚期;射频消融术

【导读】

随着对胃肠间质瘤(gastrointestinal stromal tumor,GIST)分子机制研究的深入,以伊马替尼(IM)为代表的分子靶向药物的出现,改变了 GIST 的传统治疗理念,形成了外科手术联合分子靶向药物的治疗模式。大部分 GIST 患者在治疗初期对 IM 敏感,但随着治疗时间的延长,超过 50% 的患者会发生继发耐药。晚期 GIST 的治疗已成为该领域的焦点和难点。晚期患者经标准剂量 IM 治疗失败后可供选择的个体化治疗策略有 IM 增量,换用二、三线治疗药物,酪氨酸激酶抑制剂(TKI)联合射频消融技术(RFA)或一线加二线联合用药等治疗策略。晚期 GIST 的治疗以全身治疗为主,全身治疗应长期用药直至疾病进展,联合手术干预起到降低肿瘤负荷、延长生存期的作用。然而如何合理应用这些治疗手段,是临床上亟待解决的问题。因此要充分运用多学科的治疗模式,来权衡风险和获益以取得最佳的临床疗效。

病例 1

【病例摘要】

患者,男性,52 岁,于 2016 年 1 月因"空肠胃肠间质瘤术后 2 年余,发现肝转移 8 月余"来院就诊。患者因腹腔肿物于 2013 年 8 月 26 日在当地医院行手术切除,术后病理结果示:空肠上段胃肠间质瘤,大小约 10cm×7cm,核分裂象 50~60 个 /50HPF,改良 NIH 危险度分级:高危,复发风险;90%。术后给予口服伊马替尼 400mg/d 治疗两年,2015 年 5 月复查 CT 示:肝脏多发转移瘤,考虑转移(图 30-1)。

开始口服伊马替尼 800mg/d 治疗,2015 年 9 月 21 日复查 CT 示;肝脏 S4、S5、S6 和 S8 多发转移灶,较前缩小。继续口服伊马替尼 800mg/d 治疗,2016 年 1 月 5 日复查 CT 示:空肠胃肠间质瘤术后复查,肝 S4、5、6、8 多发结节灶,考虑转移瘤,其中 S8 大结节较前增大,余所示结节较前稍缩小(图 30-2、图 30-3)。

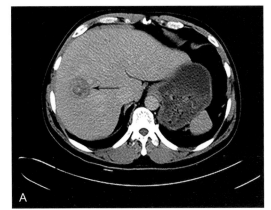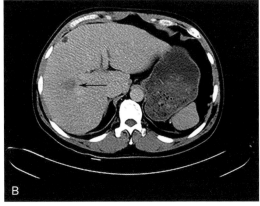

图 30-1　空肠胃肠间质瘤综合治疗后肝脏多发转移

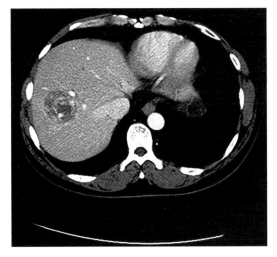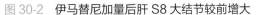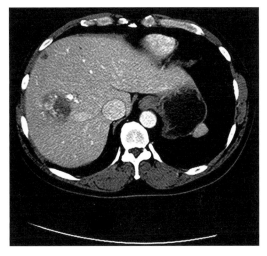

图 30-2　伊马替尼加量后肝 S8 大结节较前增大　　　图 30-3　伊马替尼加量后其余结节较前稍缩小

患者为求进一步治疗,遂前往中山大学附属肿瘤医院门诊就诊,门诊以"空肠胃肠间质瘤综合治疗后,肝脏多发转移瘤"收入。

➢ 既往史及家族史

既往高血压病史 10 余年,平素控制可。否认药物过敏史;父母健在,家族中无类似病史。

➢ 体格检查

生命体征平稳,皮肤黏膜无黄染、无苍白。腹部平软,无明显压痛及反跳痛,无肌紧张,未见胃肠型及蠕动波。肠鸣音正常。

➢ 辅助检查

血常规:白细胞 8.80×10^9/L,红细胞 3.62×10^{12}/L↓,血红蛋白 119g/L↓,血小板 202×10^9/L,中性粒细胞百分比 91.10%↑。

血生化及肿瘤标志物无明显异常。

全腹部增强 CT:空肠胃肠间质瘤术后复查,肝 S4、5、6、8 多发结节灶,考虑转移瘤,其中 S8 大结节较前增大,余所示结节较前稍缩小。

➤ 初步诊断

1. 空肠胃肠间质瘤综合治疗后肝脏多发转移
2. 高血压 2 级　高危

【治疗过程】

(一)病例分析

患者为中年女性,以"空肠胃肠间质瘤术后 2 年余,发现肝转移 8 月余"就诊。患者经过伊马替尼加量治疗后,肝 S4、5、6 多发结节较前稍缩小,其中 S8 大结节较前增大。目前诊断明确:空肠胃肠间质瘤综合治疗后肝脏多发转移。患者一般情况良好,经多学科会诊,给予伊马替尼治疗同时对肝转移灶行介入治疗。

(二)治疗方案

患者于 2016 年 1 月 13 日行肝动脉造影 +TACE 术,2016 年 1 月 15 日行肝肿瘤微波消融术,术程顺利,术后恢复可。于 2016 年 5 月 11 日来院复查上腹部增强 MRI 示:肝 S4~6、S8 多发结节灶,考虑转移瘤,其中 S8 大结节呈消融术后改变,边缘小结节状强化,考虑仍有活性灶,余所示结节较前变化不明显(图 30-4)。

患者于 2016 年 6 月 25 日继续行肝动脉造影 +TACE 术,于 2016 年 5 月 30 日、2017 年 3 月 24 日、2018 年 5 月 7 日、2018 年 6 月 1 日、2018 年 7 月 9 日在笔者单位行肝肿瘤微波消融术,术后恢复可。期间一直口服伊马替尼 800mg/d,有 Ⅱ 度骨髓抑制,口服升高白细胞药物处理。患者于 2018 年 8 月 15 日行上腹部 MRI:肝 S7、S8 见一不规则异常信号灶,大小约 69mm × 52mm,T1W1 高信号,T2W1 不均匀高低混合信号,未见明显强化,考虑消融后改变,消融范围较前增大,未见明确肿瘤活性成分(图 30-5)。患者于 2018 年 9 月 3 日再次行肝肿瘤微波消融术,术后上腹部 MRI 评价为 SD。

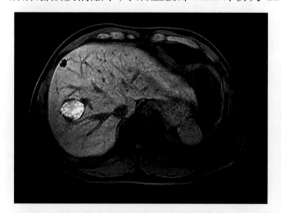

图 30-4　肝 S8 转移瘤消融术后改变,少量肿瘤活性成分

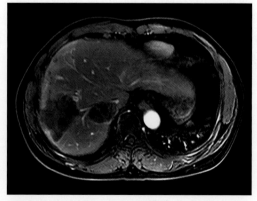

图 30-5　肝 S7、8 转移瘤消融术后改变,未见肿瘤活性成分

（三）术后病理及基因检测

外院术后病理：空肠上段胃肠间质瘤，大小约 10cm×7cm，核分裂象 50~60 个 /50HPF，改良 NIH 危险度分级：高危。

2015 年 5 月外院穿刺基因检测：*c-KIT* 基因外显子 9 突变。

【预后】

患者一般情况良好，随访期间一直口服伊马替尼 800mg/d 靶向治疗。截至 2018 年 11 月，患者无明显不良反应，肝脏转移病灶完全缓解，其余部位未发现明显肿瘤复发转移迹象。

病例 2

【病例摘要】

患者，男性，50 岁，于 2012 年 11 月 12 日因"腹痛 9 小时"急诊入院，完善 CT 检查示左下腹小肠管腔纠结成团，肠扭转可能，肝脏左外叶稍低密度影，性质待定（图 30-6）。

急诊行"剖腹探查术"。术中见乙状结肠处一直径 10cm 左右外生型肿块，大小 10cm×8cm×6cm，肿块侵及距回盲部 1.5m 处局段小肠（图 30-7）。

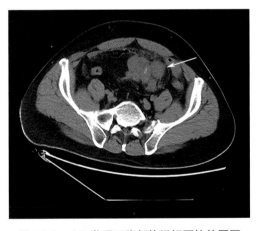
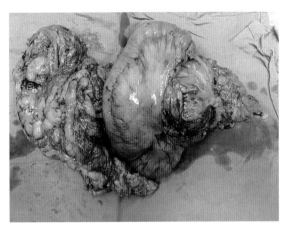

图 30-6　CT 发现下腹部软组织团块伴周围 肠管纠结

图 30-7　切除标本大体观

术后病理示：乙状结肠 GIST（12cm×5cm×5cm），伴坏死，核分裂象 5 个 /50HPF，按改良 NIH 危险度分级：高危。"小肠肠段"肠壁见肿瘤累及。肿瘤细胞 CD117（+）、CD34（-）、DOG-1（+）、SMA（-）、Actin（-）、S-100（-）、FN（-）、Ki-67（Li：10%）。基因检测提示：*c-KIT* 基因杂合性缺失突变，缺失从第 11 外显子前 3 个碱基开始，到第 1761 碱基结束（CAG AAA CCC ATG TAT GAA GTA CAG TGG AAG）。*c-KIT* 基因第 9、13、17 及 *PDGFRA* 基因第 12、

18外显子均为野生型。术后恢复良好后出院。术后1个月开始服用伊马替尼400mg/d并定期复查。2013年5月8日增强CT提示：结肠术后改变；肝左叶异常密度影，转移性肿瘤可能性大。继续伊马替尼400mg/d治疗，定期复查。2013年10月CT示：肝左叶结节，转移瘤可能（图30-8）。

现患者为求进一步治疗，收治入院。

➤ 既往史及家族史

既往体健，否认药物过敏史；父母健在，家族中无类似病史。

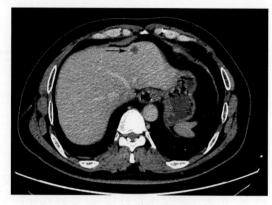

图 30-8 射频消融前肝脏 MRI

➤ 体格检查

生命体征平稳，皮肤黏膜无黄染、无苍白。腹部平坦，未见胃肠型及蠕动波。腹正中见手术瘢痕。腹软，无压痛、反跳痛。肠鸣音正常。

➤ 辅助检查

PET-CT示：肝左叶低密度灶，未见明显FDG摄取，考虑良性病变可能。

上腹部MRI增强：肝左叶结节灶，较前片略有增大，大小约17mm，其性质考虑：①炎性肉芽性病灶；②结合既往多次CT增强以及GIST治疗史，考虑转移灶，边缘有环形活性成分。

➤ 初步诊断

结肠胃肠间质瘤术后肝转移可能

【治疗过程】

（一）病例分析

患者为中年男性，结肠高危GIST术后，伊马替尼治疗中，肝脏可疑转移瘤逐渐增大，评估肿瘤位置及直径，应行穿刺活检明确性质后予射频消融术。

（二）治疗方案

患者于2014年6月10日行肝肿瘤射频消融术，术中B超示肿瘤位于肝左外叶，直径约1.8cm，先予穿刺活检，送病理。再予B超引导下做穿刺点进针，进针至肿瘤中心，设定功率在100W，对上述肿瘤进行射频消融，至肿瘤完全被强回声覆盖，操作顺利。

（三）术后病理及基因检测

病理诊断："肝肿瘤穿刺"肝组织内见少量胃肠间质瘤成分。

免疫组织化学染色：CD117（+），DOG-1（+），CD34（-），Vim（+），S-100（-），SMA（-），Ki-67（Li:3%）。

分子病理：组织量少无法完成。

【预后】

患者射频消融术后,继续口服伊马替尼 400mg/d,并于门诊规律随访肝脏增强 MRI,目前腹盆腔未见明显新发复发转移灶,肝转移灶评估为 SD,截至 2018 年 12 月,结肠 GIST 术后 6 年,肝转移确诊射频消融术后 4 年,在伊马替尼联合肝脏射频消融治疗下,目前带瘤生存,生活质量良好,无明显不适(图 30-9、图 30-10)。

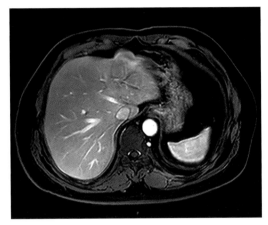 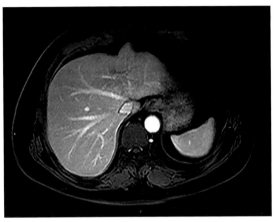

图 30-9　RFA 后 2 年复查上腹部增强 MRI　　　图 30-10　2018 年 12 月复查上腹部增强 MRI

【经验与体会】

(一)外显子 9 突变伊马替尼治疗剂量

由于外显子 9 突变对应的 KIT 蛋白突变区域处于跨膜区,导致其对靶向药物的反应不如外显子 11 突变敏感。对于 *c-KIT* 基因外显子 9 突变的晚期 GIST 患者,NCCN 指南推荐伊马替尼 800mg/d 治疗,而国内专家共识认为中国的患者难以耐受如此高的剂量,推荐伊马替尼 600mg/d 治疗。但是目前对于此类患者,笔者所在单位起始剂量都是使用 800mg/d,积极处理毒副反应的情况下,其耐受性良好。而接受辅助治疗的 *c-KIT* 基因外显子 9 突变患者,目前没有证据表明患者需要提高剂量,仍然采用的是 400mg/d 辅助治疗。

(二)影像学检查手段在 GIST 肝转移诊断中的应用

GIST 的常用影像学检查手段包括常规手段(CT)与备选手段(MRI、PET-CT)。CT 兼顾循证证据与可及性、普适性,在 GIST 术前定位定性、诊断与鉴别诊断、范围测量、成分区分、周围脏器侵犯及可切除性评价、危险度分级、播散转移和术前靶向治疗疗效评估等方面具有重要价值。MRI 及 PET-CT 作为 CT 增强扫描禁忌或诊断存疑时的备选。对于疑似肝转移灶,MRI 较 CT 有一定优势,MRI 扩散成像(DWI)有助于转移小病灶的检出及靶向治疗疗效评价。PET-CT 可作为 CT 疑诊远处转移的进一步确诊手段,也可为靶向治疗疗效的早期评价提供敏感指标。在病例 2 中,常规随访中 CT 发现左肝外侧叶结节灶,但较难对性质做出判断。后续通过增强 MRI 检查,结合病灶缓慢进展及 GIST 病史做出了 GIST 肝转移的诊断。值得一提的是,在病程中患者曾接受 PET-CT 检查,未见该病灶有 FDG 代谢异常升高,这可能与靶向药物治疗下肿瘤活性受到抑制有关。

(三) GIST 肝转移的治疗策略选择

目前国内外指南共识均指出对于部分无法实施手术的 GIST 肝转移患者,动脉栓塞与射频消融治疗也可以考虑作为姑息治疗方式;而不宜接受局部治疗的局灶性进展患者,建议换用舒尼替尼治疗或伊马替尼增加剂量治疗。本病例中患者在靶向治疗过程中出现肝脏单个病灶进展,提示耐药可能已经发生,如果继续维持原方案靶向治疗,预计疾病将出现进一步进展。但是与广泛进展不同,患者并未出现腹盆腔或肝脏的多发转移,如果能对孤立的耐药病灶进行合适的处理,可以暂不换用二线靶向药物。对肝脏孤立转移灶的外科治疗包括手术切除及 RFA 等非手术治疗。考虑到转移灶的大小、部位,最终本案例两位患者接受了 RFA 治疗,术后恢复良好,体现了微创的优势。

病例 1 中患者也是在晚期治疗过程中,肝内部分病灶增大,做了数次 RFA 而没有更改药物治疗方案,肿瘤获得了长期控制的效果,实际从 RFA 治疗中获益。而病例 2 患者确诊结肠高危 GIST 接受手术至今 6 年,确诊肝转移接受射频消融术至今 4 年,目前带瘤生存,生活质量良好,疾病控制良好。在这整个过程中,毫无疑问靶向药物对延长患者生存起到极大的作用,但是肝转移灶的 RFA 治疗也发挥了相当积极的作用,避免了开放手术带来的巨大创伤,也避免了过早换用二线药物带来的不良反应和经济负担。

(四) 穿刺标本的合理利用

本病例中对肝转移灶进行了穿刺活检,并对活检标本进行了常规病理检查及各项免疫组织化学染色,最后由于组织量不足无法完成分子病理检测。其实耐药病灶的分子病理检测是相当重要的,对新发耐药突变的检出有助于指导合理的靶向药物选择。目前 GIST 病理学界对于活检标本的处理倾向于以最小的标本量完成足以确诊 GIST 的检测(如免疫组织化学染色标志物仅选择 CD117 及 DOG-1,这样可以留取足够的标本进行分子检测。

(五) 晚期肝转移 GIST 药物治疗下 RFA 的治疗价值

早在 2006 年,哈佛医学院的 Raut 学者就已经证实了晚期 GIST 患者的局部治疗的价值,其发表在 *JCO* 的一项研究显示,晚期 GIST 在药物治疗下,能够达到稳定或局部进展的患者,可在手术切除中获益,而广泛进展的患者并不能因手术延长生存,而是更适用于一种局部治疗——RFA。晚期 GIST 在药物治疗的整体控制下,若肝脏个别的病灶控制不佳,可积极适用局部治疗手段,包括 RFA、介入栓塞和无水酒精等治疗办法,大部分患者可从这些局部治疗中获益。病例 1 中患者也是在晚期治疗过程中,肝内部分病灶增大,做了数次 RFA 而没有更改药物治疗方案,患者获得了长期控制的效果,实际从 RFA 治疗中获益。

(撰稿人:邱海波　刘学超　杨琳希)

【专家点评】

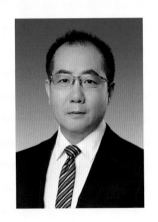

沈坤堂
教授、主任医师、博士研究生导师
复旦大学附属中山医院胃肠外科主任
中国抗癌协会胃肠间质瘤专业委员会常务委员
中国医师协会外科医师分会胃肠道间质瘤诊疗专业委员会
常务委员

2006 年 *JCO* 的一项研究中显示，晚期 GIST 在药物治疗下，稳定或局部进展的患者可在手术切除中获益，而广泛进展的患者并不能通过手术延长生存。而目前国内外指南共识均指出，对于部分无法实施手术的 GIST 肝转移患者，动脉栓塞与射频消融治疗也可考虑作为姑息治疗方式；而不宜接受局部治疗的局灶性进展患者，建议换用舒尼替尼治疗或伊马替尼增加剂量治疗。

在临床工作中，外科医师面对晚期 GIST 患者需要综合患者病情、依从性、经济状况、以往的手术过程以及自身经验和手术能力（尤其是应对术中突发事件能力），慎重规划治疗方案，既不能贸然施以不恰当的手术增加医疗风险和患者的痛苦，又不能对明知药物控制无效的晚期患者熟视无睹、冷漠拒绝。

【参考文献】

［1］中国临床肿瘤学会胃肠间质瘤专家委员会. 中国胃肠间质瘤诊断治疗共识 (2017 年版)[J]. 肿瘤综合治疗电子杂志 , 2018, 4(1): 31-43.

［2］中国医师协会外科医师分会胃肠道间质瘤诊疗专业委员会 . 中华医学会外科学分会胃肠外科学组 . 胃肠间质瘤规范化外科治疗中国专家共识 (2018 版)[J]. 中国实用外科杂志 , 2018, 38(9): 965-973.

［3］von Mehren M, Randall R L, Benjamin R S, et al. Soft Tissue Sarcoma, Version 2. 2018, NCCN Clinical Practice Guidelines in Oncology. J Natl Compr Canc Netw, 2018, 16(5): 536-563.

［4］陶凯雄 , 张鹏 . 胃肠间质瘤精准诊疗与全程化管理 [M]. 武汉 : 湖北科学技术出版社 , 2018.

［5］Jones R L, McCall J, Adam A, et al. Radiofrequency ablation is a feasible therapeutic option in the multimodality management of sarcoma [J]. Eur J Surg Oncol, 2010, 36(5): 477-482.

31 靶向药物不良反应处理——间质性肺炎

【关键词】

胃肠间质瘤;靶向治疗;间质性肺炎

【导读】

伊马替尼治疗胃肠间质瘤效果良好,绝大多数的胃肠间质瘤患者可从伊马替尼治疗中获益,但在服药过程会出现不良反应,有少部分患者由于出现严重的不良反应,导致伊马替尼不能耐受,而需要更换二线药物的治疗。靶向药物造成间质性肺炎主要是通过影响 *EGFR* 传导通路,其机制尚不完全清楚;其他化疗药物如吉西他滨和紫杉醇的肺毒性也有类似的表现。

病例 1

【病例摘要】

患者,女性,68 岁,1 个月前出现腹胀、乏力,无发热、恶心、呕吐等症状。近 1 个月来,腹胀未见明显改善,曾于当地医院给予抗炎、灌肠治疗,腹胀未见明显缓解,为进一步诊治来院,门诊行 CT 检查发现小肠及肝脏多发占位,以"小肠及肝脏占位"收入。

➤ 既往史及家族史

否认高血压病史,否认肝炎、结核等传染病史,否认心脏病、糖尿病史,否认外伤史,否认食物及药物过敏史,无输血史。否认恶性肿瘤家族史。

➤ 体格检查

体温 36.5℃,心率 79 次/min,血压 143/86mmHg,呼吸 20 次/min,全身皮肤黏膜无黄染,腹平坦,未见腹壁静脉曲张,有压痛,无反跳痛,肝、脾肋下未触及,Murphy 征(-),无移动性浊音,未触及肿块,肠鸣音正常。直肠指诊指套无染血,未触及肿块。

256

➤ 辅助检查

血常规:白细胞 7.45×10^9/L,红细胞 3.4×10^{12}/L↓,血红蛋白 92g/L↓,血小板 135×10^9/L,中性粒细胞百分比 58.3%,淋巴细胞百分比 33.7%。

血生化及肿瘤标志物:未见异常。

腹盆腔增强 CT:左侧腹部腹腔淋巴结肿大,下腹部局部肠管增厚,考虑小肠占位;肝脏多发占位,转移瘤可能性大,左肾上腺结节,不除外转移瘤。

➤ 初步诊断

1. 小肠占位性病变

2. 肝占位性病变:转移瘤?

3. 左肾上腺占位性病变:转移瘤?

【治疗过程】

(一)病例分析

患者为老年女性,全腹 CT 提示小肠及肝脏占位性病变,患者目前腹胀严重,保守治疗无效。为明确占位性质,遂行"开腹探查术"。

(二)治疗方案

患者入院后完善术前准备,给予手术治疗,术中探查,腹腔多发大小不一转移结节。行腹腔肿瘤切除及肠切除肠吻合术,术中顺利,术后恢复良好。

(三)术后病理及基因检测

术后病理:(小肠)胃肠间质瘤,核分裂象 >5 个/50HPF,Ki-67(Li:50%),按改良 NIH 危险度分级:高危。

免疫组织化学染色:CD117(+),CD34(+),DOG-1(+),SMA(-),S-100(-)。

基因检测:c-KIT 基因外显子 11 突变,突变类型为 557C、558-559 密码子缺失突变。

【预后】

根据患者病理及基因检测结果,考虑伊马替尼治疗效果好,给予 400mg/d 口服,患者服药 2 个月后出现逐渐出现呼吸费力、咳嗽、胸痛等症状就诊后,听诊可闻及双肺底爆裂音,完善肺部 CT 检查,考虑为间质性肺炎,于呼吸内科住院治疗。

根据伊马替尼说明书描述,伊马替尼治疗过程中可能引起间质性肺炎,因此停用伊马替尼,对症治疗半个月后症状缓解。出院后患者继续口服伊马替尼并减量至 300mg/d,半个月后再次因间质性肺炎住院治疗。考虑患者应用伊马替尼治疗出现严重的不能耐受的不良反应,且患者存在肝脏转移瘤,给予更换二线药物舒尼替尼治疗(图 31-1)。

患者换用伊马替尼 37.5mg/d 口服后,未再出现间质性肺炎相关症状,并且患者对舒尼替尼耐受性尚可。复查 CT 患者腹腔肿瘤未见复发,肝脏肿瘤控制稳定,腹腔内腹水逐渐消失(图 31-2)。

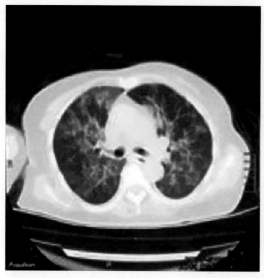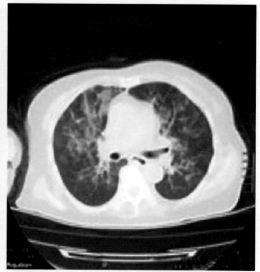

图 31-1　间质性肺炎

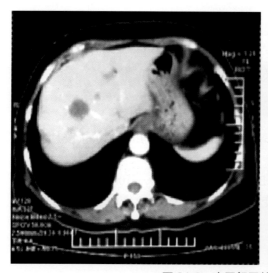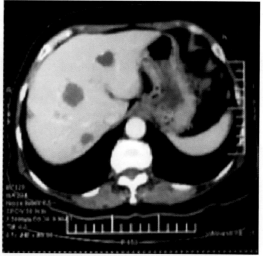

图 31-2　应用舒尼替尼治疗 2 个月后 CT

近期连续复查肝脏超声,肿瘤稳定。

病例 2

【病例摘要】

患者,女性,63 岁,2006 年 6 月因"右侧腹部疼痛"就诊,患者于当地肿瘤医院检查发现子宫肌瘤,行妇科手术探查发现小肠肿物,未见肿瘤破裂与腹膜、肝脏转移,施行肿瘤完整切除术。术后病理:(小肠)胃肠间质瘤,大小 4cm×3cm,核分裂象 >5 个 /50HPF。免疫组织化学染色 CD117(+),DOG-1(+),Desmin(−),SMA(−),S-100(−)。基因检测提示 *c-KIT* 外显子 11 点突变。术后口服伊马替尼 600mg/d 治疗,45 天后出现轻度胸闷,胸部 CT 显示双肺轻度间质改变伴胸腔积液(图 31-3)。

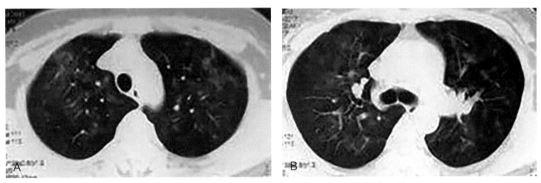

图 31-3 胸部 CT 显示双肺轻度间质改变伴胸腔积液

将伊马替尼减量为 400mg/d,胸闷症状加重并出现发热,复查胸部 CT 提示双肺弥漫性磨玻璃样改变(图 31-4)。

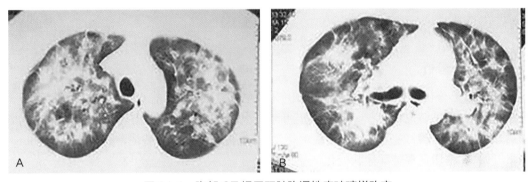

图 31-4 胸部 CT 提示双肺弥漫性磨玻璃样改变

停止伊马替尼治疗并给予对症治疗后,双肺间质性病变好转(图 31-5)。

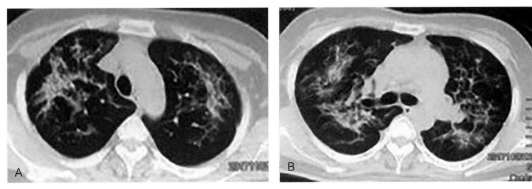

图 31-5 双肺间质性病变好转

患者停止伊马替尼治疗后约1年后复查CT发现盆腔多发转移,就诊于北京大学肿瘤医院消化肿瘤内科。

➤ 既往史及家族史

否认高血压病史,否认肝炎、结核等传染病史,否认心脏病、糖尿病史,否认外伤史,否认食物及药物过敏史,无输血史。否认遗传病史。

➤ 体格检查

轻度贫血貌,全身皮肤黏膜无黄染,腹平坦,未见腹壁静脉曲张,未见肠型,腹软,有压痛,无反跳痛,肝、脾肋下未触及,Murphy征(-),无移动性浊音,未触及肿块,肠鸣音正常,未闻及气过水声。

➤ 辅助检查

血常规:白细胞 6.45×10^9/L,红细胞 3.6×10^{12}/L ↓,血红蛋白 106g/L ↓,血小板 148×10^9/L,中性粒细胞百分比 66.5%,淋巴细胞百分比 31.5%。

➤ 初步诊断

1. (小肠)胃肠间质瘤术后
2. 间质性肺炎
3. 子宫肌瘤
4. 轻度贫血

【治疗过程】

(一) 病例分析

结合病史分析既往肺间质纤维化与伊马替尼治疗相关,目前 GIST 盆腔多发转移不适合手术治疗,伊马替尼治疗预计有效但很可能再次导致间质性肺炎出现,与患者家属充分沟通后建议改为舒尼替尼 37.5mg/d 二线治疗,如希望再次尝试伊马替尼治疗,建议从 300mg/d 剂量开始,并密切观察肺部症状变化。

(二) 治疗方案

患者尝试伊马替尼 300mg/d 治疗半月余后自觉轻度喘憋,复查 CT 提示左肺少量磨玻璃结节影,考虑再次出现药物相关性肺间质性肺炎,更换为舒尼替尼 37.5mg/d 治疗。

【预后】

复查病灶较前略缩小,胸部 CT 未见明显肺间质改变,但手足综合征不良反应明显,导致舒尼替尼减量为 25mg/d 与 37.5mg/d 交替服用,患者断续服药至今,2019 年 3 月复查 CT 提示盆腔病灶处于稳定状态,亦无肺间质改变。

【经验与体会】

伊马替尼的不良反应是决定患者服药依从性的重要因素之一,很多患者由于药物的不良反应处理不当,依从性降低,从而影响治疗效果。间质性肺炎是呼吸科较难治疗的一种疾病,绝大部分预后不佳,急性期最短两周内死亡,发展慢者可长达20年以上。如不进行及时处理,多数患者最终死于呼吸衰竭。极少数患者经治疗后病情稳定,长期缓解。其病因很多,常见的有环境、职业、物理和化学因素,例如接触石棉、矿物粉尘、服用药物、吸入有害气体等,或一些风湿免疫性疾病。对比常见的胃肠道反应、水肿与皮疹等不良反应,间质性肺炎是伊马替尼治疗期间少见的不良反应之一,但一旦发生,大部分患者需住院治疗,甚至危及生命。由于GIST较少发生肺转移,肺部的检查并非为临床常规,因此临床诊疗过程中易忽略肺间质纤维化的发生与诊治。本中心诊治的数千例GIST中,仅遇到4例肺间质纤维化患者,这与文献报道的总体发生率是基本吻合的。上述两例患者属于较为严重的肺间质纤维化,其发生时间与文献报道亦是吻合的。抛开病例2患者初始治疗剂量选择不当的因素,其发生肺间质纤维化的时间与病程演变显示出其与伊马替尼治疗具有明显的相关性。同时,在服药后首次CT中已见到双肺出现轻度的间质改变,从治疗角度讲,当时应考虑到伊马替尼治疗相关的不良反应可能,并应立即终止伊马替尼治疗,可能会避免随后出现的肺损伤加重。上述两例患者停药后病情可缓解,因此可以判定其发生间质性肺炎的原因为药物所致。对于这类出现严重不良反应的患者,应果断选择停药后再进一步处理,如继续应用伊马替尼可导致患者间质性肺炎反复发作,可能出现严重的肺纤维化,最终引起呼吸衰竭。由于当时还未施行伊马替尼血药浓度测定,因此只能选择舒尼替尼二线治疗。

血药浓度的测定是评价药物生物利用度的一项重要指标,同时我们也发现,血药浓度越高患者的不良反应往往越重。通过血药浓度的测定,一方面我们可以知道患者对伊马替尼的生物利用度;另一方面,对于不良反应比较严重的患者,也可以通过血药浓度的测定来调整用药的剂量,以达到降低不良反应的效果,从而让患者能够更好地服用药物,治疗疾病。

(撰稿人:寇有为　李健)

【专家点评】

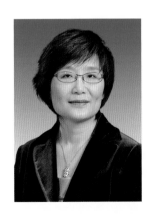

沈琳

教授、主任医师、博士研究生导师

北京大学肿瘤医院副院长、消化肿瘤内科主任、北京市肿瘤防治研究所副所长

中国医师协会外科医师分会多学科综合治疗专业委员会共同主任委员

中国抗癌协会胃癌专业委员会副主任委员

中国女医师协会临床肿瘤学专业委员会副主任委员

中国临床肿瘤学会血管靶向治疗专家委员会副主任委员

肺间质纤维化,也称为间质性肺炎,伊马替尼导致的肺间质纤维化报道发生率约为0.5%,此外吉非替尼、阿法替尼等众多小分子酪氨酸激酶抑制剂治疗中也有发生间质性肺炎

的报道。伊马替尼导致的肺间质纤维化多在终止伊马替尼治疗后获得逆转,并未遗留严重的并发症,因此发生类似的不良反应无需过于紧张,治疗关键在于及早评估并准确诊断,一旦诊断为酪氨酸激酶抑制剂导致的肺损伤,需立即停用酪氨酸激酶抑制剂。

目前临床面临的问题在于一旦确定为伊马替尼导致的肺间质纤维化,在患者肺损伤恢复后,伊马替尼是否能继续用于后续治疗?本中心4例患者中,1例轻度肺间质纤维化患者重新使用伊马替尼治疗未再次发生肺损伤,其余3例相对严重的肺间质纤维化患者均更换了二线治疗药物。因此,对伊马替尼治疗发生肺间质纤维化患者的后续治疗,需结合GIST患者病情需求、肺基础疾病状态、肺间质纤维化严重程度、患者治疗意愿与需求等多方面因素综合考虑,及时更换为二线药物治疗,在后续治疗中也应密切监测胸部CT的变化。

【参考文献】

［1］ SUZUKI H, AOSHIBA K, YOKOHORI N, et al. Epidermal growth factor receptor tyrosine kinase inhibition augments a murine model of pulmonary fibrosis [J]. Cancer Res, 2003, 63: 5054-5059.

［2］ TORRISI J M, SCHWARTZ L H, GOLLUB M J, et al. CT findings of chemotherapy-induced toxicity: what radiologists need to know about the clinical and radiologic manifestations of chemotherapy toxicity [J]. Radiology, 2011, 258: 41-56.

［3］ IRITANI E, KONDO M, KANEMURA T, et al. Drug-induced pneumonia that may have been caused by imatinib mesylate administered for gastrointestinal stromal tumor [J], 2007, 45(7): 577-581.

［4］ 中国临床肿瘤学会胃肠道间质瘤专业委员会. 中国胃肠道间质瘤诊断治疗共识 (2017 年版)[J]. 肿瘤综合治疗电子杂志, 2018, 4(1): 31-43.

特殊患者篇

32 高龄(>80岁)GIST

【关键词】

　　胃肠间质瘤;高龄;冠脉搭桥;手术

【导读】

　　随着老年人口的逐年增加,人口老龄化已经成为我国日益严峻的社会问题。GIST 好发于中老年,其中高龄 GIST 患者的临床特征及治疗有一定特殊性,需要引起临床医师重视。由于高龄 GIST 患者普遍存在就诊延迟,临床确诊时往往症状已经明显,肿瘤分期偏晚;加之老年患者往往合并各类慢性病或器官功能不全,治疗更加困难。对于部分合并内脏功能显著不全的老年 GIST 患者,需要通过多学科协作(MDT)来开展诊疗。

【病例摘要】

　　患者,男性,83 岁,2016 年 5 月 11 日因"反复黑便 2 个月伴头晕乏力"于当地医院就诊,胃镜诊断考虑 GIST 可能,收治入院拟行外科手术。术前冠状动脉 CT 造影提示冠脉粥样硬化,左前降支近段局限闭塞,右冠脉近段局部管腔重度狭窄,余管腔多发轻度狭窄,主诊医师考虑外科手术风险较大,暂不考虑手术治疗。2016 年 7 月 27 日至上海交通大学医学院附属仁济医院就诊并接受冠脉造影,提示冠心病,冠脉三支严重病变。因患者冠脉三支严重病变,合并有胃 GIST 伴慢性出血,经多学科讨论后决定同期手术,收治入院。

　　➤ 既往史及家族史

高血压史 20 余年,平素药物控制可。否认药物过敏史;父母已故,家族中无类似病史。

　　➤ 体格检查

生命体征平稳,贫血貌,皮肤黏膜无黄染。腹部平坦,未见胃肠型及蠕动波。腹软,无压痛反跳痛,未及腹部包块,无肌紧张;肠鸣音正常。

　　➤ 辅助检查

外院胃镜:胃小弯侧 4.0cm×4.0cm 占位病灶,凸向腔内,顶端溃疡,上覆污苔,黏膜脆,触之易出血。镜下诊断:胃占位,GIST 可能。

外院上下腹增强CT：胃小弯侧GIST可能（3.5cm×3.2cm），伴周围淋巴结肿大，胆囊结石，胆囊炎（图32-1）。

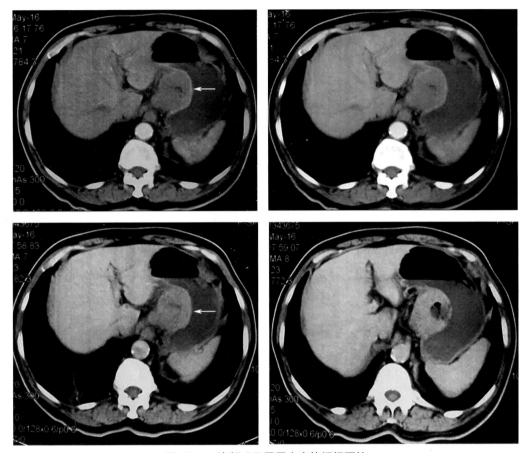

图 32-1　腹部 CT 见胃小弯软组织团块

外院心脏多普勒彩色超声：左心房增大，室间隔基底段增厚，二尖瓣及主动脉瓣钙化，左心室收缩功能正常，左心室舒张功能减退，左心射血分数为63%；

笔者单位冠脉造影：冠心病，冠脉三支严重病变，前降支中段第一对角支发出后闭塞，回旋支中端第一钝缘支发出后闭塞，右冠脉开口处狭窄95%（图32-2）。

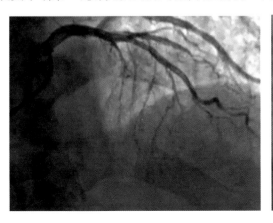
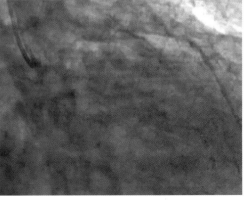

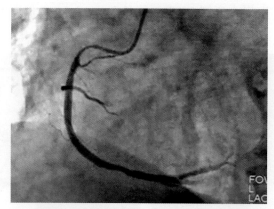

图 32-2　冠脉造影显示冠脉三支严重病变

➢ 初步诊断

1. 胃小弯占位性病变:GIST 可能性大
2. 冠状动脉粥样硬化多支病变
3. 高血压 3 级　很高危
4. 胆囊结石

【治疗过程】

(一) 病例分析

患者为高龄男性,因消化道出血就诊。胃镜及影像学提示胃小弯侧 GIST,手术指征明确。但患者一般情况较差,冠脉三支严重病变,手术风险巨大。多学科讨论认为患者合并消化道出血,如行冠脉支架置入术则术后抗凝治疗会加重消化道出血。胃肿瘤未见转移,评估可切除,考虑同期行冠脉搭桥及胃 GIST 切除术。因全身麻醉及手术风险大,围手术期需严密监护。

(二) 治疗方案

于 2016 年 8 月 15 日在全麻下行不停跳冠状动脉旁路移植术。术见各冠脉病变同造影。主动脉钙化严重。手术常规操作,因左乳内动脉(LIMA)血流不佳,弃用。在易扣、分流栓、不停跳搭桥固定器辅助下,行冠状动脉旁路移植术。随后行胃 GIST 切除术,术中见肿瘤位于胃贲门下方小弯侧,直径 4.5cm,表面伴溃疡出血。沿胃底大弯侧分离胃体,游离贲门左侧,于肿块周围断扎肝胃韧带,切开小弯侧胃壁浆膜,沿肿块包膜外完整切除肿块;以 2-0 可吸收线连续缝合胃壁黏膜,间断缝合浆肌层;手术顺利,术后抗感染、强心、扩冠脉和抗血小板等治疗(图 32-3)。

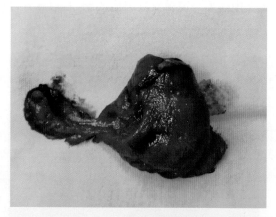

图 32-3　肿瘤标本大体观

（三）术后病理及基因检测

病理诊断：胃 GIST，大小 4.0cm×3.0cm×2.5cm，核分裂象 <2 个 /50HPF，按改良 NIH 危险度分级为：低危。

免疫组织化学染色：CD117（+/−），CD34（+），DOG-1（+），SMA（−），S-100（−），Ki-67（+/−），ALK（−），β-catenin（+）。

基因检测：*c-KIT* 基因第 11 外显子突变，第 555 密码子杂合性突变，GTA>CCA，导致缬氨酸改变为脯氨酸，第 556 密码子杂合性突变，CAG>CAT，谷氨酰胺改变为组氨酸，第 557~559 密码子丢失，导致编码氨基酸色氨酸、赖氨酸和缬氨酸缺失。*c-KIT* 基因第 9、13、17 及 *PDGFRA* 基因第 12、18 外显子均为野生型。

【预后】

患者于术后 5 天进食半流质饮食，术后 12 天拔管出院。病理证实为低危胃 GIST，未进行伊马替尼辅助治疗。截至 2018 年 12 月中旬，门诊及电话随访，患者生活质量良好，未诉明显不适。

【经验与体会】

本病例中的高龄患者本已在外院收治，拟行外科手术，术前心脏彩超检查射血分数大于 60%，并未显示明确的手术禁忌。但在麻醉科术前访视询问病史时，患者反映存在劳累后胸痛症状，故主诊医师暂停了手术，加做了 CT 冠脉造影，发现了冠状动脉严重病变，避免了贸然施以外科手术。如果在术前评估的环节中没有做到细致全面，后果可能不堪设想。

消化道恶性肿瘤及冠脉病变都是需要限期处理的情况，在上述两种病变合并存在时以何种病情作为优先处理对象要根据实际情况决定。冠脉多支病变随时有心源性猝死可能，应优先处理。GIST 生物学行为相对惰性，如果本例患者并无肿瘤引起溃疡出血，可以考虑先行冠脉支架置入术，待心脏病情稳定后限期行胃肿瘤切除术。然而本例患者存在消化道出血，冠脉支架置入后需要进行的抗凝治疗会加重消化道出血，治疗上存在矛盾，也是本病例治疗上的难点所在。最后结果显示同期行冠脉搭桥手术及胃肿瘤切除术是本病例合理的治疗选择。

围绕本病例中高龄患者的诊疗方案，本院组织了前后两次多学科（MDT）讨论，第一次讨论后决定先行冠脉造影明确冠脉病变严重程度，第二次讨论根据冠脉造影结果决定同期手术并落实了具体的实施方案。胃肠外科、心内科、心外科、麻醉科、重症医学科、肿瘤科、消化科和临床营养科等相关科室全程参与了本病例的多学科协作诊疗。在整个治疗过程中，各学科多方无缝协作，为治疗展开缜密的围手术期准备工作，确保了治疗的成功。患者从 MDT 讨论中有机会获得最佳治疗选择，多位专家共同制订的治疗方案也有效降低了医疗风险。

本例 GIST 位于贲门下方小弯侧，直径 4cm 左右，最终选择的手术方案是先行冠脉搭桥手术，后行腹部手术。腹部手术为开腹胃肿瘤切除术（胃壁切开沿肿瘤包膜外完整切除）。

术式选择时考虑到以下几点：①冠脉搭桥手术风险大于腹部手术，且是无菌手术，需要优先处理，且先行冠脉搭桥手术将手术过程中心血管意外的风险降到最低；②患者高龄，心肺功能不全，冠脉搭桥后，不考虑行腹腔镜手术；③选择最直接有效的开腹手术方式，避免手术时间过于延长，避免过大的手术创伤对患者的打击。

（撰稿人：马欣俐）

【专家点评】

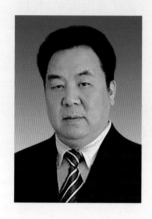

廖国庆

教授、主任医师、博士研究生导师

中南大学湘雅医院普外科教授、外科手术学教研室主任

中华医学会外科学分会胃肠外科学组委员

中国医师协会外科医师分会微创外科医师委员会常务委员

中国医师协会外科医师分会胃肠道间质瘤诊疗专业委员会常务委员

中国抗癌协会胃肠间质瘤专业委员会常务委员

GIST 临床表现无特异性，老年患者就诊相对较晚，常合并呼吸系统疾病及循环系统疾病，手术风险相对较大。另外老年患者营养状况差，术后恢复慢，同时基础疾病也严重影响患者的恢复。老年患者术后生活质量低，依从性差，不能定期随访。因此针对老年 GIST 患者，应努力提高早期诊断率，术前明确诊断，充分评估患者手术风险，积极行多学科会诊以降低患者手术风险；术后给予合理规范的综合治疗，改善老年 GIST 患者的预后。

【参考文献】

［1］徐庆春，杭健 . 老年胃肠道间质瘤的诊治特点分析 [J]. 中华全科医学，2008, 6(8): 787-788.

［2］邓海权 . 老年胃肠道间质瘤的临床特点及其对患者术后生存状况的影响 [J]. 实用癌症杂志，2014, 29(7): 779-782.

［3］中国研究型医院学会消化道肿瘤专业委员会，中国医师协会外科医师分会多学科综合治疗专业委员会 . 胃肠间质瘤多学科综合治疗协作组诊疗模式专家共识 [J]. 中国实用外科杂志，2017, 37(1): 39-41.

［4］曹晖，汪明 . 多学科合作模式在胃肠间质瘤诊治中的价值与实施 [J]. 中华胃肠外科杂志，2012, 15(3): 231-233.

33　青少年 GIST

【关键词】

胃肠间质瘤；青少年；野生型；*SDH*

【导读】

胃肠间质瘤是消化道最常见的间叶源性肿瘤，常见于 40 岁以上的成年人。青少年 GIST，尤其是儿童 GIST 具有与成年 GIST 不同的临床病理特点。儿童 GIST 病例占所有 GIST 的 1%~2%，主要位于胃，常呈多结节状，组织学形态以上皮样型或混合型为主。青少年 GIST 局部淋巴结转移较为常见，基因检测通常为野生型。尽管其肝转移和腹腔转移率较高，但总体病程较为惰性，诊断、治疗及随访策略均有其特殊性。

【病例摘要】

患者，男性，25 岁，于 2017 年 11 月因"黑便伴头晕、心慌 4 天"就诊于当地医院，实验室检查结果不详，行胃镜示：胃黏膜下肿物并表面破溃，予对症支持处理及输血治疗后好转。11 月 26 日为进一步治疗，就诊于复旦大学附属中山医院，门诊以"胃占位性病变：GIST 可能"收入。

➤ 既往史及家族史

10 年前因车祸外伤行开颅手术，无后遗症，否认药物过敏史；父母健在，家族中无类似病史。

➤ 体格检查

生命体征平稳，皮肤黏膜无黄染、无苍白，全身浅表淋巴结未及。腹部平坦，全腹无压痛、反跳痛，无肌紧张，未触及包块；肝脾肋下未及。肠鸣音 4 次 /min，无气过水声。直肠指诊：肠壁及直肠膀胱陷凹未触及肿块，退指后指套未见染血。

➤ 辅助检查

血常规：白细胞 8.30×10^9/L，红细胞 3.81×10^{12}/L，血红蛋白 90g/L ↓，血小板 260×10^9/L，中性粒细胞百分比 77.6%，淋巴细胞百分比 15.9%。

血生化及肿瘤标志物:未见明显异常。

腹盆腔增强 CT:胃充盈不佳,胃体见稍不规则软组织影,主要位于黏膜下,最大横截面约 3.1cm×2.6cm,增强后明显不均匀强化,门脉期持续强化并趋向均匀(图 33-1);余未见异常。

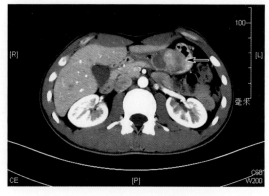

图 33-1 术前 CT 表现,胃部肿块

➤ 初步诊断

1. 胃体占位性病变:GIST 可能
2. 轻度贫血

【治疗过程】

(一)病例分析

患者为青年男性,以"消化道出血"就诊。检查发现胃部肿块,考虑胃肠间质瘤可能性大,但也需要与其他疾病相鉴别,如胃癌、胃淋巴瘤、胃平滑肌瘤等。现患者一般情况可,术前评估原发肿瘤可切除,应行外科手术治疗,根据术后病理决定后续治疗方案。

(二)治疗方案

于 2017 年 11 月 28 日行"腹腔镜下胃胃肠间质瘤切除 + 幽门成形术"。术中所见:肝、脾、小肠、结肠及腹盆腔未见肿瘤转移,胃小弯侧见一结节状肿块,肿瘤突向胃腔内。手术过程顺利。术中快速病理:(胃)梭形细胞肿瘤,倾向胃肠间质瘤,切缘未见肿瘤累及。

(三)术后病理及基因检测

术后标本大体观:部分胃切除标本,大小 5.5cm×4.5cm×2.5cm,黏膜下见一灰白结节状肿块,大小 4.5cm×2.5cm×2.5cm,边界尚清(图 33-2)。

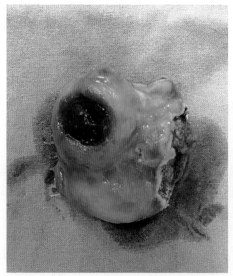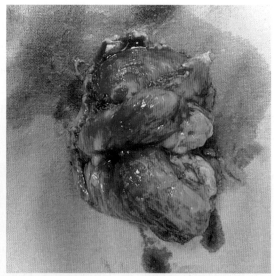

图 33-2 术后标本大体表现

病理诊断:(胃)胃肠间质瘤,混合细胞型,细胞丰富,轻 - 中度异型,核分裂象约 2~3 个 / 50HPF,符合富于细胞的交界性胃肠间质瘤。切缘未见肿瘤累及。改良 NIH 危险度分级:低危。

免疫组织化学染色:CD117(+),CD34(部分 +),desmin(+),DOG-1(+),Ki-67(Li:2%),NSE(+),S-100(−),SDHA(+),SDHB(−),SMA(+)。

基因检测:*c-KIT* 基因第 9、11、13、17 外显子无突变;*PDGFRA* 基因第 12、18 外显子无突变。

【预后】

患者术后恢复可,顺利出院。未予进一步治疗。术后 2 个月复查 CT 无特殊(图 33-3)。截至 2018 年 10 月,随访 11 个月,患者无明显不适,未发现明显肿瘤复发转移迹象。

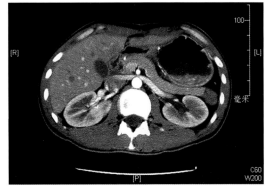

图 33-3　术后随访未发现复发转移

【经验与体会】

当胃肿物考虑为胃肠间质瘤时,除非有术前活检适应证,否则不推荐进行常规活检。GIST 起源于 Cajal 间质细胞(interstitial cells of Cajal,ICC),一般为黏膜下肿物,胃镜下表现缺乏诊断特异性。因此,临床诊断主要依靠影像学检查。胃间质瘤典型 CT 表现为胃腔内或外实质性、边界清楚、密度均匀或不均匀的肿块,有时可见灶性钙化。增强后肿块可呈周边性或均匀一致性强化,较大的间质瘤可伴有坏死、囊变,表现为大小不一、不规则的液气区,围以厚度不一的肿瘤组织,可发现肝、腹腔等转移,但通常无明显转移性淋巴结增大。在 MRI 中 T1WI 呈不均质等信号,T2WI 呈稍高信号,增强后不均匀强化。低度恶性者边缘清楚,无周围器官受侵。高度恶性者境界不清,并可侵及胰尾、脾等。多方位成像有助于观察肿瘤与胃壁的关系。

该病例为青年患者,改良 NIH 危险度分级:低危,基因检测提示 *c-KIT* 和 *PDGFRA* 野生型,同时免疫组织化学染色显示 SDHB 缺失。青少年 GIST 的肝转移率和腹腔转移率较高,但其生物学特性相对而言较为惰性。而对于 *SDH* 缺陷型 GIST,核分裂象不能作为危险度评估指标,核分裂象少的可发生肝转移,核分裂象多的却可不转移;另一特点是发生转移的间隙期较长,因此长期规律随访十分必要。建议按照《中国胃肠间质瘤诊断治疗共识(2017 年版)》里中高危患者的标准来进行随访检查:每 3 个月进行 CT 或 MRI 检查,持续 3 年,然后每 6 个月 1 次,直至 5 年;5 年后每年随访 1 次。由于 *SDH* 缺陷型 GIST 也可能是 Carney 三联征及 Carney-Stratakis 综合征的表现之一,因此在后续随访中应关注肺部软骨瘤可能性,至少每年进行 1 次胸部 CT 检查,在出现相关症状情况下应进行 ECT 骨扫描。

(撰稿人:傅敏)

【专家点评】

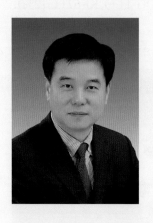

陶凯雄

教授、主任医师、博士研究生导师

华中科技大学同济医学院附属协和医院普外科主任、胃肠外科主任

中华医学会外科学分会胃肠外科学组委员

中国研究型医院学会机器人与腹腔镜外科专业委员会副主任委员

中国研究型医院学会结直肠肛门外科专业委员会副主任委员

中国临床肿瘤学会胃肠间质瘤专家委员会常务委员

湖北省医学会腹腔镜外科分会主任委员

青少年 GIST 大部分属于 *SDH* 缺陷型,有其特有的生物学特征,基因遗传学上缺少 *c-KIT* 和 *PDGFRA* 基因突变,发生机制与 SDH 复合物的功能缺失有关。*SDH* 缺陷型 GIST 的生物学行为及治疗方案与普通型有很大差异。生物学行为方面,*SDH* 缺陷型 GIST 不能以普通型 GIST 的标准(肿瘤体积、核分裂象计数和增殖指数 Ki-67)进行生物学行为评估。*SDH* 缺陷型 GIST 核分裂象的多少与肿瘤发生转移的风险无明确关系;易发生淋巴结及肝脏的转移,但转移后临床病程进展较慢,生存时间较长。在治疗上,*SDH* 缺陷型 GIST 最佳的治疗方案是手术完整切除原发肿瘤及区域淋巴结和网膜病灶,后续的辅助治疗无标准化药物推荐。对于出现肝脏转移灶而无法手术的患者,甲磺酸伊马替尼效果不佳,需要选用二线的多激酶抑制剂苹果酸舒尼替尼等,但治疗经验仍然有限,推荐用于病情进展时,而不是常规术后使用。

有研究表明,SDHB 的缺失表达及胰岛素样生长因子 1 受体(IGF1R)过表达是 *SDH* 缺陷型 GIST 的共同特点。在无 SDH 活性的野生型 GIST,HIF1α 上调可能会通过 IGF1R 和血管内皮生长因子受体(VEGFR)导致生长信号的增加。因此,HIF1α、IGF1R 和 VEGFR 有望成为 *SDH* 缺陷型 GIST 治疗的新靶点。*SDH* 缺陷型 GIST 易发生淋巴结及肝脏转移,在术后随访方面我们应该更加重视,建议终身随访。同时我们应该强化对基因检测的重视,制订符合患者病情的个体化治疗方案。

【参考文献】

[1] MIETTINEN M, LASOTA J, SOBIN L H. Gastrointestinal stromal tumors of the stomach in children and young adults: a clinicopathologic, immunohistochemical, and molecular genetic study of 44 cases with long-

term follow-up and review of the literature [J]. Am J SurgPathol, 2005, 29(10): 1373-1381.

[2] PRAKASH S, SARRAN L, SOCCI N, et al. Gastrointestinal stromal tumors in children and young adults: a clinicopathologic, molecular, and genomic study of 15 cases and review of the literature [J]. J Pediatr Hematol Oncol, 2005, 27(4): 179.

[3] AGARAM N P, LAQUAGLIA M P, USTUN B, et al. Molecular characterization of pediatric gastrointestinal stromal tumors [J]. Clin Cancer Res, 2008, 14(10): 3204-3215.

[4] 中国临床肿瘤学会胃肠间质瘤专家委员会 . 中国胃肠间质瘤诊断治疗共识 (2017 年版)[J]. 肿瘤综合治疗电子杂志 , 2018, 4(1): 31-43.

[5] REGE T A, WAGNER A J, CORLESS C L, et al."Pediatric-type"gastrointestinal stromal tumors in adults: distinctive histology predicts genotype and clinical behavior [J]. Am J Surg Pathol, 2011, 35(4): 495.

[6] 郭启勇 , 刘爱连 . 消化系统影像学诊断手册 [M]. 南京 : 江苏凤凰科学技术出版社 , 2015.

34 GIST 术后出现
并发症(胃瘫)

【关键词】

胃肠间质瘤;手术;并发症;胃瘫

【导读】

胃瘫是指腹部手术后继发的非机械性梗阻因素引起的以胃排空障碍为主要征象的胃动力紊乱综合征。胃瘫是腹部手术,尤其是胃十二指肠术后常见并发症之一。胃瘫一旦发生,常持续数周甚至更长时间,目前尚缺乏有效治疗方法。由于胃 GIST 的外科治疗原则不要求进行过多的胃切除和淋巴结清扫,一般采取胃部分切除或楔形切除,取得切缘阴性即可实现根治性切除。胃 GIST 术后有一定概率发生胃瘫,但目前其发生机制尚有待研究。

病例 1

【病历摘要】

患者,女性,69 岁,2014 年 4 月 20 日无明显诱因出现上腹部胀痛不适,伴反酸嗳气,无恶心、呕吐、呕血、黑便等症状,进食后胀痛有所好转,当地医院行 CT 检查示:胃幽门区占位性病变。患者为求进一步治疗,遂前往华中科技大学同济医学院附属协和医院胃肠外科门诊就诊,门诊以"胃幽门占位性病变"收入院。

➤ 既往史及家族史

既往身体状况一般,高血压病史 2 年余,最高 160/90mmHg,自行口服药物控制良好,1991 年行子宫肌瘤切除术,术中输血。否认肝炎、结核或其他传染病史,否认药物及食物过敏史;家族中无类似病史。

➤ 体格检查

腹部平坦,未见胃肠型及蠕动波。腹部触诊未见明显异常,无压痛及反跳痛,未触及包块,肝脏脾脏肋下未触及,腹部叩诊无移动性浊音,肠鸣音正常。

➤ 辅助检查

血常规：白细胞 4.11×10^9/L，红细胞 4.13×10^{12}/L，血红蛋白 126g/L，血小板 111×10^9/L，中性粒细胞百分比 57.34%，淋巴细胞百分比 28.4%。

血生化：总胆红素 45.3μmol/L ↑，直接胆红素 29.3μmol/L ↑，谷丙转氨酶 32U/L，谷草转氨酶 133U/L ↑，总蛋白 70.0g/L ↓，白蛋白 40.0g/L ↓，肌酐 54.8μmol/L，尿素氮 3.5mmol/L，钠 140.0mmol/L，钾 3.40mmol/L ↓，氯 108.0mmol/L。

肿瘤标志物：正常。

2014 年 5 月电子胃镜示：胃窦小弯侧 - 胃角见葫芦状巨大隆起，凸向胃腔，表面光滑。超声扫描示隆起源于固有肌层，病灶切面大小约 4.8cm × 2.5cm，胃壁外侧未见明显肿大淋巴结（图 34-1）。

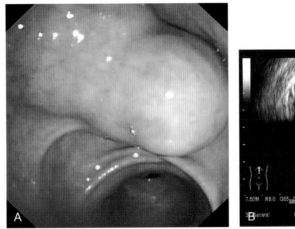
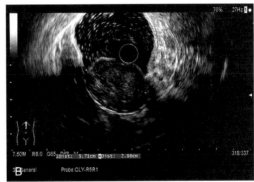

图 34-1　术前胃镜提示胃窦小弯侧 - 胃角肿物
A. 胃窦小弯侧 - 胃角隆起；B. 超声扫描示隆起源于固有肌层

胃、下腹、盆腔 CT 平扫 + 增强示：①胃幽门占位性病变，部分突向十二指肠球部，略呈哑铃型，边界清楚，约 5.1cm × 3.6cm。考虑间叶源性肿瘤，胃肠间质瘤可能；②肝脏、胰腺、双肾未见异常（图 34-2）。

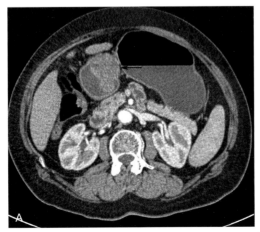
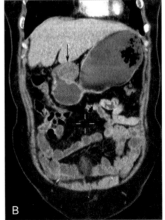

图 34-2　术前增强 CT 提示胃幽门占位性病变
A. 横切面；B. 冠状面

▶ 初步诊断

1. 胃占位性病变:GIST 可能
2. 高血压 2 级　高危

【治疗过程】

(一) 病例分析

患者为老年女性,以"上腹部胀痛不适"就诊,通过电子胃镜及腹部 CT 检查考虑胃肿瘤性病变,胃肠间质瘤可能性大。患者术前检查发现肝功能较差,总蛋白及白蛋白较低,给予护肝支持治疗后,肝功能有所改善。原发肿瘤位于胃幽门部,大小约 5cm×3cm,评估可切除,应行外科手术治疗,术后行病理检查明确肿瘤性质,并指导术后的治疗。

(二) 治疗方案

2014 年 5 月 23 日行手术治疗,术中胃幽门区可见大小约 5cm×3cm 质硬肿块,突向黏膜表面,位置固定,活动度可,与周围组织界限尚清,周围未见肿大淋巴结,在保证根治性切除前提下,行腹腔镜下保留幽门的胃部分切除术,手术过程顺利(图 34-3)。

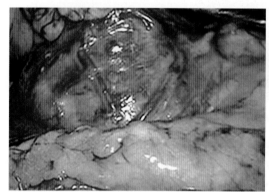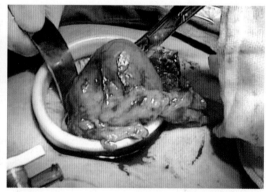

图 34-3　术中照片

(三) 术后病理检测

术后病理:(胃)胃肠间质瘤,大小约 5.3cm×2.8cm,核分裂象 <5 个 /50HPF,按改良 NIH 危险度分级:中危。大弯侧淋巴结(3 枚)切片上未见肿瘤转移,两侧手术切缘片上未见肿瘤累及。免疫组织化学染色:CD117(+),CD34(+),DOG-1(+),SMA(-),S-100(-),Ki-67(Li:2%)。

基因检测:患者因经济原因拒绝。

【预后】

患者术后 7 天出院,因经济原因,术后未行靶向治疗。术后 10 天患者出现进食后呕吐,伴腹胀、反酸嗳气等不适,行上消化道碘水造影提示:胃呈钩形,胃窦 - 幽门处梗阻,梗阻端边缘毛糙,碘水难以通过梗阻端,近端胃未见明显异常,考虑术后并发胃瘫(图 34-4),患者再次入院治疗。为减轻患者痛苦,选用三腔一体胃管同时进行胃肠减压及鼻饲,行肠内营养支持治疗。此外给予胃肠动力药促进胃蠕动,禁食水,纠正水电解质酸碱平衡紊乱。综合治疗1 个半月后,症状明显改善,逐渐恢复流质饮食。2014 年 8 月复查上消化道碘水造影示:胃节段切除术后,吻合口未见明显狭窄及瘘,残胃内无滞留液,张力中等(图 34-5)。截至 2018年 6 月,随访 49 个月,患者无病生存。

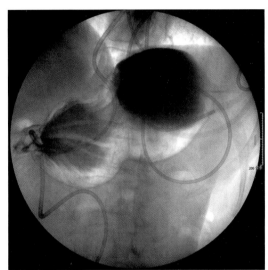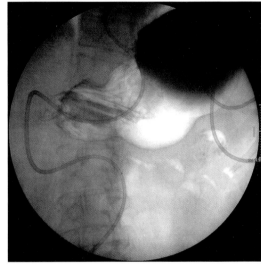

图 34-4　术后 10 天上消化道造影提示胃瘫

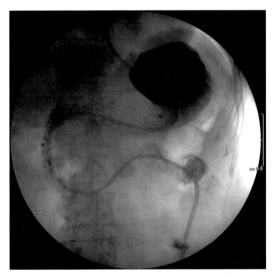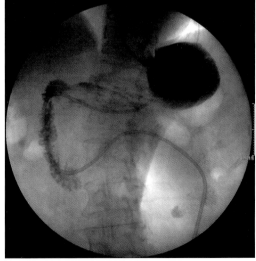

图 34-5　术后 2 个月复查上消化道造影

病例 2

【病例摘要】

患者,女性,47岁,2018年7月无明显诱因下出现头晕乏力,自觉食欲减退,餐后有腹胀感。无腹痛、发热畏寒、恶心呕吐、呕血便血等症状。二十余天前晕厥一次,于当地医院查血常规示血红蛋白105g/L,拟贫血收治予对症治疗。十天前患者再次晕厥,于当地医院住院。2018年8月4日查血常规示血红蛋白84g/L,网织红细胞2.0,D-二聚体1.41mg/L;心脏彩超示二尖瓣轻微-轻度反流,微量心包积液;胸部CT示右肺中叶肺大疱,胰腺前方可疑占位;2018年8月3日下肢动静脉彩超示左侧股动脉后壁斑块形成,大小5.1mm×1.9mm;2018年8月7日胃镜示胃体见一1.2cm×1.2cm半球形隆起,表面黏膜有凹陷,中央见污秽苔,边界清楚,基底部无蒂,病理提示胃窦慢性萎缩性胃炎,轻度肠化,局灶腺体轻度不典型增生,HP(+++);2018年8月9日上腹部MRI示胃胰间隙类圆形异常信号,边界尚光整,直径7cm×5cm,壁较厚,增强后边缘强化,占位与胃关系密切,怀疑胃GIST;外院予补铁、抗HP治疗等对症支持治疗,患者症状好转。现患者为求进一步诊治,遂入上海交通大学医学院附属仁济医院就诊。

➤ 既往史及家族史

既往体健,否认药物过敏史;父母健在,家族中无类似病史。

➤ 体格检查

生命体征平稳,皮肤黏膜无黄染、无苍白。腹部平坦,未见胃肠型及蠕动波。腹软,无压痛反跳痛,无腹部包块,无肌紧张;肠鸣音正常。

➤ 辅助检查

血常规:白细胞$4.19×10^9$/L,红细胞$3.59×10^{12}$/L↓,血红蛋白99g/L↓,血小板$295×10^9$/L。

血生化及肿瘤标志物:未见明显异常。

上腹部增强MRI:胰腺、胃间类圆形异常信号,边界尚光整,直径7cm×5cm,增强后边缘强化,占位与胃关系密切,怀疑胃GIST。

胃镜:胃窦部小弯处见一1.2cm×1.2cm半球形隆起,表面黏膜有凹陷,中央见污秽苔,边界清楚,基底部无蒂。

胸部CT:右肺中上叶肺气囊,左肺上叶条索灶;左下胸背部皮下小结节;扫及胃胰间软组织占位(图34-6)。

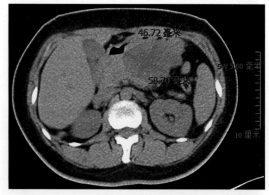

图 34-6 术前 CT 结果

➤ 初步诊断

1. 胃胰间隙占位性病变:GIST可能

2. 轻度贫血

3. 右肺上叶肺大疱

【治疗过程】

（一）病例分析

患者为中年女性，以"头晕乏力、贫血"就诊。影像学及胃镜提示胃胰腺间隙占位，GIST可能。患者一般情况良好，肿瘤评估可切除，未见转移，应行外科手术治疗，并根据基因检测结果指导术后靶向治疗。

（二）治疗方案

于 2018 年 8 月 17 日行胃肿瘤切除术，术中见胃体中部后壁直径 8cm 肿瘤，起源自胃壁肌层，肿瘤表面密布曲张血管，胃周未及肿大淋巴结，肝脏、盆腔、腹膜未及转移灶。予以距肿瘤边缘 1cm 切开胃壁完整切除肿瘤后缝合胃壁（黏膜层连续缝合 + 浆肌层间断缝合），手术过程顺利（图 34-7）。术后第 3 天拔除胃管，进食流质饮食，患者出现上腹胀伴进食后呕吐胃内容物，不含胆汁，考虑胃瘫，于术后第 5 天再次留置胃管，同时予洗胃、静脉营养等对症支持治疗。每日胃肠减压量 600~1 000ml。术后第 14 天行消化道造影见胃潴留，等待超过 30min，造影剂未进入肠道，胃蠕动消失（图 34-8），术后第 15 天于胃镜下置入空肠营养管，加强肠内营养支持，患者于术后第 30 天起胃肠减压明显减少，第 35 天夹管后进食流质饮食，无明显腹胀不适，术后第 40 天拔除营养管出院。

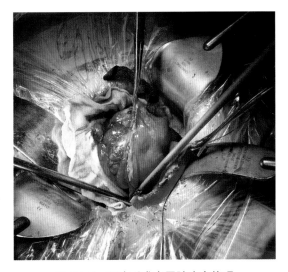
图 34-7　开腹手术中胃肿瘤大体观

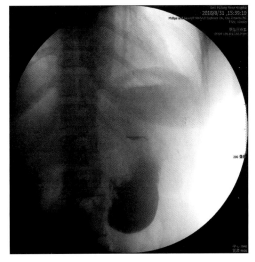
图 34-8　术后第十四天消化道造影

（三）术后病理及基因检测

病理诊断:(胃)胃肠间质瘤，大小 9cm×7cm×5cm，梭形细胞型。瘤细胞中等异型，核分裂象 <5 个 /50HPF，伴坏死，境界清。改良 NIH 危险度分级:中危。

免疫组织化学染色:CD117（+），CD34（+），DOG-1（+），SMA（−），desmin（−），S-100（−），SDHB（+），Ki-67（Li:5%）。

基因检测:*c-KIT* 基因第 11 外显子第 557~558 密码子杂合性缺失。*c-KIT* 基因第 9、13、17 及 *PDGFRA* 基因第 12、18 外显子均为野生型。

【预后】

患者于术后 40 天恢复半流质饮食出院,术后第 50 天开始伊马替尼 400mg/d 靶向治疗。截至 2018 年 12 月,随访 3 个月,患者无明显不良反应,饮食无明显异常。

【经验与体会】

(一)引起胃手术后并发胃瘫的因素有哪些?

病例 1 中患者肿瘤位于幽门部,大小约 5cm×3cm,在保证肿瘤完整切除情况下,为保护幽门功能,综合考虑行保留幽门胃切除术,毕 I 式吻合。但术后患者仍出现胃瘫现象,可能与术中损伤迷走神经,改变了神经激素和肌源性激素对胃排空的调控,使胃交感神经活性变强,抑制胃的肌电活动,导致胃排空延迟有关。另外患者术后自行过早服用半流质食物,导致胃内压增加也可能引起胃瘫。患者基本身体状况、手术损伤、术后低白蛋白及高血糖、镇痛麻醉措施、精神因素、术后不恰当饮食顺序等都是引起胃手术后并发胃瘫的重要因素。因此临床医师要做好充分的术前准备,对手术危险度进行评估;选择合适的手术方式,术后积极营养支持、抗感染治疗。对于术后出现胃瘫并发症患者,我们要综合考虑各个方面,在明确病因情况下对因治疗、对症治疗。

(二)胃肠道手术术后胃瘫临床表现及治疗?

胃瘫是腹部手术,尤其是胃癌根治术和胰十二指肠切除术后常见并发症之一,一旦发生,常持续数周甚至更长时间。临床表现为饮食后出现腹胀、恶心或呕吐等饮食不耐受的现象,胃肠减压量大于 80ml/d,上腹部饱满轻压痛,可闻及振水音,腹部 CT 等影像学检查表现为胃扩张潴留。本病属功能性病变而非机械性梗阻,一经确诊主要采用非手术治疗。病例 2 中患者行胃胰间肿瘤切除术,术后出现胃瘫现象。患者再次住院,入院后给予肠内营养支持治疗,补充足够的蛋白质、能量及维生素等;补液,维持水、电解质及酸碱平衡;给予胃肠动力药;另外对患者进行心理健康教育,嘱托患者每日增加活动量。对症支持治疗后,患者胃瘫症状明显改善。需要注意的是一旦胃瘫诊断明确,胃管不要轻易拔除,最好于症状缓解后再拔除,否则可能延长恢复时间,同时高渗温盐水或普鲁卡因洗胃,可减轻吻合口水肿。另外甲氧氯普胺、多潘立酮和西沙必利等胃肠动力药也可用于治疗胃瘫。

对于内科治疗无效的胃瘫,腔镜下幽门成型术(laparoscopic pyloroplasty,LP)被认为是安全有效的治疗手段,其主要通过扩大幽门部通道治疗胃瘫。近年来,经口内镜下胃幽门肌切开术(G-POEM)也越来越受到推崇。总的来说,对术后胃瘫的治疗,我们应注意建立快速康复的概念。

(撰稿人:杨文昶　汪明　马欣俐)

【专家点评】

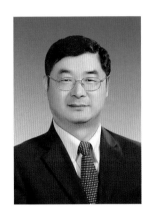

胡俊波

教授、主任医师、博士研究生导师

华中科技大学同济医学院附属同济医院党委副书记、胃肠肿瘤研究所副所长

中华医学会外科学分会胃肠外科学组委员

国家自然科学基金委员会二审专家

湖北省医学会肠外肠内营养学分会副主任委员

胃瘫的发病机制目前尚不明确，但是与胃瘫有关的已知可能因素包括胃潴留、炎症、迷走神经损伤、吻合口水肿、水电解质紊乱、进食不当和精神因素等，这些因素造成胃的结构与功能的双重障碍，其中神经的损伤可能是主要原因。因此在胃的手术过程中，对于胃的神经要加以仔细地辨认和保护，特别是主干的保留，对于防止术后胃瘫有重要的意义。胃瘫的治疗以保守治疗为主，需要常规进行持续胃肠减压、洗胃，加强营养支持、维持水电解质平衡则是最关键的措施。同时，不可忽视帮助患者保持良好的心态。早期肠内营养支持对快速改善患者的营养状况、促进胃瘫恢复有重要意义，通常以鼻肠营养管管饲为主。肠内营养可避免长期肠外营养引起的并发症，且肠内营养含有多种膳食纤维，不仅能够满足机体的能量需求，补充水分，维持电解质平衡，同时膳食纤维对维持肠道的形态、胃肠蠕动及营养吸收有重要的作用，能促进小肠、结肠黏膜生长和细胞增生，有助于胃排空功能的恢复。另外，胃肠动力药的应用也一定的效果。

胃瘫的病程短则 1 周，长达 6~8 周。在现代营养支持与治疗的作用下，一般两周以内可以恢复。对于难以恢复的患者，要积极寻找原因，包括是否有隐匿的感染及炎症病灶，营养支持治疗是否达标，在此基础上鼓励患者适度活动，舒缓患者焦虑的心情，必要时请神经内科评估是否需要药物的干预。

【参考文献】

［1］中国临床肿瘤学会胃肠间质瘤专家委员会 . 中国胃肠间质瘤诊断治疗 (2017 年版)[J]. 肿瘤综合治疗电子杂志 , 2018, 4(1): 31-43.

［2］SHAPOVAL YANTS S G, PLAKHOV R V, MIKHALEV A I, et al. Surgical treatment of patients with gastrointestinal stromal tumor of the stomach [J]. Khirurgiia(Mosk), 2016,(7): 23-29.

［3］贾凌威 , 来森艳 , 吴剑宏 . 腹腔镜与开腹楔形切除术治疗胃的胃肠间质瘤临床疗效比较 [J]. 中华肿瘤杂志 , 2016, 38(7): 543-547.

［4］SUGASE T, TAKAHASHI T, NAKAJIMA K, et al. Clinicopathological Characteristics, Surgery and Survival Outcomes of Patients with Duodenal Gastrointestinal Stromal Tumors [J]. Digestion, 2016, 94(1): 30-36.

［5］CROCETTI D, SAPIENZA P, CISANO C, et al. Pancreas preserving surgery for duodenal gastrointestinal stromal tumor removal [J]. Minerva Chir, 2016, 71(5): 281-285.

［6］陶凯雄, 张鹏. 胃肠间质瘤精准诊疗与全程化管理 [M]. 武汉：湖北科学技术出版社, 2018.

［7］李光华, 叶锦宁, 王昭, 等. 术后胃瘫的治疗进展 [J]. 消化肿瘤杂志, 2018, 10(3): 134-139.

［8］丁齐蕊, 钱军. 胃癌根治术后急性胃瘫病人的营养支持护理 [J]. 肠外与肠内营养, 2008, 15(4): 254-256.

［9］刘金明, 邹寿椿. 肠内营养支持在胃排空障碍治疗中的作用 [J]. 中华胃肠外科杂志, 2002, 5(3): 183-185.

［10］全竹富. 手术后胃排空障碍 [J]. 肠外与肠内营养, 2006, 13(1): 58-61.

［11］孙备, 许军, 周尊强, 等. 腹部手术后功能性胃排空障碍 36 例临床分析 [J]. 中国实用外科杂志, 2003, 23(8): 465-467.

35 脑转移性野生型 GIST

【关键词】

胃肠间质瘤;野生型;脑转移;舒尼替尼

【导读】

GIST 是一类起源于胃肠道间叶组织的恶性肿瘤,占消化道间叶肿瘤的大部分。该肿瘤主要转移至肝和腹腔,向脑转移是极其罕见的,迄今仅见少数报告。据报道,舒尼替尼能穿透血 - 脑屏障,对脑转移瘤的治疗具有一定效果。本例介绍一名脑转移性野生型 GIST 患者的病例特点、治疗方案及预后,并对该病例诊治经过进行讨论分析。

【病例摘要】

患者,女,56 岁,于 2015 年 1 月因"上腹闷胀不适 1 周",到当地医院就诊,考虑"胃炎",予口服中药治疗,上述症状有所好转。2015 年 3 月 3 日于南方医科大学南方医院就诊,自述无明显诱因出现进食阻噎感,以进食干饭及馒头明显,无畏寒、发热、心悸,无腹痛、黑便等症状。在门诊行胃镜检查初步报告提示:"食管贲门恶性肿瘤",入消化科后复查超声胃镜并取活检诊断"食管贲门胃肠间质瘤",2015 年 3 月 5 日行 PET-CT 提示:"腹腔、腹膜后及双肺多发转移瘤",2015 年 3 月 12 日予伊马替尼 400mg/d 治疗后安排出院。出院期间于 2015 年 3 月 24 日突发左侧肢体感觉运动障碍,在当地医院行 CT 检查示右侧额叶占位性病变。于 2015 年 3 月 25 日全麻下行右侧额叶肿瘤切除术,术后病理为脑转移瘤。2015 年 4 月 1 日为求进一步治疗来南方医科大学南方医院就诊,门诊以"胃底食管恶性胃肠间质瘤并脑转移"收入。

> 既往史及家族史

既往有"高血压病"史 1 年,日常服"硝苯地平缓释片 30mg/d",血压控制良好。于 2008 年因"子宫内膜癌前病变"在当地医院行"子宫全切术"。有应用"磺胺类"药物过敏史。否认家族性遗传病史。

➤ 体格检查

生命体征平稳,皮肤黏膜无黄染、无苍白。腹部平坦,未见胃肠型及蠕动波,无腹壁静脉曲张,腹部柔软,无压痛、反跳痛、肌紧张。肝脏肋缘下未触及,无移动性浊音,脾脏肋下未触及。肠鸣音未见异常。

➤ 辅助检查

血常规无异常。

大生化及肿瘤标志物无异常。

PET-CT(图 35-1):①食管下段、贲门及胃底见大块状高代谢病灶,考虑为食管下段贲门胃底癌,肿瘤呈全层浸润;②胃小弯旁、上腹部腹膜后区及左肺门见多个结节状及块状高代谢病灶,考虑为多发淋巴结转移灶;③右中肺内侧段及右下肺背段结节状高代谢病灶,考虑为右肺内转移灶;④颅内大脑镰钙化;双侧颈部多发淋巴结炎性增生;甲状腺峡部囊肿;左侧乳腺小钙化灶;右上肺前段良性小结节;右中肺内侧段纤维条索影;右肺门及纵隔内多发淋巴结炎性增生;⑤肝右后叶上段稍低密度占位性病变,代谢未见增高,考虑为良性病变(血管瘤可能);⑥子宫术后缺如;盆腔内少量积液;L_3/L_4、L_4/L_5椎间盘膨出;胸腰椎多个椎体骨质增生;⑦全身其他部位未见明显异常。

MRI(图 35-2):①右侧额叶占位切除术后改变,术区积血;右侧颞叶及双侧额叶多发占位,结合病史,考虑为转移瘤并少量出血;②左侧额顶叶皮层下少许脑白质变性;③双侧筛窦及蝶窦炎症。

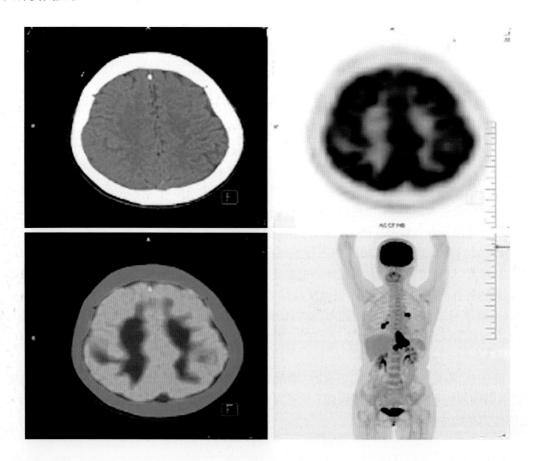

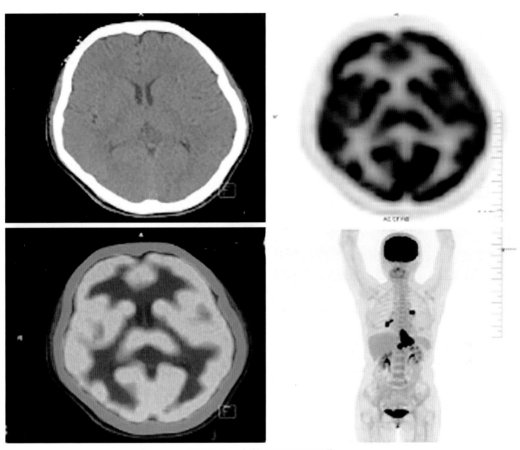

图 35-1 术前 PET-CT 图像

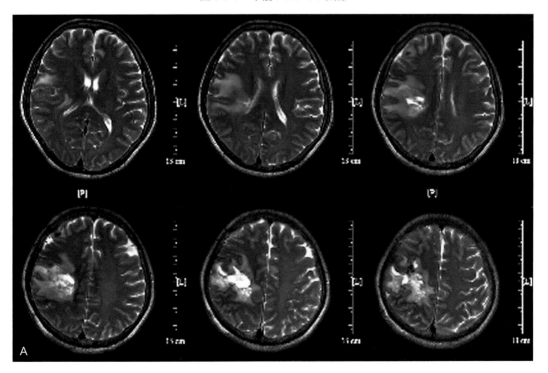

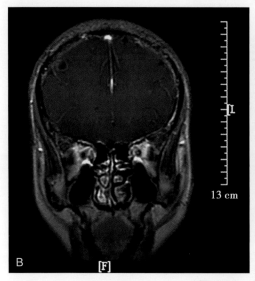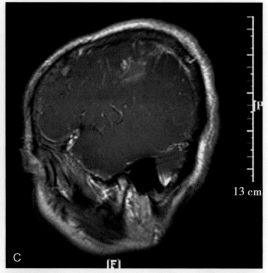

图 35-2 术前 MRI 图像

A. 横断位;B. 冠状位;C. 矢状位

➤ 初步诊断

1. 胃食管结合部胃肠间质瘤并脑转移
2. 高血压 2 级　高危
3. 子宫切除术后

【治疗过程】

（一）病例分析

患者为中年女性,目前诊断明确:胃食管结合部胃肠间质瘤并脑转移,已接受伊马替尼治疗并行右侧额叶肿瘤切除术后仍出现肿瘤进展,考虑为伊马替尼难治型 GIST,拟使用舒尼替尼治疗。

（二）治疗方案

二次入院后于 4 月 2 日行伊马替尼加量 600mg/d,治疗期间发现多发脑转移并出血,于 4 月 13 日行舒尼替尼治疗 37.5mg/d 联合全脑放疗。于 4 月 15 日行双侧额叶颅内血肿立体定向下穿刺置管引流术,双侧均一次性穿刺成功,引流出不凝血共 35ml,手术过程顺利。于术后行舒尼替尼加量 50mg/d。

（三）术后病理及基因检测

病理（图 35-3）:恶性胃肠间质瘤,轻度慢性浅表性胃炎伴糜烂。免疫组织化学染色:CK5/6（－）,P63（－）,Syn（－）,CgA（－）,Ki-67（Li:80%）,CK（－）,S-100（－）,HMB45（－）,MelanA（－）,CD3（－）,CD20（－）,MPO（－）,Vim（＋）,CD99（＋）,CD56（－）,CD34（－）,CD117（＋）,DOG-1（－）,desmin（－）,Myogenin（－）,CD31（－）,WT-1（＋）。

脑组织病理(图 35-4):符合转移性胃肠间质瘤。免疫组织化学染色:CD117(+),CD34(−),DOG-1(−)。

基因检测:*c-KIT* 基因外显子 9、11、13、17 未见突变,*PDGFRA* 基因外显子 12 同义突变,外显子 18 未见突变。

【预后】

术后 4 月 20 日头颅 CT 提示:"颅内转移灶稳定,水肿出血吸收"。于 4 月 29 日行第三次 PET-CT,发现肿瘤缩小,颅内病变代谢

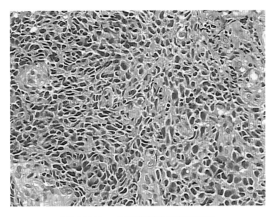

图 35-3　术后胃组织病理结果

明显降低,病变内出血基本吸收,未见新发出血。于 5 月 8 日复查 CT,发现颅内转移瘤缩小,血肿较前吸收。后续治疗中患者出现全身水肿、肾功能不全,遂行舒尼替尼减量为 25mg/d,但症状改善不明显。7 月 25 日行瑞格非尼 160mg/d 治疗。8 月 13 日停药复查 PET-CT 提示:原发病灶疾病进展。于 8 月 18 日再行舒尼替尼治疗,患者再次出现全身水肿、肾功能不全。9 月 1 日停用舒尼替尼,水肿减轻。9 月 2 日复查头颅 CT 发现新发病灶。于 10 月 29 日因恶病质死亡。

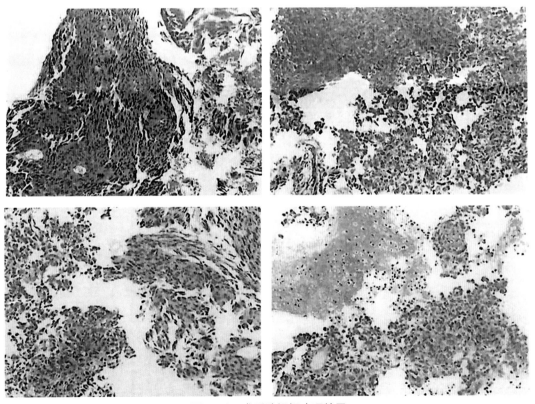

图 35-4　术后脑组织病理结果

【经验与体会】

　　胃肠间质瘤发生脑转移十分罕见,目前仅见少数关于此类病例的报告,但脑转移一旦发生往往预后不良。该患者在发现颅内转移灶并进行开颅手术20天后,再次发现多发脑转移并出血,可见病情进展迅猛。在 Doniel 等人发表的病例报告中提到,因 GIST 脑转移而死亡的患者的发现脑转移后平均生存期为 14.3 个月,其中一名只接受手术治疗的患者的生存期仅为 7 个月。

　　该患者病情发展迅猛,即便使用伊马替尼加量也不能有效控制病情,这可能与其基因类型有关。根据患者的术后基因检测结果,可判断其肿瘤类型为野生型 GIST。野生型 GIST 大致可分为琥珀酸脱氢酶(SDH)缺陷型 GIST 与非琥珀酸脱氢酶缺陷型 GIST,本例患者未进行 SDH 检测,故暂无法判断属于何型。目前用于治疗 GIST 的酪氨酸激酶抑制剂的作用靶点为 KIT、PDGFRA 等突变位点,而野生型 GIST 因无此类基因突变而对传统酪氨酸激酶抑制剂治疗不敏感。据统计,伊马替尼对野生型 GIST 的有效率为 14%,而对 GIST 总体有效率则高达 60%~80%。故不难理解为何该患者在前期治疗过程中病情得不到有效的控制。

　　伊马替尼的血 - 脑屏障透过率仅有 10%,故在发生脑转移后,其治疗效果不佳。另一种酪氨酸激酶抑制剂舒尼替尼则有 40% 的血 - 脑屏障透过率,具有有效的抗血管生成和抗肿瘤活性的作用,目前已被批准用于治疗晚期肾细胞癌、伊马替尼难治性 GIST 和晚期胰腺神经内分泌肿瘤。在该病例中,患者在发现脑转移后再行伊马替尼加量治疗也无法控制病情发展,而在进行舒尼替尼治疗后病灶缩小明显,证实了舒尼替尼的治疗效果。但同时也应注意使用舒尼替尼治疗伴随的不良反应,常见不良反应包括手足综合征、口腔炎和其他皮肤毒性,严重者可能会发生脑出血,尤其是高血压患者。该病例中患者使用舒尼替尼后出现全身水肿、肾功能不全,停药后水肿才减轻。故虽发现舒尼替尼对治疗脑转移型 GIST 有效,但如何均衡其安全性和有效性仍需进一步探讨。

(撰稿人:陈韬　朱泳颐)

【专家点评】

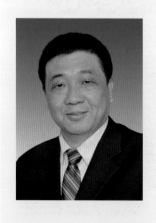

揭志刚

教授、主任医师、博士研究生导师

南昌大学第一附属医院胃肠外科主任

中华医学会外科学分会胃肠外科学组委员

中华医学会肿瘤学分会胃肠肿瘤学组委员

中国医师协会外科医师分会胃肠道间质瘤诊疗专业委员会副主任委员

中国医师协会结直肠肿瘤专业委员会腹膜肿瘤专业委员会副主任委员

中国抗癌协会胃肠间质瘤专业委员会常务委员

　　GIST 转移到肝脏和腹膜较常见,转移腹部以外非常少见,发生脑转移则十分罕见,目前仅见少数关于此类病例的报告。颅脑转移早期除了消化系统症状外,神经系统症状,如颅内高压体征等症状往往不明显,一旦有神经系统症状以后说明病灶已经较大,压迫神经和血管,出现颅内高压等症状,病情发展较为迅速。此时可能需要进行开颅手术切除肿瘤。在药物治疗方面,因为一线治疗药物伊马替尼很难通过血 - 脑屏障。所以,在脑转移中伊马替尼的疗效不是很好。另一种酪氨酸激酶抑制剂舒尼替尼则有 40% 的血 - 脑屏障透过率,在一项研究中,对脑转移患者服用舒尼替尼,结果反应持续时间超过 4 周,表明舒尼替尼控制GIST 脑转移有一定的治疗效果。但由于发病率低、病例数少,目前还没有完善的流行病学,临床和治疗结果的系统研究。GIST 脑转移后具体的治疗方案仍然需要临床更深入探究,目前认为应用二线药物舒尼替尼是比较合适的治疗选择。

【参考文献】

［1］TAKEUCHI H, KOIKE H, FUJITA T, et al. Sunitinib Treatment for Multiple Brain Metastases from Jejunal Gastrointestinal Stromal Tumor: Case Report [J]. Neurol Med Chir(Tokyo), 2014, 54(8): 664-669.

［2］DRAZIN D, SPITLER K, JESWANI S, et al. Multiple intracranial metastases from a gastric gastrointestinal stromal tumor [J]. Journal of Clinical Neuroscience, 2013, 20(3): 471-473.

［3］杨明磊 , 姚定康 . 野生型胃肠道间质瘤的诊疗进展 [J]. 胃肠病学 , 2018, 23(8): 494-497.

误诊误治篇

36 小肠 GIST 误诊
为妇科肿瘤

【关键词】

胃肠间质瘤;妇科肿瘤;继发耐药

【导读】

巨大小肠 GIST 由于肿瘤位置比较固定,特别是盆腔小肠 GIST,肿瘤活动度差,与子宫、附件粘连,因此在临床工作中与妇科肿瘤难于鉴别,经常被误诊为卵巢肿瘤或子宫肌瘤,由于错误的诊治过程可能导致医源性的肿瘤播散,从而影响患者的预后。

【病例摘要】

患者,女性,56 岁,于 2015 年 6 月就诊于笔者单位妇科门诊,自述 1 年前出现尿频,10~13 次 /d,阴道无异常流血流液,无尿急及尿痛,无腹痛、发热。6 天前出现中下腹胀痛,于外院行超声检查,发现右侧盆腔占位性病变,考虑卵巢肿瘤,今为求进一步诊治来笔者单位。

➤ 既往史及家族史

高血压病史 2 年,最高 175/95mmHg,口服氨氯地平治疗,1 片 /d,血压控制在 120/85mmHg,否认肝炎、结核等传染病史,否认心脏病、糖尿病史,否认外伤史,否认食物及药物过敏史,无输血史。

➤ 体格检查

神志清楚,巩膜无黄染,无贫血貌,双肺听诊呼吸音清,心率 80 次 /min,腹软,下腹部轻微压痛,无反跳痛及肌紧张,肝脾肋下未及,肠鸣音未闻及,移动性浊音(−),双下肢无水肿,四肢活动良。妇科检查:外阴发育正常,已婚型,阴道畅,黏膜无充血,阴道内有少量分泌物,无异味。宫颈肥大,居中,子宫前位,缩小,质硬,形态略不规则,活动可,右附件区可触及一 12cm 大小包块,质硬,活动度稍差,压痛。左附件区未触及明显异常。

➢ 辅助检查

血常规:白细胞 8.38×10^9/L,红细胞 4.0×10^{12}/L,血红蛋白 119g/L,血小板 351×10^9/L ↑,中性粒细胞百分比 59.4%,淋巴细胞百分比 32.6%。

血生化:未见异常。

肿瘤标志物:CA125 21.85U/ml。

妇科彩超:子宫大约 3.7cm × 3.5cm × 3.2cm,回声均匀,内膜厚 0.3cm。左卵巢显示不清。右侧盆腔可见低回声包块,范围约 16.8cm × 12.6cm × 11.4cm,形态不规整,边界不清,未见包膜,内见多个不规则无回声区,较大者 3.3cm × 2.8cm,彩色血流丰富,可探及动静脉频谱。盆腔见游离无回声区,深约 1.2cm。提示:绝经后子宫、右侧盆腔占位性病变。术前 CT(图 36-1)。

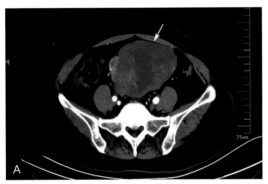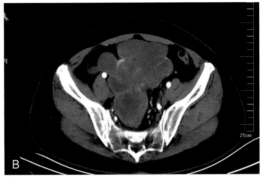

图 36-1 术前 CT 结果

➢ 初步诊断

1. 右侧盆腔占位性病变:卵巢肿瘤?
2. 高血压 2 级 中危

【治疗过程】

(一) 病例分析

患者为老年女性,腹胀 1 周余,妇科彩超及腹、盆腔 CT 提示右侧盆腔巨大肿物,考虑为妇科肿瘤。为明确肿物性质,指导下一步诊治,遂行"开腹探查术"。

(二) 治疗方案

患者入院后给予积极术前准备后,行开腹手术治疗,术中于盆腔偏右侧可见直径 16cm 大小实性肿物。探查腹腔,肝、脾、胃、膈肌表面光滑,大网膜正常,可见肿物来源于小肠,与阑尾、结肠及腹壁粘连。操作:置开腹器,护肠巾排垫肠管,松解粘连后,逐步切除肿物送冷冻病理报小肠 GIST,后再行小肠部分切除术。

(三) 术后病理及基因检测

术后病理:(小肠)胃肠间质瘤,改良 NIH 危险度分级:高危。

免疫组织化学染色:CD117(+),CD34(+),DOG-1(+),SMA(−),S-100(−),Ki67(Li:10%),核分裂象 11 个 /50HPF。

基因检测:*c-KIT* 外显子 11 突变。

【预后】

患者术后基因检测为 *c-KIT* 基因外显子 11 突变,给予伊马替尼 400mg/d 治疗,术后定期复查。17 个月后,患者肿瘤原位复发(图 36-2),考虑肿瘤耐药,向患者家属交代后选择再次手术治疗,术中见大网膜与腹膜及小肠广泛粘连,仔细分离粘连,见腹腔无腹水,所及盆腔、腹膜未见转移结节,继续探查,见肿瘤位于小肠系膜根部,肿物直径约10cm,肿物为囊实混合性,游离肿物所在小肠系膜根部腹膜,切除部分腹膜将肿物完整游离,切除肿物,继续探查,局部仍可见 3 枚大小不一结节,逐一予以切除。术后病理诊断小肠间质瘤,基因检测结果提示 *c-KIT* 基因外显子 11、13 突变,其中外显子 13 突变类型为V654A。患者术后继续服用伊马替尼 400mg/d,3 个月后肿瘤再次局部复发(图 36-3),给予更换舒尼替尼 37.5mg/d 治疗。患者服用舒尼替尼治疗后,肿瘤退缩,目前仍在密切随访中(图 36-4)。

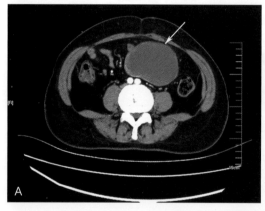
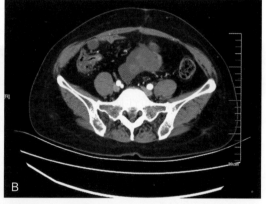

图 36-2　术后辅助治疗 17 个月复发

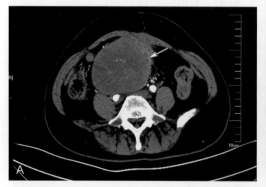
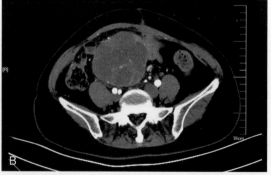

图 36-3　二次手术后复发

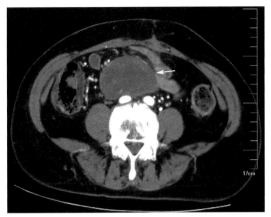

图 36-4　换用舒尼替尼 3 个月后复查 CT 结果

【经验与体会】

　　本病例开始误诊为妇科肿瘤,由于 CT 及超声的局限性,盆腔肿物往往很难判断其来源,小肠胃肠间质瘤经常被误诊为卵巢占位或子宫肌瘤。妇科子宫肌瘤手术通常要求在保护肠道尽量不受损伤的情况下,先行肿瘤切除。但小肠来源的胃肠间质瘤多数侵及小肠全层,在保证小肠不受损伤的情况下,很难保证肿瘤不破裂而完整切除肿瘤。该例患者在开腹探查后,未能及时判断肿瘤的来源,先按妇科肿瘤处理,将肿瘤切除,病理结果考虑胃肠间质瘤(小肠来源),再行肠管切除,极大地影响患者的预后。因此在妇科盆腔肿物的手术过程中,一旦发现肿瘤来源于肠管,有条件的医院应尽量由胃肠外科医师实施手术,行包括病变肠段在内的手术切除,避免发生肿瘤的医源性破裂。

　　患者术前 CT 提示盆腔肿物,肿瘤较大,且呈分叶状,手术切除困难。术前可考虑先行穿刺取病理明确诊断,如为胃肠间质瘤,可考虑先行术前治疗,待肿瘤缩小后,再行包括所在肠段在内的肿瘤切除。但遗憾的是该例患者没有在术前做出正确的判断,并错误地估计了手术难度,这也提示我们多学科讨论的重要性。对于巨大盆腔肿物的患者,术前应组织包括普外科、泌尿科、妇产科、肿瘤内科、影像科、内镜科等在内的多学科讨论来制订个体化的治疗方案,确保患者获得最佳的治疗效果。

　　患者在服用伊马替尼 17 个月后,出现肿瘤复发,考虑发生伊马替尼继发耐药。大部分的继发耐药是由于基因的二次突变造成的,该患者二次手术后的基因检测结果显示为 c-KIT 基因外显子 11 和 13 的突变,其中外显子 13 突变为 V654A。相关文献报道这一类型的突变为耐药突变,根据《中国胃肠道间质瘤诊断治疗共识(2017 年版)》应尽早更换二线药物治疗,但由于患者在二次手术后拒绝应用二线治疗药物,因此肿瘤切除后迅速复发,这也提示了基因检测对于继发耐药患者后续治疗的指导性作用,我们应该根据基因检测的结果合理选择用药,这样才能更好地提高患者的无复发生存时间以及总生存时间。

(撰稿人:寇有为　陈鑫莹)

【专家点评】

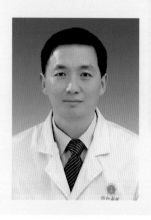

高金波
教授、主任医师、硕士研究生导师
华中科技大学同济医学院附属协和医院胃肠外科副主任
中国医师协会结直肠肿瘤专业委员会机器人专业委员会委员
中国医师协会结直肠肿瘤专业委员会器官功能保护专业委员会委员
中国医师协会外科医师分会经肛门全直肠系膜切除术专业委员会委员

部分来源于低位小肠或肿瘤较大的 GIST 常下坠至盆腔内，与子宫或附件粘连，症状及检查结果常与妇科疾病相似，易与某些卵巢及子宫肿瘤混淆，造成误诊。本例患者右侧附件可触及大小约 12cm 肿块，妇科 B 超提示右侧盆腔占位性病变，极易误诊为妇科肿瘤。因此盆腔肿块的鉴别诊断应考虑到 GIST，必要时多次 B 超联合 CT、肠镜等检查以明确盆腔包块性质，提高术前诊断率，以免误诊而错过最佳的治疗时机。

本中心回顾性数据显示：13 年间误诊为妇科肿瘤的 38 例 GIST 中，33 例来源于空肠，术后按改良 NIH 危险度分级均为高危。其 5 年无病生存率和特异性生存率分别为 37.0%、48.3%，两者都明显低于其他高危女性 GIST 组，这提示此类 GIST 恶性程度高于普通高危女性 GIST，因此适当延长该部分患者伊马替尼术后辅助治疗时间可能对其预后更有益。

【参考文献】

［1］WADA N, KUROKAWA Y, TAKAHASHI T, et al. Detecting Secondary C-KIT Mutations in the Peripheral Blood of Patients with Imatinib-Resistant Gastrointestinal Stromal Tumor.[J]. Oncology, 2016, 90(2): 112-117.

［2］GOUNDER M M, MAKI R G. Molecular basis for primary and secondary tyrosine kinase inhibitor resistance in gastrointestinal stromal tumor [J]. Cancer Chemother Pharmacol, 2011, 67(Suppl 1): S25–S43.

［3］中国临床肿瘤学会胃肠道间质瘤专业委员会 . 中国胃肠道间质瘤诊断治疗共识 (2017 年版)[J]. 肿瘤综合治疗电子杂志 , 2018, 4(1): 31-43.

37 Castleman 病
误诊为 GIST

【关键词】

胃肠间质瘤；Castleman 病；误诊

【导读】

GIST 可发生于任何年龄，但多见于 50 岁以上的中老年人，男女无差别。GIST 可发生在从食管到直肠的消化道的任何部位，少数也可发生在消化道外，主要是网膜、肠系膜和后腹膜，也有发生于脾、膀胱、尿道及会阴的报道。因发生部位多变，影像学表现多样化，故容易误诊。外科医师应提高对各类少见疾病的认识，在临床工作中需考虑到各种疾病的可能，必要时通过多学科讨论提高诊断的准确率。

【病例摘要】

患者，女性，29 岁，2017 年 8 月因"腹痛腹胀 4 天"入院。4 天前患者自觉腹痛腹胀，有排气，排便次数减少，无恶心呕吐、腹泻便秘、呕血便血、头晕乏力、发热寒战等其他不适。外院上下腹部 CT 平扫示：左中腹部肿块，GIST 可能。妇科超声结果示未见明显异常。现患者为求进一步诊治来笔者单位，门诊以"腹腔占位性病变：GIST？"收入。

➤ 既往史及家族史

既往体健，否认药物过敏史；父母健在，家族中无类似病史。

➤ 体格检查

生命体征平稳，皮肤黏膜无黄染、无苍白。腹部平坦，未见胃肠型及蠕动波。腹微隆，全腹轻压痛，无反跳痛，无肌紧张，左侧腹可及直径 5cm 包块，质中，活动度中等；肠鸣音正常。

➤ 辅助检查

血常规：无异常。

生化及肿瘤标记物：无异常。

上下腹 CT 平扫＋增强：左中腹部肿块 6.0cm×5.3cm，GIST 可能；部分小肠积气积液，结肠积气积便（图 37-1）。

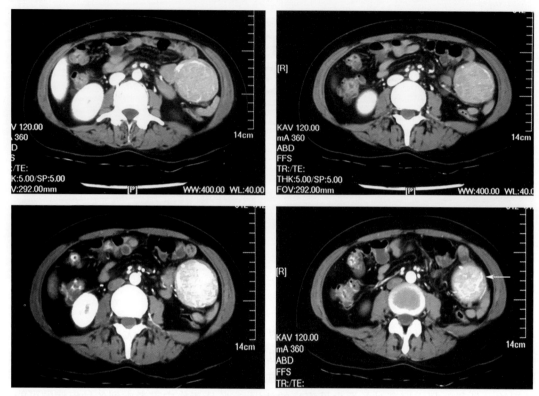

图 37-1　CT 提示左中腹部占位

> 初步诊断

腹腔占位性病变：GIST 可能?

【治疗过程】

（一）病例分析

患者为中年女性，以"腹痛腹胀 4 天"就诊，CT 提示腹腔肿块 GIST 可能。患者一般情况良好，肿瘤评估可切除，未见转移，应行外科手术治疗，并根据病理及基因检测结果指导术后治疗。

（二）治疗方案

2017 年 8 月 21 日全麻下行"腹腔镜下小肠系膜肿瘤切除术（小肠肠段切除）"。术中所见：距屈氏韧带下方 30cm 处小肠系膜内直径 5cm 球形肿物，边界清楚，质地中等，未累及肠壁但紧贴小肠系膜缘，肿瘤毗邻肠系膜上动静脉主干，肿瘤表面可及数支异常粗大滋养血管，肠系膜根部可及数枚肿大淋巴结，肝脏、盆腔、腹膜未及转移灶，探查子宫及双侧附件未及异常占位(图 37-2、图 37-3)。

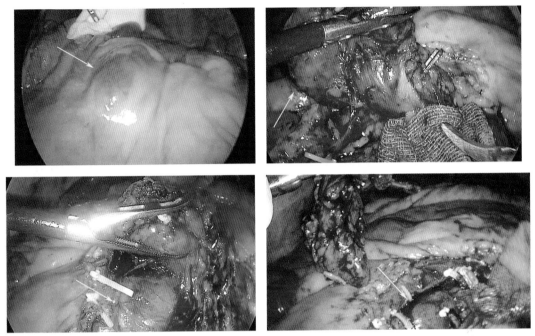

图 37-2　术中腹腔镜探查所见

(三) 术后病理及基因检测

病理诊断:(小肠系膜)Castleman 病,病灶大小为 7cm×6cm×5cm。小肠系膜根部淋巴结 4 枚、肠系膜淋巴结 2 枚见慢性炎伴增生。小肠肠管两侧切缘阴性。

免疫组织化学染色:小肠系膜 Castleman 病增生细胞 CD20(+/-)、CD79a(+/-)、CD3(+/-)、CD5(-)、CD21(树突细胞,+)、CD23(树突细胞,+)、Bcl-2(+)、Bcl-6(-)、CyclinD1(-)、Ki-67(Li:30%)、CD138(+/-)。

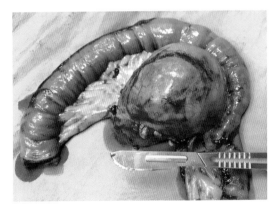

图 37-3　手术切除标本大体观

【预后】

患者术后定期随访,截至 2018 年 12 月,CT 复查未见复发转移。

【经验与体会】

Castleman 病(Castleman's disease,CD)属原因未明的反应性淋巴结病之一,临床较为少见。其病理特征为明显的淋巴滤泡、血管及浆细胞呈不同程度的增生,临床上以深部或浅表淋巴结显著肿大为特点,部分病例可伴全身症状和(或)多系统损害,多数病例手术切除肿大的淋巴结后,效果良好。CD 临床上分为局灶型及多中心型。

1. 局灶型 青年人多见,发病的中位年龄为 20 岁。患者呈单个淋巴结无痛性肿大,生长缓慢,可形成直径数厘米至数十厘米不等的肿块,可发生于任何部位的淋巴组织,但以纵隔淋巴结最为多见,其次为颈、腋及腹部淋巴结,偶见于结外组织如喉、外阴、心包、颅内皮下肌肉、肺和眼眶等。大部分无全身症状,肿块切除后可长期存活,即呈良性病程。

2. 多中心型 较局灶型少见,发病中位年龄为 57 岁。患者有多部位淋巴结肿大,且易波及浅表淋巴结。伴全身症状(如发热)及肝脾大,常有多系统受累的表现,如肾病综合征、淀粉样变、重症肌无力、周围神经病变、颞动脉炎、舍格伦综合征(干燥综合征)、血栓性血小板减少性紫癜及口腔、角膜炎性反应,20%~30% 的患者在病程中可并发卡波西肉瘤或 B 细胞淋巴瘤。少数患者若同时出现多发性神经病变、器官肿大(肝、脾)、内分泌病变、血清单株免疫球蛋白和皮肤病变,则会构成 POEMS 综合征的临床征象。此外,临床上多中心型常呈侵袭性病程,易伴发感染。腹部 CD 需与一些富含血供的肿瘤鉴别,包括:GIST、副神经节瘤和神经鞘瘤等。

GIST 多起源于胃肠道,CT 增强后强化明显;副神经节瘤好发于交感神经链主动脉旁区域,CT 增强后呈中度或显著强化;神经鞘瘤好发于腹膜后脊柱旁沟,典型者穿通椎间孔呈哑铃状外观,囊变较常见,但钙化、出血少见,CT 增强后也可明显强化,但强化程度低于透明血管型 CD。

本病例误诊的原因在于对少见疾病的认识不足,在 CT 发现腹腔间叶源性肿物后首先主观地倾向于最常见的 GIST,而忽视了本病例中部分不符合 GIST 之处:如发病年龄(与 GIST 一般好发于中老年不符)、多发淋巴结转移(GIST 极少发生淋巴结转移)。

(撰稿人:汪明 杨琳希)

【专家点评】

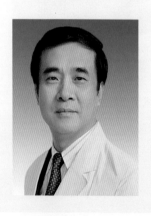

何裕隆

教授、主任医师、博士研究生导师

中山大学附属第七医院院长、中山大学胃癌诊治中心主任

美国外科学院院士

中华医学会外科学分会胃肠外科学组副组长

中华医学会肿瘤学分会胃肠肿瘤学组副组长

中国抗癌协会胃癌专业委员会副主任委员

中国医师协会外科医师分会上消化道外科医师委员会副主任委员

Castleman 病是一种淋巴组织增生所致的非肿瘤性病变,又称血管滤泡增生。CD 临床表现多样,多表现为无痛性肿物渐进性增大,以纵隔、颈部、腋下为好发部位,腹腔及腹膜后

较少见。当肿瘤位于腹腔和盆腔时,需与 GIST、淋巴瘤、神经源性肿瘤相鉴别。本例患者术前 CT 提示 GIST,术前未行细针穿刺细胞学检查导致误诊。因此对于腹盆腔包块,在诊治过程中也应考虑到部分少见疾病。CD 的治疗也因分型而异,对于局灶型 CD 首选手术治疗,预后良好;而多中心型和浆细胞型 CD 易于复发和转化为淋巴瘤,其治疗应选择以手术切除 + 术后辅助化疗为主的综合治疗,临床预后不良。

【参考文献】

［1］刁德昌,彭俊生,周李,等.局灶性 Castleman 病的临床特点及治疗 [J]. 中华普通外科杂志,2011,26(4): 309-311.

［2］刘志,韩少良,李俊霖,等.腹部 Castleman 病临床病理特点与诊治研究 [J]. 中华普通外科杂志,2009, 24(11): 945-946.

［3］朱艳琳,王成坤,鲁力.胸腹部 Castleman 病的 CT 征象及病理对照分析 [J]. 医学影像学杂志,2017, 27(8): 1605-1608.

［4］聂丹,郭亮,吴玉锦.局灶性 castleman 病的 CT 诊断与鉴别诊断 [J]. 医学影像学杂志,2017, 27(9): 1705-1708.

［5］张玉,赵雪艳,景彩萍,等.Castleman 病 31 例临床病理分析 [J]. 诊断病理学杂志,2017,24(12): 908-912.

38 其他原发肿瘤误诊为 GIST 复发

【关键词】

腹部包块;复发;纤维瘤病;横纹肌肉瘤

【导读】

GIST 的确诊主要依靠病理组织学检查及免疫组织化学染色,目前临床上对 GIST 的诊断已日趋成熟。然而 GIST 合并其他来源的肿瘤也并不少见,这增加了临床诊疗的难度。特别是对于 GIST 术后的患者,经常难以鉴别是 GIST 术后复发转移还是其他来源的肿瘤,这类患者需引起临床医生足够的重视,避免误诊误治。同时,要充分运用联合多学科的个体化治疗模式,选择合理的治疗及随访方案。

病例 1

【病例摘要】

患者,女性,56 岁,于 2018 年 3 月因"十二指肠 GIST 综合治疗 2 年余,发现右下腹肿物 7 月余"来中山大学附属肿瘤医院就诊。患者 2 年前因右上腹隐痛于中山大学附属第一医院行腹部增强 CT:后腹膜肿瘤,无功能肾上腺腺瘤可能性大,未除外十二指肠来源的 GIST。笔者单位行超声胃镜检查示:腹膜后十二指肠球部与降部交界处 4cm×3cm 肿物。穿刺病理:GIST。行伊马替尼 400mg/d 靶向治疗。复查腹部 CT 示:十二指肠外侧类圆形软组织影,符合 GIST,较前稍缩小(图 38-1)。于 2017 年 2 月 16 日在笔者单位行十二指肠肿物切除术,术后病理示:(十二指肠肿物)大小为 3.8cm×3.5cm×2.6cm,镜检为梭形细胞肿瘤,结合病史及免疫组织化学染色结果,符合 GIST,(核分裂象难以评估)。免疫组织化学染色:CD117(强 +),DOG-1(+)。基因检测:*c-KIT* 外显子 11 V560G 突变。术后继续伊马替尼 400mg/d 靶向治疗。2017 年 8 月 10 日笔者单位复查下腹部增强 CT:右下腹腔肠系膜区见一肿块,边界清,大小约 1.5cm×1.2cm,增强扫描可见强化,性质待定(图 38-2),继续伊马替尼 400mg/d 靶向治疗。2018 年 2 月 22 日笔者单位复查下腹部增强 CT(图 38-3):右下腹腔肠系膜区见一肿块,边界清,大小约 4.3cm×3.8cm,增强扫描见不均匀中度强化,较前明显增大。今患者为求进一步治疗来笔者单位,门诊以"十二指肠 GIST 综合治疗后,腹腔肿物性质待查"收入。

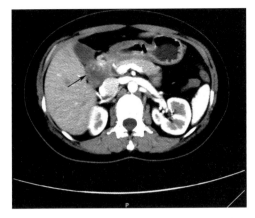

图 38-1　十二指肠 GIST 术前伊马替尼治疗后肿瘤缩小

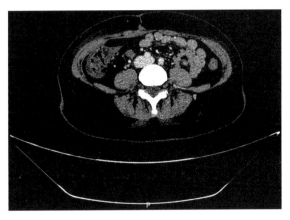

图 38-2　2017 年 8 月复查下腹部增强 CT

➤ 既往史及家族史

10 年前因乳腺癌行右侧乳腺全切＋腋窝淋巴结清扫术,乙肝病史 10 年余。否认药物过敏史;父母健在,家族中无类似病史。

➤ 体格检查

生命体征平稳,皮肤黏膜无黄染、无苍白。腹部平软,无明显压痛及反跳痛,未见胃肠型及蠕动波。无肌紧张;肠鸣音正常。

➤ 辅助检查

血常规:白细胞 5.14×10⁹/L,红细胞 2.23×10¹²/L↓,血红蛋白 77g/L↓,血小板 119×10⁹/L,中性粒细胞百分比 63.88%。

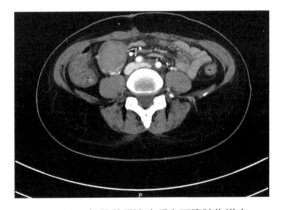

图 38-3　伊马替尼治疗后右下腹肿物增大

血生化:总胆红素 16.4μmol/L,直接胆红素 7.3μmol/L,谷丙转氨酶 32U/L,谷草转氨酶 58U/L↑,总蛋白 62.0g/L,白蛋白 39.4g/L。

肿瘤标志物未见明显异常。

下腹部增强 CT:右下腹腔肠系膜区见一肿块,边界清,大小约 4.3cm×3.8cm,增强扫描见不均匀中度强化,较前明显增大。

➤ 初步诊断

1. 十二指肠 GIST 综合治疗后

2. 腹腔占位病变:转移瘤? 腹膜后肉瘤?

3. 右侧乳腺癌综合治疗后

4. 中度贫血

5. 乙型病毒性肝炎

【治疗过程】

（一）病例分析

患者为中年女性，以"十二指肠 GIST 综合治疗 2 年余，发现右下腹肿物 7 月余"就诊。目前主要诊断考虑为：①十二指肠 GIST 综合治疗后；②腹腔占位病变：转移瘤？腹膜后肉瘤？ 7 个月前发现腹腔新发肿物，目前 CT 提示肿瘤进展，考虑十二指肠 GIST 综合治疗后复发转移可能性大。患者一般情况良好，原发肿瘤评估可切除，应行外科手术治疗，并根据基因检测结果指导术后靶向治疗。

（二）治疗方案

于 2018 年 3 月 13 日行"右下腹肿物切除术"，术中所见：肿块位于右下腹腔肠系膜区，边界清，大小约 5cm×4cm×4cm。手术过程顺利。

（三）术后病理及基因检测

术后病理：大体（镜下）梭形细胞呈束状或编织状排，细胞胞浆丰富、红染，核卵圆形或短梭形，核分裂象偶见，约 0~1 个 /50HPF，未见坏死，局灶间质黏液变性，符合梭形细胞肿瘤，需鉴别韧带样型纤维瘤病与 GIST 治疗后改变，待免疫组织化学染色及会诊后进一步诊断（图 38-4）。

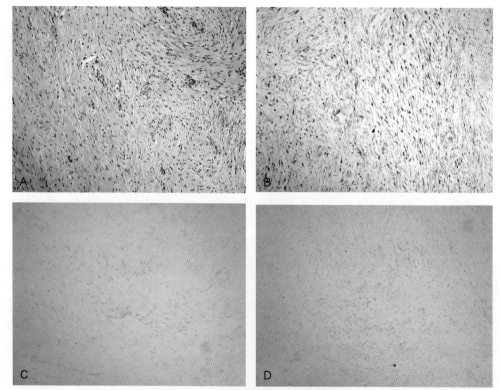

图 38-4 免疫组织化学染色结果

A. HE；B. β-catenin（+）；C.CD117（-）；D.DOG-1（-）

免疫组织化学染色:SMA(部分+),β-catenin(+),CD117(−),DOG-1(−),CD34(−),Des(−),HHF35(−),S-100(−),Ki-67(Li:3%)。

结合免疫组织化学染色结果,病变考虑为韧带样型纤维瘤病。

【预后】

患者于术后 8 天恢复出院。术后第 10 天给予伊马替尼 400mg/d 靶向治疗。截至 2018 年 11 月,患者无明显不良反应,其余部位未发现明显肿瘤复发转移迹象。

病例 2

【病例摘要】

患者,男性,72 岁,因“黑便伴心慌 1 周”在当地医院就诊。查血常规示:血红蛋白 68g/L。消化道钡餐示胃窦部不规则狭窄。胃镜示进展期胃癌(大小约为 7cm×8cm)。腹部 CT 示胃窦小弯侧占位。2015 年 3 月 24 日行远端胃恶性肿瘤根治术,术后病理示:梭形细胞肿瘤,考虑胃 GIST,按改良 NIH 危险度分级:中危。行基因检测示 c-KIT 第 9 外显子突变,Y503_F504insAY,PDGFRA 为野生型。术后开始行伊马替尼辅助治疗,术后 2 年腹部 CT 示:左侧中下腹部新见团块软组织不均影,考虑复发或转移。今为进一步治疗来笔者单位,门诊以“(胃)GIST 术后复发”收入。

> 既往史及家族史

既往体健,否认药物过敏史;家族中无类似病史。

> 体格检查

生命体征平稳,皮肤黏膜无黄染、无苍白。心肺检查无异常。左上腹部可见一长约 10cm 陈旧性手术瘢痕,愈合良好。腹部无压痛,反跳痛。

> 辅助检查

血常规:白细胞 $4.6×10^9$/L,红细胞 $3.27×10^{12}$/L,血红蛋白 106g/L,血小板 $140×10^9$/L。血生化及肿瘤标志物:未见明显异常。

> 初步诊断

1. 腹腔包块:GIST 复发?
2. (胃)GIST 术后

【治疗过程】

(一)病例分析

患者为老年男性,2015 年 3 月 24 日行远端胃恶性肿瘤根治术,术后病理确诊为 GIST。2015 年 6 月开始行伊马替尼辅助治疗,2017 年 5 月 9 日复查腹部 CT 示:左侧中下新见团块软组织不均影,大小约为 7.4cm×6cm(图 38-5)。结合患者病史以及影像学检查,首先考虑为 GIST 复发可能,决定行“开腹探查术”。

（二）治疗方案

2017年5月15日行"腹腔肿瘤切除术＋小肠部分切除术"。术中见：小肠系膜邻近回肠可触及大小约7cm×6cm质硬包块，边界清，横结肠系膜可触及大小约1cm×1cm质硬结节。

（三）术后病理及基因检测

术后病理示：梭形细胞肿瘤，考虑为胃肠道外GIST可能；肿瘤结节：纤维组织瘤样增生伴胶原化、灶性钙化（图38-6）。

免疫组织化学染色示：CD117（–），CD34（血管＋），Ki-67（Li：5%），S100（–），SMA（管壁＋），DOG-1（–），Vim（＋），β-Catenin（核＋），支持韧带样型纤维瘤病（图38-7）。

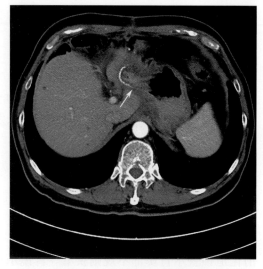

图38-5　2017年5月腹部CT

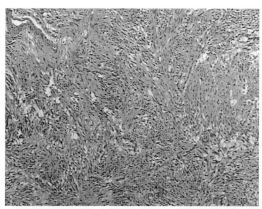
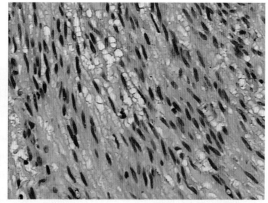

图38-6　肿瘤包块HE图片

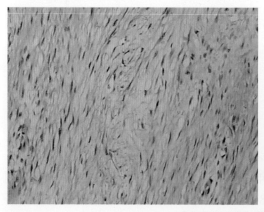
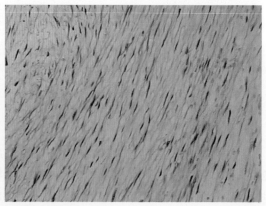

图38-7　左下腹部包块HE图片

基因检测:2015 年 3 月、2017 年 5 月行基因检测示 *c-KIT* 和 *PDGFRA* 均为野生型。

【预后】

患者 2015 年 3 月行胃 GIST 手术,2017 年 5 月合并新发肿瘤并行手术治疗。术后患者仍行伊马替尼辅助治疗,截至 2018 年 12 月,复查结果未见复发 / 转移。

病例 3

【病例摘要】

患者,男性,53 岁,因胃镜提示胃底 GIST(图 38-8)于 2015 年 11 月在全麻下行腹腔镜下胃肿瘤切除术。术后病理:胃 GIST,大小 5.2cm × 4.3cm × 3.0cm,核分裂象 <5 个 /50HPF,按改良 NIH 危险度分级:中危。基因检测:*c-KIT* 基因第 11 外显子杂合性缺失突变,导致第 557~558 密码子杂合性缺失,其编码氨基酸色氨酸、赖氨酸杂合性缺失。术后 3 周予口服伊马替尼 400mg/d。2017 年 5 月增强 CT:胃囊术后改变,右下腹系膜区团片灶较前片(2016 年 11 月)新发,需考虑转移灶可能(图 38-9)。患者为进一步治疗来上海交通大学医学院附属仁济医院,门诊以"胃 GIST 术后,右下腹占位性病变"收治入院。

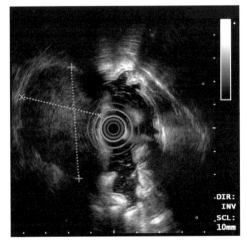
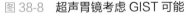

图 38-8　超声胃镜考虑 GIST 可能

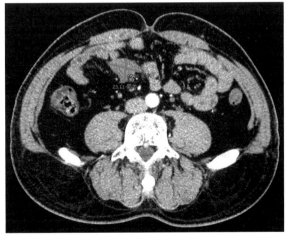

图 38-9　第二次术前 CT 考虑右下腹系膜区转移灶可能

➤ 既往史及家族史

既往高血压病史 10 年,服药控制可。冠心病史 1 年,1 年前行冠脉造影示 50% 狭窄。平素服阿司匹林。否认药物过敏史;父母健在,家族中无类似病史。

➤ 体格检查

生命体征平稳,皮肤黏膜无黄染、无苍白。腹部平坦,未见胃肠型及蠕动波。腹壁见陈旧手术瘢痕。腹软,无压痛反跳痛,无肌紧张,未及腹部包块;肠鸣音正常。

➤ 辅助检查

血常规、大生化、肿瘤标志物:未见明显异常。

➤ 初步诊断

1. 腹腔占位性病变：GIST 复发？
2. 胃 GIST 术后
3. 冠心病
4. 高血压 2 级　高危

【治疗过程】

（一）病例分析

患者为中年男性，既往有 GIST 手术史，影像学提示腹腔可疑复发。患者一般情况良好，肿瘤评估可切除，未见明显播散，可行外科手术治疗，并根据病理及基因检测结果指导术后治疗。

（二）治疗方案

于 2017 年 7 月 24 日在全麻下行"腹腔镜下探查术 + 小肠系膜肿瘤切除术"。术中所见：原胃肿瘤切除部位未见明显新生物，距离回盲部 2m 处小肠系膜内见直径约 3cm 肿瘤，未侵犯小肠肠壁，探查肝脏、胰腺、腹膜未及转移（图 38-10）。

（三）术后病理及基因检测

病理诊断："小肠系膜肿瘤"纤维瘤病样增生（4cm×3.5cm×2cm），切缘阴性、局部淋巴结 1 枚阴性（图 38-11）。

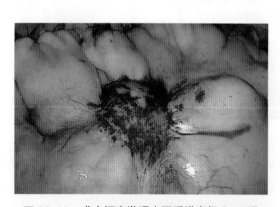

图 38-10　术中探查发现小肠系膜直径 3cm 浸
润性生长肿物

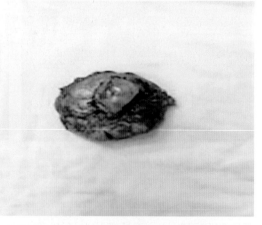

图 38-11　手术切除标本大体观

免疫组织化学染色：β-catenin（+），SMA（±），CD117（-），CD34（-），DOG-1（-），S-100（-），Ki-67（Li<1%），P53（+/-）。

基因检测：*c-KIT* 基因第 9、11、13、17 及 *PDGFRA* 基因第 12、18 外显子均为野生型。

【预后】

患者术后 7 天出院,继续伊马替尼 400mg/d 治疗,至 2018 年 12 月,未见明显复发转移,一般情况良好。

病例 4

【病例摘要】

患者,女性,69 岁,于 2017 年 7 月因"GIST 术后 14 年,发现盆腔包块伴腹痛腹胀数月"收入笔者单位妇科。盆腔超声提示盆腔积液,盆腔囊实性肿块。PET-CT 提示:盆腔右侧高代谢病变,考虑恶性病变,右侧锁骨区、肝周及被膜下、结肠脾曲、左侧髂血管旁、盆腔内多发高代谢结节,考虑多发转移性病变可能性大。入院后给予盆腔肿物穿刺活检,示梭形细胞肿瘤,免疫组织化学染色示:CD117(+),DOG-1(+),CD34(+),Ki-67(Li:15%),SMA(−),S-100(−)(图 38-12)。结合临床病史考虑 GIST 术后多发转移,给予伊马替尼 600mg/d 治疗。

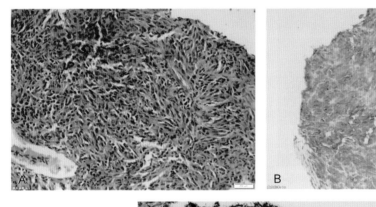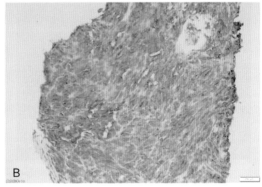
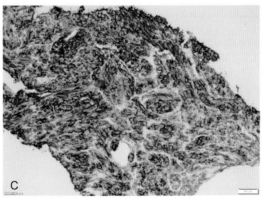

图 38-12 免疫组织化学染色

A. 穿刺标本 HE 染色;B. CD117 染色阳性;C. DOG-1 染色阳性

2017 年底 CT 提示:双侧胸腔积液、腹腔积液增多,给予对症支持等治疗。至 2018 年 3 月,因贫血 Hb 60g/L、呼吸困难在急诊科治疗,CT 提示盆腔及骶前不规则肿物,密度不均,符合 GIST 伴坏死及出血,腹盆腔大量积液,给予输血、引流及对症支持等治疗后症状缓解,开始口服舒尼替尼 37.5mg/d 治疗。患者于 2018 年 4 月腹部症状加重,并出现间断发热,为求进一步治疗入院。

➤ 既往史及家族史

2003 年 8 月因胃 GIST 行部分胃壁 + 胰体尾 + 脾切除术。无药物过敏史;父母已故,家族中无类似疾病史。

➤ 体格检查

生命体征平稳,贫血貌,消瘦,下腹膨隆,可触及大小约 15cm 包块,质硬,边界不清,不活动,有触痛,无反跳痛,肠鸣音正常。

➤ 辅助检查

血常规:Hb 90g/L,其余指标正常;

血生化:白蛋白 31g/L,其余指标基本正常;

肿瘤标记物:CA125 1 016U/ml,其余指标正常。

腹部及盆腔 CT 平扫 + 增强:腹盆腔弥漫占位,考虑转移;腹盆腔积液(图 38-13)。

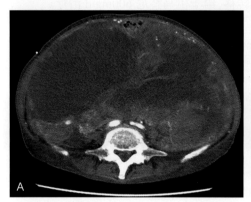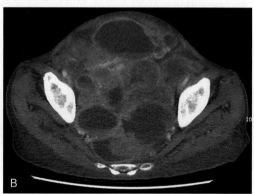

图 38-13　术前 CT
A. 腹腔;B. 盆腔

➤ 初步诊断

1. GIST 腹盆腔多发转移
2. (胃)GIST 术后
3. 轻度贫血
4. 腹盆腔积液

【治疗过程】

(一)病例分析

患者为老年女性,既往因(胃)GIST 行手术治疗,术后伊马替尼 400mg/d 治疗 14 年,间断复查,未见肿瘤复发。一年前发现盆腔包块伴贫血,穿刺活检证实 GIST 复发转移,给予伊马替尼加量和苹果酸舒尼替尼治疗,肿瘤仍持续增大,并伴破溃出血,经对症支持等治疗,患者状况稳定,肿瘤评估有切除的可能性,有外科手术的适应证,并可根据基因检测结果指导术后靶向治疗。

(二)治疗方案

2018 年 5 月 29 日在全麻下行"肿瘤联合子宫 + 双附件 + 左半结肠 + 乙状结肠 + 部分直肠 + 大网膜 + 阑尾 + 胆囊切除术",双侧输尿管置入支架,横结肠 - 直肠吻合,并行回肠造口术。术中发现:腹腔清亮积液 1 000ml,腹盆腔多发大小不等肿瘤,主体最大肿瘤呈融合型,直径超过 20cm,横跨腹盆腔(图 38-14)。

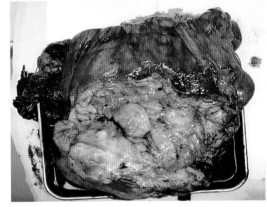

图 38-14　手术切除标本

(三)术后病理及基因检测

术后病理:高级别软组织肉瘤,结合免疫组织化学染色,符合横纹肌肉瘤,组织学分级 G3。肿瘤累及子宫浆膜至肌层,并累及结肠浆膜层和大网膜。免疫组织化学染色:CD117(-),CD34(-),DOG-1(-),Ki-67(Li:90%),S-100(-),Vimentin(+),MyoD1(+),Myoglobin(+),Myosin(灶状 +)(图 38-15)。

c-KIT 及 *PDGFRA* 基因检测无突变。

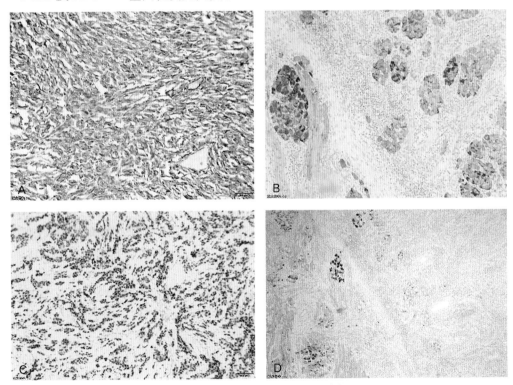

图 38-15　术后免疫组织化学染色

A. Vimentin 染色阳性;B. Myoglobin 染色阳性;C. MyoD1 染色阳性;D. Myosin 染色阳性

【预后】

患者于术后 45 天恢复出院。截至 2018 年 10 月,随访 3 个月,患者一般状况尚可,服用舒尼替尼,暂未发现明确肿瘤复发迹象。

【经验与体会】

(一)韧带样型纤维瘤病如何诊断?

韧带样型纤维瘤病是由 Muller 于 1838 年提出并正式命名的,是一种罕见的软组织肿瘤,易局部复发,但远处转移罕见。大体分型主要有腹壁外、腹壁和腹腔内三种类型。影像学上常常呈现浸润性生长,边界多数不清晰,无包膜,病灶中罕见有坏死和钙化灶,并无明显特征性影像学表现,常常被误诊,腹腔内韧带样型纤维瘤病容易被误诊为 GIST。免疫组织化学染色标记对于鉴别胃肠道间叶源性肿瘤有很大帮助,临床常用的标记物主要有Vimentin、SMA、MSA、desmin、CD117、CD34、S-100。Vimentin 普遍表达于正常间叶细胞及间叶源性肿瘤,可作为与上皮来源肿瘤进行鉴别的标记物。CD117 和 CD34 免疫组织化学染色过表达主要用于 GIST 的诊断。SMA 主要用于诊断平滑肌肿瘤,某些肌样表型的非肌源性病变如纤维瘤病也能表达 SMA。Desmin 广泛分布于骨骼肌、平滑肌和心肌中,在良性肌肉肿瘤中表达强。此外,desmin 还在肌纤维母细胞瘤、纤维瘤病中表达。S-100 蛋白是分布于神经系统的一种酸性蛋白,主要用于神经鞘瘤、恶性神经鞘膜瘤、神经纤维瘤等神经源性肿瘤的诊断。因此,以上标记对于韧带样型纤维瘤病缺乏特异性。β-catenin 是一种多功能胞浆蛋白,既是 Wnt 信号通路中有转录调控活性的关键成员,又是上皮钙黏附素复合体的重要组分,β-catenin 在核内的积累可以用免疫组织化学染色检测,其在韧带样型纤维瘤病中的表达具有较好的敏感性和特异性,是韧带样型纤维瘤病临床病理诊断的重要分子标志物。

GITS 合并韧带样型纤维瘤病较为罕见,多发生在手术和创伤的位置,并且 75% 是在GIST 之后发生。当 GIST 术后再发腹部包块,临床上首先考虑的是 GIST 复发转移。病例 1 中患者为十二指肠 GIST,术前伊马替尼治疗肿物缩小后再局部切除,术后继续口服伊马替尼治疗。在辅助治疗过程中,再发腹部包块,临床首先考虑是肿瘤复发转移,然而最终病理结果和临床情况并不相符。在 SSG XVIII 研究中,高危 GIST 辅助治疗 3 年的 DFS 可达 90%以上,复发患者大部分是因为肿瘤破裂或者核分裂象数很高,其他患者在辅助治疗过程中极少复发转移。此例患者手术后病理提示核分裂象约 0~1 个 /50HPF,术后继续口服伊马替尼,因此复发的机会应该非常小。第二次手术后的病理也证实了这一点,并非是 GIST 复发转移,而是韧带样型纤维瘤病(侵袭性纤维瘤病)。病例 3 中患者为胃 GIST 切除术后,在随访过程中 CT 发现小肠系膜新发肿物,结合病史首先考虑到 GIST 复发可能。但反思此病例的诊断过程,患者为中危 GIST,在接受伊马替尼治疗期间本身复发率不高。因此,当临床情况与诊疗思维推论不太一致的时候,需要刨根问底,尝试了解疾病的另外一面。在类似病例的诊断时,如对影像学资料进行仔细分析,并考虑是否可能为其他肿瘤,可提高术前诊断的准确率。CT 扫描中,韧带样型纤维瘤病表现为单发肿块,境界均较清楚,形态较规则,类圆形或分叶状,无浸润性表现。因韧带样型纤维瘤病灶富含梭形纤维细胞,对比剂不能较短时间内进入病灶,动脉期病灶的强化程度一般较轻,而 GIST 通常为富血供肿块,其典型表现为在动脉期血管显影,则呈现较明显的强化。

(二)韧带样型纤维瘤治疗?

手术是唯一最有效的治疗手段,但术后复发率较高,约为 20%~30%。对于确诊但无法手术切除或多次复发难以再次手术的患者,可行局部放射治疗。对于晚期的患者,部分学者尝试使用氨甲蝶呤联合长春花碱,帕唑帕尼亦可能取得一定的疗效。

(三)横纹肌肉瘤

基因继发突变是 GIST 耐药的重要机制,但 GIST 通常保留其原有的形态学特征和免疫表型。曾有报道某些伊马替尼治疗后的 GIST 可由梭形细胞向上皮样细胞转变,KIT 蛋白呈现不同程度表达下降甚至缺失,甚至出现化生、转分化或者去分化改变。病例 4 中,患者肿瘤的组织形态学和免疫表型在伊马替尼耐药后发生了横纹肌肉瘤分化,KIT 表达缺失,但横纹肌分化的标记物 Myogenin 等表达阳性。这可能与 GIST 异质性及其治疗后多向性分化有关,但其机制还有待于进一步研究。同时也说明耐药 GIST 中可能存在向其他方向分化同时对 TKI 不敏感的克隆。因此,该病例提示我们在临床工作中,对于一些药物控制较好的病例突然出现快速进展时,要想到这种可能,能有手术干预的可能性的话,尽早手术去除病灶,有利于患者预后。也让我对于中医提出的"异病同治,同病异治"有了更深的认识。

(撰稿人:刘学超　刘秀峰　汪明　吴欣)

【专家点评】

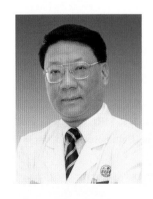

曹　晖

教授、主任医师、博士研究生导师

上海交通大学医学院附属仁济医院大外科主任、普外科主任、胃肠外科主任

中华医学会外科学分会胃肠外科学组委员

中华医学会肿瘤学分会胃肠肿瘤学组委员

中国医师协会外科医师分会胃肠道间质瘤诊疗专业委员会主任委员

中国临床肿瘤学会胃肠间质瘤专家委员会副主任委员

中国抗癌协会胃肠间质瘤专业委员会副主任委员

韧带样型纤维瘤病(DTF)是一种少见的软组织中间型肿瘤,以浸润性生长和局部易复发、罕见转移为特征,分为腹壁纤维瘤病、腹壁外纤维瘤病、腹腔内和肠系膜纤维瘤病三大类。腹腔内和肠系膜的 DTF 易被误认为 GIST,因 GIST 涉及伊马替尼靶向治疗,故两者的

鉴别需引起重视,必须通过准确的病理学诊断予以判别。与 GIST 相比,DTF 瘤细胞密度及异型性相对更小一些,DTF 表达 β-catenin,不表达 CD117、CD34、DOG-1。GIST 患者出现新的单一病变要考虑到继发性恶性肿瘤,由于腹腔内 DTF 与 GIST 关系密切,应将 DTF 作为重要的鉴别对象。有文献报道在不进行穿刺取活检的前提下,GIST 患者有下列影像学表现者应考虑为腹腔内纤维瘤病:①在 GIST 手术部位周围的腹膜出现新的单一病变;②在其他病变用伊马替尼控制良好的情况下,该病变不受控制;③ CT 显示有明确的卵圆形病变,伴有延迟或轻度强化,无坏死、出血或囊性改变;④ PET-CT 显示轻度或无高代谢活性的病变,与最初的 GIST 高活性病变相反。

此外,横纹肌肉瘤是起源于横纹肌细胞或向横纹肌细胞分化的间叶细胞的一种恶性肿瘤,发病率仅次于恶性纤维组织细胞瘤和脂肪肉瘤,居软组织肉瘤的第三位。近年来偶有报道 GIST 接受靶向药物治疗后出现多型性横纹肌肉瘤,但是其具体发生机制有待于进一步研究。

当 GIST 术后腹腔再出现新的肿块,临床医师往往考虑是 GIST 复发或转移,这样的习惯性思维就会导致上述病例误诊的发生,因此本组病例值得引起临床医师的重视和思考。少见病和罕见病例的预判正确和处置得当更能体现医者的丰富学识和扎实功底。

【参考文献】

[1] DUMONT A G, RINK L, GODWIN A K, et al. A nonrandom association of gastrointestinal stromal tumor(GIST)and desmoid tumor(deep fibromatosis): case series of 28 patients [J]. Ann Oncol, 2012, 23(5): 1335-1340.

[2] KULAYLAT M N, KARAKOUSIS C P, KEANEY C M, et al. Desmoid tumour: a pleomorphic lesion [J]. Eur J Surg Oncol, 1999, 25(5): 487-497.

[3] MÉNDEZ-FERNÁNDEZ M A, GARD D A. The desmoid tumor:"benign"neoplasm, not a benign disease [J]. PlastReconstr Surg, 1991, 87(5): 956-960.

[4] AITKEN S J, PRESNEAU N, KALIMUTHU S, et al. Next-generation sequencing is highly sensitive for the detection of beta-catenin mutations in desmoid-type fibromatoses [J]. Virchows Arch, 2015, 467(2): 203-210.

[5] 汤晓强, 马翼, 赵家璧, 等. 韧带样型纤维瘤病的影像学表现 [J]. 实用临床医药杂志, 2017, 21(19): 44-47.

[6] XU H, KOO H J, LIM S, et al. Desmoid-Type Fibromatosis of the Thorax: CT, MRI, and FDG PET Characteristics in a Large Series From a Tertiary Referral Center [J]. Medicine(Baltimore), 2015, 94(38): e1547.

[7] MA D, LI S, FU R, et al. Long-term outcomes of 47 patients with aggressive fibromatosis of the chest treated with surgery [J]. Eur J Surg Oncol, 2016, 42(11): 1693-1698.

[8] BATES J E, MORRIS C G, IOVINO N M, et al. Radiation Therapy for Aggressive Fibromatosis: The Association Between Local Control and Age [J]. Int J Radiat Oncol Biol Phys, 2018, 100(4): 997-1003.

[9] WIRTH L, KLEIN A, BAUR-MELNYK A, et al. Desmoid Tumours of the extremity and trunk. A retrospective study of 44 patients [J]. BMC Musculoskelet Disord, 2018, 19(1): 2.

[10] PALASSINI E, FREZZA A M, MARIANI L, et al. Long-term Efficacy of Methotrexate Plus Vinblastine/ Vinorelbine in a Large Series of Patients Affected by Desmoid-Type Fibromatosis [J]. Cancer

J, 2017, 23(2): 86-91.

［11］SZUCS Z, MESSIOU C, WONG H H, et al. Pazopanib, a promising option for the treatment of aggressive fibromatosis [J]. Anticancer Drugs, 2017, 28(4): 421-426.

［12］郑金榆, 张丽华, 屈峰, 等. β-catenin 在肠系膜纤维瘤病与其他胃肠道间叶性肿瘤鉴别诊断中的作用 [J]. 南京医科大学学报 (自然科学版), 2007, 27(7): 721-723.

［13］谢艺才, 叶丹枫, 黎骋, 等. 腹内胃肠道外间质瘤的 MRI 表现及其误诊分析 [J]. 医学影像学杂志, 2016, 26(8): 1439-1443.

［14］朱正才, 焦良和, 刘林, 等. 肠系膜纤维瘤病的 CT 影像与病理特征对照研究 [J]. 中华普通外科杂志, 2016, 31(8): 666-669.

［15］丁佩芬, 顾霞, 张咏英, 等. 腹内纤维瘤病 10 例临床病理分析 [J]. 诊断病理学杂志, 2015, 22(6): 328-331.

［16］郑晨, 齐雪梅, 梁长虎, 等. CT 增强扫描在腹内型侵袭性纤维瘤病和胃肠道间质瘤鉴别诊断中的价值 [J]. 医学影像学杂志, 2017, 27(6): 1104-1108.

［17］LIEGL B, KEPTEN I, LE C, et al. Substantial heterogeneity of kinase inhibitor resistance mechanisms in GIST [J]. J Pathol, 2008, 216: 64-74.

［18］PAUWELS P, DEBIEC-RYCHTER M, STUL M, et al. Changing phenotype of gastrointestinal stromal tumors under imatinib mesylate treatment: a potential diagnostic pitfall [J]. Histopathology, 2005, 47: 41-47.

［19］BICKENBACH K, WILCOX R, VEERAPONG J, et al. A review of resistance patterns and phenotypic changes in gastrointestinal stromal tumors following imatinib mesylate therapy [J]. J Gastrointest Surg, 2007, 11: 758-766.

［20］LIEGL B, HORNICK J L, ANTONESCU C R, et al. Rhabdomyosarcomatous differentiation in gastrointestinal stromal tumors after tyrosine kinase inhibitor therapy: a novel form of tumor progression [J]. Am J Surg Pathol, 2009, 33: 218-216.

［21］郑松, 黄科儿, 周建美, 等. 伊马替尼耐药后胃肠间质瘤组织出现转分化一例 [J]. 中华胃肠外科杂志, 2015, 18: 422-404.